GERSON ODILON PEREIRA

# Deontologia Médica II

AMANDA KAROLINE DA SILVA PEDROSA
ILIANA PINTO TORRES
MARIANA MARIA DA SILVA
VITÓRIA INGRYD DOS SANTOS CARDOSO

# Deontologia Médica II
Gerson Odilon Pereira

**Impressão e Acabamento**
Digitop Gráfica Editora

**Direitos Reservados**
Nenhuma parte pode ser duplicada ou
reproduzida sem expressa autorização do Editor.

**sarvier**
Sarvier Editora de Livros Médicos Ltda.
Rua Rita Joana de Sousa, nº 138 – Campo Belo
CEP 04601-060 – São Paulo – Brasil
Telefone (11) 5093-6966
sarvier@sarvier.com.br
www.sarvier.com.br

Dados Internacionais de Catalogação na Publicação (CIP)
(Câmara Brasileira do Livro, SP, Brasil)

Deontologia médica II / Amanda Karoline da Silva
  Pedrosa...[et al.] ; [organização] Gerson Odilon
  Pereira. -- São Paulo, SP : Sarvier Editora, 2023.

  Outros autores: Iliana Pinto Torres, Mariana
Maria da Silva, Vitória Ingryd dos Santos Cardoso.
  Vários colaboradores.
  ISBN 978-65-5686-038-1

  1. Deontologia médica 2. Ética profissional
I. Torres, Iliana Pinto. II. Silva, Mariana Maria da.
III. Cardoso, Vitória Ingryd dos Santos. IV. Pereira,
Gerson Odilon.

23-164140                                    CDD-610.89

Índices para catálogo sistemático:
1. Deontologia médica    610.89
Tábata Alves da Silva – Bibliotecária – CRB-8/9253

GERSON ODILON PEREIRA

# Deontologia Médica II

AMANDA KAROLINE DA SILVA PEDROSA
ILIANA PINTO TORRES
MARIANA MARIA DA SILVA
VITÓRIA INGRYD DOS SANTOS CARDOSO

**sarvier**

# Prefácio

Escrever um livro, ter um filho e plantar uma árvore... Quem nunca ouviu falar que ao realizar estes três desejos uma pessoa se sente completa? São as construções em que nos empenhamos ao longo da vida que gera um propósito e faz da vida algo significativo. Compartilhar conhecimentos, estabelecer relação com estudantes, estimular a pesquisa é a nossa missão como professores. E isso, o prof. Gerson Odilon faz com maestria. Profissional médico multifacetado, docente dedicado ao ofício e até idealizador e realizador de um programa de televisão que proporciona a população acesso aos assuntos médicos dos mais variados destaca-se, também, pela oportunidade que proporciona aos estudantes de vivenciar a participação como autores.

Organizar e coordenar a feitura de um livro é tarefa para poucos e bons. Precisa-se de organização, de gestão do tempo, ainda mais quando se envolve discente. Para o estudante é uma oportunidade ímpar participar da escrita de um capítulo. É um sonho que muitos almejam mas poucos alcançam. Escrever um livro é uma experiência que ensina compromisso, esforço pessoal e busca de novos conhecimentos.

Num mundo de tantas contradições, onde imperam os desencontros pessoais, guerras eclodem no mundo, atualmente na Síria, na Rússia e na Ucrânia mais recentemente, evidenciam que precisamos todos evoluir muito humanamente. Daí que uma obra que se dedique a ética e a bioética é um testemunho dos que nela trabalham, de fé, de luta e até de amor por esta geração. Sem qualquer pretensão mas com firme convicção, acredito num mundo melhor onde as pessoas tenham a possibilidade de conhecer a bioética. Este livro, também, é parte deste projeto. O livro sobrevive a incontáveis gerações e muito mais que uma aula ou uma preleção, o livro representa possibilidades múltiplas e, praticamente, infinitas.

O prof. Gerson Odilon e eu somos professores do curso de Medicina da Universidade Federal de Alagoas e temos o propósito de construir junto aos estudantes um mundo com mais significado. Ortega Y Gasset, famoso filósofo espanhol cunhou a seguinte frase: o homem é o homem e as suas circunstâncias. Portanto, sejamos pessoas que criem circunstâncias do bem, do desenvolvimento pessoal e profissional, da ética, da humanização, do respeito a si próprio e ao outro e a natureza. O papa Francisco, entre outros exemplos lega a humanidade esta indelével lição, "que possamos ser como os rios que não bebem a sua própria água, as árvores que não comem os seus próprios frutos, o sol que não brilha para si mesmo e as flores que não espalham a sua fragrância para si. Viver para os outros é uma regra da natureza. A vida é boa quando você está feliz! Mas, a vida é muito melhor quando os outros estão felizes por sua causa".

**Angela Canuto**
Médica gastroenterologista com especialização pala FBG. Mestra em Educação em Saúde pela UNIFESP. Doutora em Bioética pela Faculdade de Medicina da Universidade do Porto. Professora e atual diretora da Faculdade de Medicina da Universidade Federal de Alagoas.

# Apresentação

Flamínio Fávero, renomado mestre da medicina legal, em seu livro "Deontologia Médica e Medicina Profissional", no capítulo II intitulado "O Médico nas Relações Consigo Mesmo", descreve as qualidades indispensáveis para o exercício da medicina. Em primeiro lugar, destaca a vocação médica, ressaltando a importância do amor à profissão e da inclinação especial pela medicina, que vai além do aspecto material. Ele enfatiza o desejo de cuidar tanto dos sofrimentos físicos quanto dos morais do próximo, bem como a alegria incomparável do sucesso alcançado na atividade médica, muitas vezes acompanhado pela gratidão daqueles que se beneficiam da ciência. Além disso, ele afirma que o profissional de medicina deve ter um verdadeiro espírito de sacrifício, sempre pronto para fazer o bem, aliviar e consolar aqueles que necessitam.

Nesse sentido, ao longo dos anos, buscamos complementar o conhecimento adquirido em sala de aula com experiências práticas no instituto médico legal, discussões em sala de aula sobre deontologia médica e bioética, bem como debates e avaliações de problemas éticos cotidianos enfrentados na prática médica, sob a perspectiva do Código de Ética Profissional e da legislação vigente. Nosso objetivo é promover os princípios da deontologia médica e da bioética, incentivando virtudes que levem a uma prática médica de qualidade e a uma profissão mais ética e humana.

No cerne dessa reflexão, o novo livro "Deontologia Médica II" é polifônico, com a participação de diferentes autores e autoras, que nos levam a refletir sobre o papel crescente da ética médica em sociedades complexas, onde a vida humana é constantemente desrespeitada e agredida. Essas reflexões nos lembram da necessidade de profissionais com olhares sensíveis, ecléticos e competentes, prontos para enfrentar os desafios e dilemas inquietantes que se apresentam.

Estou satisfeito em saber que a Deontologia Médica tem tido um impacto significativo na formação desses profissionais, que transformam sua missão em um hino sagrado na defesa da vida e da saúde humana, contribuindo para uma prática científica e artística hipocrática mais responsável e humana.

**Gerson Odilon Pereira**

# Índice

1. Deontologia: Definições e Introdução Histórica .................................. 1

   **SAMUEL SCHAPER FERNANDES:** Acadêmico do 9º período de graduação no curso de Medicina na Universidade Federal de Alagoas em Maceió – AL.

   **SOPHIA LIMA DE PAIVA:** Acadêmica do 9º período de graduação no curso de Medicina da Universidade Federal de Alagoas em Maceió – AL.

2. Definição de Valores, Moral e Ética ...................................................... 4

   **FERNANDA CARDOSO ANDRADE:** Acadêmica do 6º período de graduação no curso de Medicina na Universidade Estadual de Ciências da Saúde de Alagoas em Maceió – AL.

   **BEATRIZ METEDEIRO NUNES CÂMARA:** Acadêmica do 6º período de graduação no curso de Medicina na Universidade Estadual de Ciências da Saúde de Alagoas em Maceió – AL.

   **LÉA JENNIFER SOUZA CORDEIRO:** Acadêmica do 6º período de graduação no curso de Medicina na Universidade Estadual de Ciências da Saúde de Alagoas em Maceió – AL.

   **MARIA LAURA VASCONCELOS MOREIRA LOPES DE GOES:** Acadêmica do 6º período de graduação no curso de Medicina na Universidade Estadual de Ciências da Saúde de Alagoas em Maceió – AL.

3. Responsabilidade Moral ...................................................................... 10

   **JOÃO PEDRO ALVES XAVIER:** Acadêmico do 9º período de graduação no curso de Medicina na Universidade Federal de Alagoas em Maceió – AL.

   **MARIANA MARIA DA SILVA:** Acadêmica do 8º período de graduação no curso de Medicina na Universidade Federal de Alagoas em Maceió – AL.

   **PEDRO RÉGIS APRATTO ROSA:** Acadêmico do 8º período de graduação no curso de Medicina na Universidade Federal de Alagoas em Maceió – AL.

4. Exercício legal e ilegal da Medicina .................................................... 14

   **GUSTAVO MATTOS PAPA ALCANTARA:** Acadêmico do 9º período de graduação do curso de Medicina na Universidade Federal de Alagoas em Maceió – AL.

**MARIANA CAVALCANTE BATISTA:** Acadêmica do 7º período de graduação no curso de Medicina na Universidade Federal de Alagoas em Maceió – AL.

5\. Autonomia do Paciente ................................................................. 18

**KATIANE DE LIMA PINHEIRO:** Acadêmica do 4º período de graduação no curso de Medicina na Universidade Federal de Alagoas em Arapiraca – AL.

6\. Autonomia Médica ........................................................................ 24

**FERNANDA CARDOSO ANDRADE:** Acadêmica do 6º período de graduação no Curso de Medicina na Universidade Estadual de Ciências da Saúde de Alagoas em Maceió – AL.

**BEATRIZ METEDEIRO NUNES CÂMARA:** Acadêmica do 6º período de graduação no Curso de Medicina na Universidade Estadual de Ciências da Saúde de Alagoas em Maceió – AL.

**LÉA JENNIFER SOUZA CORDEIRO:** Acadêmica do 6º período de graduação no Curso de Medicina na Universidade Estadual de Ciências da Saúde de Alagoas em Maceió – AL.

**MARIA LAURA VASCONCELOS MOREIRA LOPES DE GOES:** Acadêmica do 6º período de graduação no Curso de Medicina na Universidade Estadual de Ciências da Saúde de Alagoas em Maceió – AL.

7\. Humanização da Assistência Médica................................................ 28

**LAURA PATRIOTA PALHARES:** Acadêmica do 5º período de graduação no curso de Medicina no Centro universitário CESMAC em Maceió – AL.

**LEONARDO BELTRÃO BRÊDA CAVALCANTE:** Acadêmico do 5º período de graduação no curso de Medicina no Centro universitário CESMAC em Maceió – AL.

**JÚLIA BORELLA TOLEDO CORREIA:** Acadêmica do 5º período de graduação no curso de Medicina no Centro universitário CESMAC em Maceió – AL.

**MARCELO DUARTE PEREIRA:** Acadêmico do 5º período de graduação no curso de Medicina no Centro universitário CESMAC em Maceió – AL.

8\. O Médico e a Responsabilidade Profissional à Luz da Bioética ........ 33

**JOSÉ PEDRO CASSEMIRO MICHELETO:** Acadêmico do 10º período de graduação no curso de Medicina na Universidade Federal de Alagoas – AL.

**KARIN ARAUJO MELO:** Acadêmica do 10º período de graduação no curso de Medicina na Universidade Federal de Alagoas – AL.

**MARCELO SHINITI MATUMOTO SAITO:** Acadêmico do 8º período de graduação no curso de Medicina na Universidade Nove de Julho em Bauru-SP.

**LEONARDO UNZER MASSARICO ZANOTTO:** Graduado em Direito pela Instituição Toledo de Ensino Botucatu-SP e Acadêmico do 2º período de graduação no curso de Medicina na Universidade Nove de Julho em Bauru-SP.

9. Conselhos de Medicina: Federal e Regional, Atribuições, Formações e Mandatos .................................................................. 37

**CARLOS EDUARDO TEIXEIRA SANDES:** Acadêmico do 4º período de graduação no curso de Medicina no Centro Universitário CESMAC em Maceió – AL.

**DYÊGO PATRICK DOS SANTOS SILVA:** Graduado em Terapia Ocupacional pela Universidade Estadual de Ciências da Saúde de Alagoas. Acadêmico do 4º período de graduação no curso de Medicina no Centro Universitário CESMAC em Maceió – AL.

**GABRIEL MARQUES KRUSCHEWSKY:** Acadêmico do 4º período de graduação no curso de Medicina no Centro Universitário CESMAC em Maceió – AL.

**GUSTAVO MATEUS PRATES:** Acadêmico do 4º período de graduação no curso de Medicina no Centro Universitário CESMAC em Maceió – AL.

10. Documentos Médicos ............................................................... 40

**BIANCA ACCIOLY TAVARES:** Acadêmica do 9º período de graduação no curso de Medicina na Universidade Federal de Alagoas em Maceió – AL.

**DANIEL MONTEIRO CONSTANT:** Acadêmico do 9º período de graduação no curso de Medicina na Universidade Federal de Alagoas em Maceió – AL.

11. Código Ético-Profissional ......................................................... 45

**PEDRO ANTÔNIO DA SILVA PIMENTEL SOUSA:** Acadêmico do 7º período de graduação no curso de Medicina na Universidade Federal de Alagoas em Maceió – AL.

12. Relação Médico-Paciente ........................................................ 49

**KARLA KAROLINE DE ARAÚJO VILELA BORGES:** Acadêmica do 6º período de graduação no curso de Medicina na Universidade Estadual de Ciências da Saúde de Alagoas em Maceió – AL.

**LUCAS QUEIROZ SILVA:** Acadêmico do 6º período de graduação no curso de Medicina na Universidade Estadual de Ciências da Saúde de Alagoas em Maceió – AL.

13. Ética em Ensino e Pesquisa Médica (TCLE E CEPS) ....................... 53

**CELSON VINÍCIUS MARQUES DA SILVA LIMA:** Acadêmico do 9º período de graduação no curso de Medicina na Universidade Federal de Alagoas em Maceió – AL.

**JHON VICTOR SILVA DOS SANTOS:** Acadêmico do 9º período de graduação no curso de Medicina na Universidade Federal de Alagoas em Maceió – AL.

14. Declaração de Óbito: Aspectos Éticos e Jurídicos ......................... 58

**CARLOS HENRIQUE GUIMARÃES FERREIRA:** Acadêmico do 9º período de graduação do curso de Medicina na Universidade Federal de Alagoas em Maceió – AL.

**ADRIANA DOS REIS GUIMARÃES:** Acadêmica do 9º Período de graduação no curso de Medicina na Universidade Federal de Alagoas em Maceió – AL.

**JANAÍNA CIBELE DE OLIVEIRA BEZERRA:** Acadêmica do 9º período de graduação no curso de Medicina na Universidade Federal de Alagoas em Maceió – AL.

## 15. Direito do Nascituro .................................................................................. 66

**IZABELA LÚCIO CARDOSO FREIRE:** Acadêmica do 5º período de graduação no curso de Medicina da Universidade Federal de Alagoas em Arapiraca – AL.

**NYARIA FLÊMERA DE SOUZA:** Acadêmica do 9º período de graduação no curso de Medicina da Universidade Federal de Alagoas em Maceió-AL.

## 16. Honorários Médicos .................................................................................. 71

**CARLOS EDUARDO TEIXEIRA SANDES:** Acadêmico do 4º período de graduação no curso de Medicina no Centro Universitário CESMAC em Maceió – AL.

**DYÊGO PATRICK DOS SANTOS SILVA:** Acadêmico do 4º período de graduação no curso de Medicina no Centro Universitário CESMAC em Maceió – AL.

**GABRIEL MARQUES KRUSCHEWSKY:** Acadêmico do 4º período de graduação no curso de Medicina no Centro Universitário CESMAC em Maceió – AL.

**GUSTAVO MATEUS PRATES:** Acadêmico do 4º período de graduação no curso de Medicina no Centro Universitário CESMAC em Maceió – AL.

## 17. Atestado Médico ...................................................................................... 74

**ILIANA PINTO TORRES:** Acadêmica do 11º período de graduação no curso de Medicina no Centro Universitário Tiradentes em Maceió – AL.

**MARIANA FERREIRA CAVALCANTE DE ALMEIDA:** Acadêmica do 11º período de graduação no curso de Medicina no Centro Universitário Tiradentes em Maceió – AL.

**MARYLÂNIA BEZERRA BARROS:** Acadêmica do 11º período de graduação no curso de Medicina no Centro Universitário Tiradentes em Maceió – AL.

**MEYRIELLE SANTANA COSTA:** Acadêmica do 11º período de graduação no curso de Medicina no Centro Universitário Tiradentes em Maceió – AL.

## 18. Auditoria Médica ..................................................................................... 77

**GRETTY IVANE LIMA DA SILVA AGUIAR:** Acadêmica do 9º Período de graduação no curso de Medicina da Universidade Federal de Alagoas em Maceió – AL.

**RENATO EVANDRO MOREIRA FILHO:** Graduado em Medicina e Direito pela Universidade Federal do Ceará em Fortaleza – CE. Mestre e Doutor pelo Departamento de Patologia e Medicina Legal – Faculdade de Medicina da Universidade Federal do Ceará. Especialista em Ginecologia e Obstetrícia pela Federação Brasileira das Associações de Ginecologia e Obstetrícia (FEBRASGO). Residência Médica em Ginecologia e Obstetrícia pela

Maternidade -Escola Assis Chateaubriand (MEAC) na Universidade Federal do Ceará. Especialista em Direito Médico, Direito Administrativo e em Direito Processual Civil e Penal (UNIARA/SP). Conselheiro Corregedor de Sindicâncias – Conselho Regional de Medicina do Estado do Ceará (CREMEC). Membro da Cátedra de Bioética da Associação Médica Mundial/CREMEC. Professor Associado de Medicina Legal, Direito Médico, Ética Médica e História da Medicina da Universidade Federal do Ceará em Fortaleza – CE. Supervisor do programa de residência médica em "Medicina Legal e Perícia Médica" da Universidade Federal do Ceará. Professor convidado da Pós-graduação em Ciências Morfofuncionais (mestrado/doutorado) da Universidade Federal do Ceará. Membro da Sociedade Brasileira de Médicos Escritores/Regional do Ceará (SOBRAMES/CE) desde 2011. Poeta e cronista, com publicações regulares. 1º Presidente do Conselho Estadual de Distribuição de Cadáveres para fins de Ensino – CEDICE (Gestão 2016-2017) – Secretaria de Ciência e Tecnologia / Governo do Estado do Ceará.

19. Erro Médico: Debate e Reflexões .................................................... 83

**MARIA FERNANDA DE PAULA DELGADO:** Acadêmica do 5º Período de graduação no curso de Medicina da Universidade Estadual de Ciências da Saúde de Alagoas em Maceió – AL.

**LARA DANIELA RIBEIRO DE MELO:** Acadêmica do 5º Período de graduação no curso de Medicina da Universidade Estadual de Ciências da Saúde de Alagoas em Maceió – AL.

**EDUARDO ALENCAR DE BARROS BRANCO:** Acadêmico do 5º Período de graduação no curso de Medicina da Universidade Estadual de Ciências da Saúde de Alagoas em Maceió – AL.

20. Omissão de Socorro.................................................................. 88

**ANA CAROLINA VEGAS PENA:** Acadêmica do 8º período da graduação no curso de Medicina na Universidade Federal de Alagoas em Maceió – AL.

**LIS DOS REIS DOS SANTOS:** Acadêmica do 8º período da graduação no curso de Medicina na Universidade Federal de Alagoas em Maceió – AL.

**ÍTALO DAVID DA SILVA:** Acadêmico do 8º período da graduação no curso de Medicina na Universidade Federal de Alagoas em Maceió – AL.

**ALDO DA SILVA OLIVEIRA:** Acadêmico do 8º período da graduação no curso de Medicina na Universidade Federal de Alagoas em Maceió – AL.

21. O Ensino de Ética Médica e Bioética nas Escolas Médicas.............. 93

**PEDRO HENRIQUE VIANA TEIXEIRA DA ROCHA:** Acadêmico do 6º período de graduação no curso de Medicina na Universidade Estadual de Ciências da Saúde de Alagoas em Maceió – AL.

**NELSON TENORIO COSTA:** Acadêmico do 6º período de graduação no curso de Medicina na Universidade Estadual de Ciências da Saúde de Alagoas em Maceió – AL.

## 22. Bioética: Definição e Princípios Fundamentais .................................. 97

**PAULO HENRIQUE ALVES DA SILVA:** Acadêmico do 9º período de graduação no curso de Medicina na Universidade Federal de Alagoas em Maceió – AL.

**VONEY FERNANDO MENDES MALTA:** Acadêmico do 9º período de graduação no curso de Medicina na Universidade Federal de Alagoas em Maceió – AL.

## 23. Princípios Bioéticos e Atividade Médica ........................................... 102

**JOSÉ PEDRO CASSEMIRO MICHELETO:** Acadêmico do 10º período de graduação no curso de Medicina na Universidade Federal de Alagoas – AL.

**KARIN ARAUJO MELO:** Acadêmica do 10º período de graduação no curso de Medicina na Universidade Federal de Alagoas – AL.

**MARCELO SHINITI MATUMOTO SAITO:** Acadêmico do 8º período de graduação no curso de Medicina na Universidade Nove de Julho em Bauru-SP.

**LEONARDO UNZER MASSARICO ZANOTTO:** Graduado em Direito pela Instituição Toledo de Ensino Botucatu-SP e Acadêmico do 2º período de graduação no curso de Medicina na Universidade Nove de Julho em Bauru-SP.

## 24. Bioética Clínica a Complexidade da Medicina e os Aspectos Éticos ............................................................... 107

**ANGELA CANUTO:** Médica gastroenterologista com especialização pala FBG.Mestra em Educação em Saúde pela UNIFESP. Doutora em Bioética pela Faculdade de Medicina da Universidade do Porto. Professora e atual diretora da Faculdade de Medicina da Universidade Federal de Alagoas.

**GERSON ODILON PEREIRA:** Gerson Odilon Pereira. Médico Legista e Médico do Trabalho. Prof de Medicina Legal, Deontologia Médica e Bioética da UFAL. Médico Legista do Instituto Médico Legal Estácio de Lima. Diretor da Sociedade de Medicina de Alagoas. Presidente da Sobrames – AL. Membro da Câmara Técnica de Medicina Legal e Perícias Médicas do CFM.

## 25. Ética Médica e Formação do Médico ............................................... 116

**ALLANA BANDEIRA CARRILHO:** Acadêmica do 10º período de graduação no curso de Medicina no Centro Universitário Cesmac em Maceió – AL.

**HÉLEN RODRIGUES DA ROCHA:** Acadêmica do 5º período de graduação no curso de Medicina na Universidade Federal de Alagoas em Arapiraca – AL.

**ISABELLA ELIZIARIO DA SILVA NOBRE:** Acadêmica do 4º período de graduação no curso de Medicina na Universidade Federal de Alagoas em Arapiraca – AL.

**VITÓRIA MARIA FERREIRA DA SILVA:** Acadêmica do 10º período de graduação no curso de Medicina no Centro Universitário Cesmac em Maceió – AL.

26. Ética na Relação com os Colegas e com a Equipe de Saúde .......... 121

**ARYANE VITÓRIA EMÍDIO GOMES:** Acadêmica do 6º período de graduação no curso de Medicina na Universidade Federal de Alagoas em Arapiraca – AL.

**DAYANE DA SILVA SANTOS:** Acadêmica do 6º período de graduação no curso de Medicina na Universidade Federal de Alagoas em Arapiraca – AL.

**EMILLY STÉPHANIE PEREIRA FEIJÓ:** Acadêmica do 6º período de graduação no curso de Medicina na Universidade Federal de Alagoas em Arapiraca – AL.

27. A Ética Médica e as Novas Tecnologias na Área da Saúde .............. 126

**HAPITAGLO RIAN DA SILVA:** Acadêmico do 5º período de graduação no curso de Medicina na Universidade Federal de Alagoas em Arapiraca – AL.

**JOSÉ CARLOS DOS SANTOS VALENTIM:** Acadêmico do 5º período de graduação no curso de Medicina na Universidade Federal de Alagoas em Arapiraca – AL.

**LISSANE DE OLIVEIRA VANDERLEI:** Acadêmica do 5º período de graduação no curso de Medicina na Universidade Federal de Alagoas em Arapiraca – AL.

**MONICA MARTINS DE SOUZA:** Acadêmica do 5º período de graduação no curso de Medicina na Universidade Federal de Alagoas em Arapiraca – AL.

28. Ética em Ginecologia ................................................................. 131

**CATARINE FORTUNATO FERRAZ:** Acadêmica do 8º período de graduação no curso de medicina na Universidade Federal de Alagoas em Maceió-AL.

**RAYANE OLIVEIRA DO NASCIMENTO:** Acadêmica do 8º período de graduação no curso de medicina na Universidade Federal de Alagoas em Maceió-AL.

**AMANDA KAROLINE DA SILVA PEDROSA:** Acadêmica do 9º período de graduação no curso de medicina na Universidade Federal de Alagoas em Maceió – AL.

29. Ética em Obstetrícia .................................................................. 134

**IGOR FERNANDO DE MELO CAVALCANTE:** Acadêmico do 6º período de graduação no curso de Medicina na Universidade Federal de Alagoas em Arapiraca-AL.

**LETHÍCIA DE OLIVEIRA CARVALHO:** Acadêmica do 6º período da graduação no curso de Medicina na Universidade Federal de Alagoas em Arapiraca-AL.

**MARIANA DE SOUZA PORDEUS:** Acadêmica do 6º período da graduação no curso de Medicina na Universidade Federal de Alagoas em Arapiraca-AL.

**MARÍLIA ROCHA LIRA PEREIRA:** Acadêmica do 8º período da graduação no curso de Medicina no Centro Universitário Tiradentes em Maceió-AL.

30. Ética em Neonatologia e Pediatria ..................................................... 139

**MARIA EDUARDA RECH FERREIRA:** Acadêmica do 8º período de graduação no curso de Medicina na Universidade Federal de Alagoas em Maceió – AL.

**MARIANA APARECIDA DA SILVA CARVALHO:** Acadêmica do 8º período de graduação no curso de Medicina na Universidade Federal de Alagoas em Maceió – AL.

31. Ética e a Pandemia da Covid-19 .................................................. 143

**JAMILLE CERQUEIRA PEDROSA CAVALCANTE SARMENTO:** Acadêmica do 5º período de graduação no curso de Medicina na Universidade Federal de Alagoas em Arapiraca – AL.

**PEDRO AFONSO DE VASCONCELOS BRANDÃO:** Acadêmico do 6º período de graduação no curso de Medicina na Universidade Federal de Alagoas em Arapiraca – AL.

**RAMON GUILHERME DE OLIVEIRA:** Acadêmico do 6º período de graduação no curso de Medicina na Universidade Federal de Alagoas em Arapiraca – AL.

**THALLYSSON HEBERT DA SILVA:** Acadêmico do 6º período de graduação no curso de Medicina na Universidade Federal de Alagoas em Arapiraca – AL.

32. Ética e a Saúde da População Indígena .......................................... 149

**AYARA JHULIA PALMEIRA DANTAS LIMA:** estudante do 10º período da graduação no curso de medicina da Universidade Federal de Alagoas em Arapiraca-AL.

**DANIELLE NASCIMENTO NUNES:** estudante do 10º período da graduação no curso de medicina da Universidade Federal de Alagoas em Arapiraca-AL.

**JORGE MATHEUS NASCIMENTO SILVA:** estudante do 10º período da graduação no curso de medicina da Universidade Federal de Alagoas em Arapiraca-AL.

**VITÓRIA INGRYD DOS SANTOS CARDOSO:** estudante do 10º período da graduação no curso de medicina da Universidade Federal de Alagoas em Arapiraca-AL

33. Ética em Testemunhas de Jeová ................................................... 154

**RYNNA ANDRADE NOGUEIRA DE MELO:** Acadêmica do 7º período da graduação no curso de Medicina na Universidade Federal de Alagoas em Maceió – AL.

**MATHEUS VINICIUS DE MESQUITA SOARES:** Acadêmico do 7º período da graduação no curso de Medicina na Universidade Federal de Alagoas em Maceió – AL.

**YTALA RODRIGUES MEDEIROS:** Acadêmica do 7º período da graduação no curso de Medicina na Universidade Federal de Alagoas em Maceió – AL.

34. Ética e a Saúde da População em Situação de Rua ....................... 159

**MARIA EUGÊNIA CAVALCANTE FERREIRA SANTOS:** Acadêmica do 8º período de graduação no curso de medicina na Universidade Federal de Alagoas em Maceió-AL.

35. Transplante de Órgãos e Tecidos: Tipologia e Reflexões Éticas e Legais .................................................................................. 163

**DANIELLE LUCILA FERNANDES DE ARAÚJO:** Acadêmica do 7º período de graduação no curso de Medicina na Universidade Estadual de Ciências da Saúde de Alagoas em Maceió – AL.

**JULIA CARVALHO DE MIRANDA:** Acadêmica do 7º período de graduação no curso de Medicina na Universidade Estadual de Ciências da Saúde de Alagoas em Maceió – AL.

**LETÍCIA BARROS CARDOSO:** Acadêmica do 7º período de graduação no curso de Medicina na Universidade Estadual de Ciências da Saúde de Alagoas em Maceió – AL.

## 36. Doação de Órgãos .................................................................... 168

**JOÃO PAULO OLIVEIRA DE ALMEIDA:** Acadêmico do 7º período de graduação no curso de Medicina na Universidade Federal de Alagoas em Arapiraca-AL.

**MARIANA MARIA DA SILVA:** Acadêmica do 8º período de graduação no curso de Medicina na Universidade Federal de Alagoas em Maceió-AL.

**MYLLENA VITÓRIA BISPO SANTANA:** Acadêmica do 8º período de graduação no curso de Medicina na Universidade Federal de Alagoas em Maceió-AL.

## 37. Ética em Pesquisa Genética Médica .................................................. 175

**NELSON ARAÚJO DE OLIVEIRA JÚNIOR:** Acadêmico do 12º período de graduação no curso Medicina na Universidade Estadual de Ciências da Saúde de Alagoas em Maceió-AL.

**VICTÓRIA CHRISTINE DE ALMEIDA SANTOS:** Acadêmica do 12º período de graduação no curso Medicina na Universidade Estadual de Ciências da Saúde de Alagoas em Maceió-AL.

## 38. Ética em Psiquiatria Forense ........................................................... 180

**BEATRIZ PEREIRA BRAGA:** Técnica Ambiental pelo Instituto Federal de Educação, Ciência e Tecnologia de Pernambuco – IFPE Campus Garanhuns; Acadêmica do 11º período de graduação no curso Medicina na Universidade Federal de Alagoas em Maceió – AL.

**CYBELLE LAYANNE DA SILVA:** Pedagoga pela Universidade Federal Rural de Pernambuco (UFRPE); Especialização em Psicopedagogia Clínica e Institucional pela Universidade Cândido Mendes (UCAM); Acadêmica do 5º período de Direito na Autarquia do Ensino Superior de Garanhuns (AESGA).

**ARLYSON DIOGO SOUTO BEZERRA:** Acadêmico do 11º período de graduação no curso de Medicina na Universidade Federal de Alagoas em Maceió – AL.

**IZENI TEIXEIRA PIMENTEL:** Doutoranda em Saúde Coletiva pela Absolute Christian University – ACU; Mestre em Saúde Coletiva e Gestão Hospitalar- Universidade Gama Filho; Especialista em Saúde Pública pela Universidade de Pernambuco – UPE; Especialista em Auditoria em Sistemas de Saúde pela Faculdade São Camilo; Especialista em Gestão de Sistemas e Saúde pela Fundação Oswaldo Cruz; Especialista em Regulação em Saúde no SUS pelo Hospital Sírio-Libanês; Graduações em Administração e Administração Hospitalar e Serviços de Saúde pela Autarquia de Ensino Superior de Garanhuns – AE.

39. Acompanhamento Ético ao Paciente com Hanseníase .................. 183

    **IGOR FERNANDO DE MELO CAVALCANTE:** Acadêmico do 6º período de graduação no curso de Medicina na Universidade Federal de Alagoas em Arapiraca-AL.

    **LETHÍCIA DE OLIVEIRA CARVALHO:** Acadêmica do 6º período da graduação no curso de Medicina na Universidade Federal de Alagoas em Arapiraca-AL.

    **MARIANA DE SOUZA PORDEUS:** Acadêmica do 6º período da graduação no curso de Medicina na Universidade Federal de Alagoas em Arapiraca-AL.

    **MARÍLIA ROCHA LIRA PEREIRA:** Acadêmica do 8º período da graduação no curso de Medicina no Centro Universitário Tiradentes em Maceió-AL.

40. Acompanhamento Ético ao Paciente com HIV .............................. 187

    **VICTÓRIA CHRISTINE DE ALMEIDA SANTOS:** Acadêmica do 12º período de graduação no curso de Medicina na Universidade Estadual de Ciências da Saúde de Alagoas em Maceió – AL.

41. Ética no Fim da Vida.................................................................... 191

    **ISRAEL DO CARMO ALMEIDA:** Acadêmico do 7º período de graduação no curso de medicina na Universidade Federal de Alagoas em Maceió – AL.

    **VINICIUS CARVALHO ALMEIDA:** Acadêmico do 7º período de graduação no curso de medicina na Universidade Federal de Alagoas em Maceió – AL.

42. Pesquisa em Seres Humanos, Condutas e Trâmites Legais............. 195

    **LAURA PATRIOTA PALHARES:** Acadêmica do 5º período de graduação no curso de Medicina no Centro universitário CESMAC em Maceió- AL.

    **LEONARDO BELTRÃO BRÊDA CAVALCANTE:** Acadêmico do 5º período de graduação no curso de Medicina no Centro universitário CESMAC em Maceió- AL.

    **JÚLIA BORELLA TOLEDO CORREIA:** Acadêmica do 5º período de graduação no curso de Medicina no Centro universitário CESMAC em Maceió- AL.

    **MARCELO DUARTE PEREIRA:** Acadêmico do 5º período de graduação no curso de Medicina no Centro universitário CESMAC em Maceió- AL.

43. Pesquisa em Animais ................................................................. 200

    **JÉSSICA AURENTINO DE FRANÇA:** Acadêmica do 12º período de graduação no curso de Medicina na Universidade Estadual de Ciências da Saúde de Alagoas em Maceió – AL.

44. Esterilização Humana e Infertilidade na Ótica dos Direitos Reprodutivos ...................................................................... 204

    **WANDERLIZA LARANJEIRA COUTINHO:** Médica Residente em Ginecologia e Obstetrícia | Universidade Estadual de Ciências da Saúde de Alagoas em Maceió – AL; Médica pela Universidade Federal de Alagoas; Fisioterapeuta da UTI-Neonatal | HUPAA-AL.

**CHRISTIANNI SABINO COELHO MARINHO FALCÃO:** Médica Residente em Ginecologia e Obstetrícia | Universidade Estadual de Ciências da Saúde de Alagoas em Maceió – AL; Médica pela Universidade Federal de Alagoas

## 45. Burnout em Profissionais da Saúde .................................................. 209

**BRUNO EDUARDO DOS SANTOS:** Acadêmico do 7º período de graduação no curso de Medicina na Universidade Federal de Alagoas em Maceió – AL.

**VINÍCIUS DE ALMEIDA GALINDO:** Acadêmico do 7º período de graduação no curso de Medicina na Universidade Federal de Alagoas em Maceió – AL.

## 46. Espiritualidade e Religiosidade......................................................... 213

**ANDRÉYA JANNIFFER BARBOSA HONORATO:** Acadêmica do 8º período de graduação no curso de Medicina na Universidade Federal de Alagoas em Maceió – AL .

**EMANUELLE FERREIRA DA SILVA:** Acadêmica do 8º Período de graduação no curso de Medicina na Universidade Federal de Alagoas em Maceió -AL .

## 47. Planejamento Familiar...................................................................... 219

**AMANDA MARIA DE GOES TENÓRIO:** Acadêmica do 5º período de graduação no curso de Medicina no Centro Universitário Cesmac em Maceió- AL.

**YURI MATTHAUS DE SOUZA TAVARES:** Acadêmico do 5º período de graduação no curso de medicina no Centro Universitário Cesmac em Maceió- AL.

**ANA CLARA ACIOLI SALGUEIRO:** Acadêmica do 5º período de graduação no curso de Medicina no Centro Universitário Cesmac em Maceió- AL.

## 48. Diretivas Antecipadas de Vontade ................................................... 224

**HUGO FERREIRA DE ALBUQUERQUE:** Acadêmico do 5º Período de graduação no curso de Medicina no Centro Universitário CESMAC em Maceió – AL

**IGOR MACHADO MAGALHÃES:** Acadêmico do 5º Período de graduação no curso de Medicina no Centro Universitário CESMAC em Maceió – AL

## 49. Atendimento a Vítimas de Violência Sexual...................................... 228

**DANIELLE LUCILA FERNANDES DE ARAÚJO:** Acadêmica do 7º período de graduação no curso de Medicina na Universidade Estadual de Ciências da Saúde de Alagoas em Maceió – AL.

**JULIA CARVALHO DE MIRANDA:** Acadêmica do 7º período de graduação no curso de Medicina na Universidade Estadual de Ciências da Saúde de Alagoas em Maceió – AL.

**LETÍCIA BARROS CARDOSO:** Acadêmica do 7º período de graduação no curso de Medicina na Universidade Estadual de Ciências da Saúde de Alagoas em Maceió – AL.

50. Saúde da População LGBTQIAP+ .................................................. 234

**BRUNO EDUARDO DOS SANTOS:** Acadêmico do 7º período de graduação no curso de Medicina na Universidade Federal de Alagoas em Maceió – AL.

**VINÍCIUS DE ALMEIDA GALINDO:** Acadêmico do 7º período de graduação no curso de Medicina na Universidade Federal de Alagoas em Maceió – AL.

51. Morte Encefálica .................................................. 238

**ARLINDO GABRIEL MAMEDE COSSOLOSSO:** Acadêmico do 8º período de graduação no curso de Medicina na Universidade Federal de Alagoas em Maceió – AL.

**LUÍS ALBERTO MACIEL PORTO:** Acadêmico do 8º período de graduação no curso de Medicina na Universidade Federal de Alagoas em Maceió – AL.

**MARIA ADÉLIA DE ALBUQUERQUE BARROS:** Acadêmica do 8º período de graduação no curso de Medicina na Universidade Federal de Alagoas em Maceió – AL.

**MARIA LUIZA BOMFIM DE PAULA:** Acadêmica do 8º período de graduação no curso de Medicina na Universidade Federal de Alagoas em Maceió – AL.

52. A Morte e o Morrer: Diferentes Visões Filosóficas e Artísticas do Mesmo Processo .................................................. 242

**GABRIEL LESSA DE SOUZA MAIA:** Acadêmico do 8º período de graduação no curso de Medicina da Universidade Federal de Alfenas em Alfenas – MG.

**DANIEL PARANHOS GARCIA SILVA:** Acadêmico do 3º período de graduação no curso de Medicina da Universidade Federal de Alfenas em Alfenas – MG.

53. O Médico Diante da Dor e da Morte .................................................. 247

**BEATRIZ PEREIRA BRAGA:** Técnica Ambiental pelo Instituto Federal de Educação, Ciência e Tecnologia de Pernambuco – IFPE Campus Garanhuns; Acadêmica do 11º período de graduação no curso Medicina na Universidade Federal de Alagoas em Maceió – AL.

**ARLYSON DIOGO SOUTO BEZERRA:** Acadêmico do 11º período de graduação no curso de Medicina na Universidade Federal de Alagoas em Maceió – AL.

**GABRIEL LESSA DE SOUZA MAIA:** Acadêmico do 8º período de graduação no curso de Medicina da Universidade Federal de Alfenas em Alfenas – MG.

**IZENI TEIXEIRA PIMENTEL:** Doutoranda em Saúde Coletiva pela Absoulute Christian University – ACU; Mestre em Saúde Coletiva e Gestão Hospitalar- Universidade Gama Filho; Especialista em Saúde Pública pela Universidade de Pernambuco – UPE; Especialista em Auditoria em Sistemas de Saúde pela Faculdade São Camilo; Especialista em Gestão de Sistemas e Saúde pela Fundação Oswaldo Cruz; Especialista em Regulação em Saúde no SUS pelo Hospital Sírio-Libanês; Graduações em Administração e Administração Hospitalar e Serviços de Saúde pela Autarquia de Ensino Superior de Garanhuns – AE.

54. Comunicação de Más Notícias ........................................................... 250

   **VICTOR FELIPE RODRIGUES REGO:** Acadêmico do 5º período de graduação no curso de Medicina no Centro Universitário Cesmac em Maceió- AL.

   **AMANDA MARIA DE GOES TENÓRIO:** Acadêmica do 5º período de graduação no curso de Medicina no Centro Universitário Cesmac em Maceió- AL.

   **YURI MATTHAUS DE SOUZA TAVARES:** Acadêmico do 5º período de graduação no curso de medicina no Centro Universitário Cesmac em Maceió- AL.

   **ANA CLARA ACIOLI SALGUEIRO:** Acadêmica do 5º período de graduação no curso de Medicina no Centro Universitário Cesmac em Maceió- AL.

55. O Médico e Suas Relações Sociais ..................................................... 255

   **JOSÉ RICARDO LIMA SANTOS:** Acadêmico do 5º período de graduação no curso de Medicina da Universidade Federal de Alagoas em Arapiraca – AL.

56. Publicidade Médica, Redes Sociais e CODAME ............................. 258

   **AMANDA KAROLINE DA SILVA PEDROSA:** Acadêmica do 8º período de graduação no curso de medicina na Universidade Federal de Alagoas em Maceió – AL.

57. Uso da Inteligência Artificial em Medicina ........................................ 262

   **THAYNARA MARIA ROCHA ALMEIDA:** acadêmica do 8º período de graduação no curso de Medicina na Universidade Federal de Alagoas em Maceió-AL.

   **BRUNO BARRETO SOUZA:** acadêmico do 8º período de graduação no curso de Medicina na Universidade Federal de Alagoas em Maceió-AL.

58. Telemedicina ............................................................................................ 266

   **BEATRIZ CRISTINA DA SILVA ARAUJO:** Acadêmica do 7º período de graduação no curso de medicina na Universidade Federal de Alagoas em Maceió – AL.

59. Prontuário Médico e Direito à Intimidade .......................................... 270

   **GRAYCE HELLEN BARROS DE GÓES:** Bacharela em Direito pelo Centro Universitário CESMAC do Sertão, Advogada e Pós Graduanda em Direito Público e Direito de Família pela Faculdade Legale.

   **IGOR FERRO RAMOS:** Bacharelem Direito pelo Centro Universitário CESMAC do Sertão, Advogado, Mestrando em Direito pela Faculdade Damas.

   **LEONARDO GAMA RODRIGUES:** Bacharel em Direito pelo Centro Universitário CESMAC do Sertão, Servidor do Ministério Público e Pós Graduando em Direito Civil pela Universidade Norte do Paraná.

60. Violência Obstétrica: uma Análise sobre o Prisma da
    Bioética e Direitos Humanos............................................................ 274

   **GRAYCE HELLEN BARROS DE GÓES:** Bacharela em Direito pelo Centro Universitário CESMAC do Sertão, Advogada e Pós Graduanda em Direito Público e Direito de Família pela Faculdade Legale.

   **IGOR FERRO RAMOS:** Bacharel em Direito pelo Centro Universitário CESMAC do Sertão, Advogado, Mestrando em Direito pela Faculdade Damas.

61. Princípios Ético-Jurídicos do Tratamento Médico:
    A Autonomia e o Respeito à Vontade do Paciente........................... 279

   **GERSON ODILON PEREIRA:** Gerson Odilon Pereira. Médico Legista e Médico do Trabalho. Prof de Medicina Legal, Deontologia Médica e Bioética da UFAL. Médico Legista do Instituto Médico Legal Estácio de Lima. Diretor da Sociedade de Medicina de Alagoas. Presidente da Sobrames – AL. Membro da Câmara Técnica de Medicina Legal e Perícias Médicas do CFM.

   **LUCIANO SOARES SILVESTRE:** Bacharel em Direito pela Universidade Federal de Alagoas. Supervisor de Normas e Proteção de Dados na Secretaria de Estado do Planejamento, Gestão e Patrimônio de Alagoas.

   **THAINÁ MARIA DOS SANTOS:** Graduanda em Direito pela Universidade Federal de Alagoas. Assistente da 51ª Promotoria de Justiça da Capital.

capítulo 1

# Deontologia: Definições e Introdução Histórica

SAMUEL SCHAPER FERNANDES
SOPHIA LIMA DE PAIVA

A criação do termo "Deontologia" é atribuída ao filósofo inglês Jeremy Bentham e tem sua origem do grego *deon*, "dever", e *logos*, "razão/discurso". O termo pode ser entendido como a "ciência do dever e da obrigação" ou a "teoria do dever". Trata-se de um ramo da Ética no qual esta é aplicada ao correto exercício de uma profissão de acordo com seus deveres e obrigações, podendo ser também denominada "Ética Profissional" (TORRES; PETIT, 2016).

Jeremy Bentham (1748-1832) foi um dos principais nomes da Filosofia Moral Contemporânea, movimento que questionou a natureza racional do homem, até então trazida pela Filosofia Moderna, e propôs o impulso positivista e a utilização da razão como um instrumento de emancipação intelectual por meio da reflexão sobre a própria razão. Conhecido como o "pai do Utilitarismo", Bentham criou o termo deontologia enquanto abordava seus estudos sobre ética, em que as normas morais são objeto de estudo. Para ele, é bom e ético aquilo que pode ser considerado útil, sendo isto entendido como o ato capaz de gerar maior prazer ao praticante, logo é moral a ação que gera maior prazer para o maior número de pessoas possíveis (GODOI, 2017, p. 06).

O filósofo prussiano Immanuel Kant (1724-1804), por sua vez, em sua obra "Fundamentação da Metafísica dos Costumes", de 1785, buscou romper com a ética teológica, cujos fundamentos da ação moral são conceitos externos ao ser e oriundos de doutrinas religiosas, em especial o Cristianismo, através da criação do Imperativo Categórico. Este conceito fundamenta-se no fato de que a ação moral deve ser baseada na racionalidade do próprio ser e deve estar alinhada com 3 conceitos para ser válida: o da lei universal, o de agir para com si como se age para com os outros e o da lei da natureza (MONTE, 2009).

Ademais, segundo Faggion (2014, p. 286), Kant aborda a deontologia de maneira a caracterizar a ética. Para ele, o ato ético estabelece que o dever é a finalidade da ação, o que se difere da ética teológica, em que o fim justifica a ação. Kant fundamentou, então, a deontologia em dois conceitos: a razão prática, na qual os atos ganham valor moral quando realizados em virtude do dever de fazê-los; e a liberdade, em que o ato só será perfeitamente moral se feito por livre vontade.

Ao transpor a Deontologia para o âmbito profissional, o termo passa a representar um conjunto de regras e princípios de conduta os quais são estabelecidos pela própria classe de profissionais que os utilizarão, sendo seu estabelecimento orientado, porém não restrito, pela moral. O objetivo principal desse mecanismo é a criação de tradições e normas de comportamento que o profissional de determinada área deve seguir para que as finalidades de suas atribuições possam ser alcançadas da melhor forma possível de acordo com o que é proposto à sociedade (DIAS, 2011, p. 41).

A Deontologia Médica pode ser definida como o conjunto de regras de natureza ética em que, com carácter de permanência e adequação histórica na sua formulação, o Médico deve se inspirar no exercício da sua atividade profissional. É, portanto, o guia mais aceito e praticado na relação médico-paciente desde que a medicina passou a ser considerada uma atividade laborativa sujeita às premissas éticas de qualquer outro ofício. Seu conceito é baseado na definição do que é certo ou errado a partir de leis e normas (SGANZERLA; SIQUEIRA; GUÉRIOS, 2022).

O Código Brasileiro de Deontologia Médica de 1945 foi aprovado pelo IV Congresso Sindicalista Médico Brasileiro em 24 de outubro de 1944 e oficializado pelo Decreto-lei nº 7.955, de 13 de setembro de 1945. Atualmente em sua versão mais atualizada, de 1984, esse documento se impõe a todos os profissionais inscritos nos Conselhos Regionais de Medicina e aborda regras morais relacionadas ao exercício da Medicina e à responsabilidade do médico.

O Código de Ética Médica, por sua vez, representa um instrumento fundamental na orientação dos profissionais em relação às normas éticas em Medicina. Sua primeira versão foi aprovada pela resolução do Conselho Federal de Medicina nº 1246 de 1988 se baseou em diversos princípios e conceitos da Deontologia Médica. Desde então, são lançadas atualizações periódicas com o objetivo de se adequar ao cenário mais atual possível, sendo a mais recente do ano de 2018.

A adequada aplicação das normas e deveres preconizados pela Deontologia Médica é de suma importância na prática profissional, uma vez que tal conduta inspira confiança e respeito por parte dos pacientes e de outros profissionais, sejam eles médicos ou não. Tal ideia deve ser ainda mais reforçada no contexto da sociedade atual, onde, devido à disseminação dos mais diversos meios de comunicação e divulgação de informações, o médico está em permanente análise de suas atitudes profissionais, seja em serviços prestados em esfera pública ou privada (TORRES; PETIT, 2016).

## REFERÊNCIAS BIBLIOGRÁFICAS

CONSELHO FEDERAL DE MEDICINA (CFM – Brasil). **Código Brasileiro de Deontologia Médica.** Resolução nº 1.154/84. Diário Oficial da União: 1984.

CONSELHO FEDERAL DE MEDICINA (CFM – Brasil). **Código de Ética Médica.** Resolução nº 2.217/18. Brasília: 2010.

DIAS, A.A.R. Ética profissional em terapêutica de fala. Orientador: Professor Doutor Rui Nunes. 2011. Dissertação (Mestrado) – Faculdade de Medicina da Universidade do Porto, Porto, 2008. Disponível em: https://hdl.handle.net/10216/22234. Acesso em: 12 jan. 2023.

FAGGION, A. **Kantian right and poverty relief.** An international Journal for Moral Philosophy, ethic@, ano 2014, v. 13, ed. 2, p. P.283-302, 17 dez. 2014. DOI 10.5007. Disponível em: https://periodicos.ufsc.br/index.php/ethic/article/view/1677-2954.2014v13n2p283. Acesso em: 12 jan. 2023.

GODOI, J.S.C. **O utilitarismo de Jeremy Bentham e Stuart Mill: Articulações e desdobramentos.** Orientador: Marconi José Pimentel Pequeno. 2017. TCC (Graduação) – Departamento de Filosofia, Universidade Federal da Paraíba, Centro de Ciências Humanas, Letras e Artes, 2017. Disponível em: https://repositorio.ufpb.br/jspui/handle/123456789/4038. Acesso em: 12 jan. 2023.

MONTE, F.Q. Ética médica: evolução histórica e conceitos. Revista Bioética, v. 17, n. 3, p. 407-428, 2009. Disponível em: https://revistabioetica.cfm.org.br/index.php/revista_bioetica/article/view/507. Último acesso em: 20 fev. 2023.

SGANZERLA, A.; SIQUEIRA, J.E.; GUERIOS, T.R. Ética das virtudes aplicada à deontologia médica. Revista Bioética, Brasília, v. 30, n. 3, p. 482-491, 2022. Disponível em: http://old.scielo.br/scielo.php?pid=S1983-80422022000300482&script=sci_abstract&tlng=pt. Último acesso em: 21 fev. 2023.

TORRES, D.M.G.; PETIT, A.P.G. Deontología y Bioética. *In*: CHIUZANO, R.I.P. **Compendio de Medicina Legal.** Asunção: LITOCOLOR SRL, 2016, p. 19-20.

capítulo 2

# Definição de Valores, Moral e Ética

Beatriz Metedeiro Nunes Câmara
Fernanda Cardoso Andrade
Léa Jennifer Souza Cordeiro
Maria Laura Vasconcelos Moreira Lopes de Goes

**INTRODUÇÃO**

A deontologia médica envolve os deveres dessa profissão e traz como base três tópicos que necessitam de compreensão para garantir a aplicação na vivência com o paciente. Nesse sentido, os Valores, a Moral e a Ética são segmentos que trazem sentido à deontologia, configurando o papel do médico em sua vida profissional e no desenvolvimento da relação com o paciente.

Considerando a importância desse tema, em 1969, o Conselho Federal de Educação determinou o ensino da deontologia como obrigatório na formação médica. Entretanto, essa demanda não foi compactuada de forma abrangente pelas escolas de saúde, tendo como alegação a máxima de que é o mercado de trabalho que conforma, reforma ou deforma o profissional, ou seja, que a deontologia seria aprendida na prática e não na teoria (SOUZA E DANTAS, 1985).

Porém, essa colocação é contestada ao comparar os deveres médicos com outras disciplinas da grade curricular, também dependentes da prática, mas que não utilizam esse motivo para deixar de abranger conteúdo teórico. Nesse sentido, ensinar a deontologia em base curricular é essencial para que o profissional encare dilemas em sua vivência com maior sabedoria.

Nesse âmbito, os conceitos dessa tríade trazem intensas reflexões, porém a realidade é que seus significados mantêm uma relação de simbiose. Isso porque valores surgem como uma referência para a ideia "daquilo que vale", ou seja, de merecimento, o que se impõe, principalmente, à consciência do sujeito que o detém. Por outro lado, a moral se refere a um conjunto de normas e princípios de comportamento baseados em uma sociedade ou cultura específica, com o enfoque no questionamento " qual a melhor forma de viver?", enquanto que a ética traz consigo a investigação desses princípios, alterando o questionamento para " Por que essa é a melhor forma de viver?' (PEDRO, 2014).

Após inúmeras discussões e declarações, como a Declaração que Genebra – atualização do juramento hipocrático –, com modificações que percorreram séculos de história, vigora no Brasil o Código de Ética do Conselho Federal de Medicina de 1964, que inclui versões do Código de Deontologia Médica aprovados em 1945 no I e IV congresso sindicalista brasileiro.

## O QUE SÃO VALORES?

Vivemos em um mundo com valores, sendo esses intrínsecos a nossa existência, pois imaginar-se à parte desses é uma verdadeira fantasia. Porém, dentro dessa noção, existem valores universais e particulares, autênticos e inautênticos, não havendo assim uma verdadeira paridade e equivalência entre eles. Dessa forma, existem inúmeras definições para o que são valores, as quais perpassam por famosos filósofos, sociólogos e psicólogos – como Jones e Gerard, Clide Kluckhon, Talcott Parsons, Murkeejer, Frondizi, Agnes Heller, Karl Mannheim, Mendras e Allport-, às vezes confundindo-se com moral, mas concluindo que: valores são significativos para um indivíduo ou grupo social (VIANA, 2007).

Nesse aspecto, percebe-se que os valores são pertencentes a vivência social e seria impossível não possuí-los nas relações de trabalho. É nesse ponto que se aplicam os valores dentro da medicina, para compreender como funcionam as definições sociais aplicadas à relação entre o profissional e seu paciente.

Assim, a universidade assume papel é protagonista na formação dos valores estudantis, não cabendo a ela unicamente oferecer a formação em âmbito técnico, mas enfatizando a importância do conviver, participar e habitar o mundo, o que ultrapassa o relacionamento com o paciente e atinge também o meio e os companheiros de trabalho. Logo, a universidade é espaço de continuação do que foi iniciado pela família e pela escola, mas não ponto final, pois o desenvolvimento de valores é um processo contínuo (MARQUES et al, 2020).

## O QUE É MORAL?

A moral compreende um conjunto básico de normas, como um agrupamento de regras e princípios morais que constituem um conjunto racional e socialmente estável de certo e errado, tão amplamente aceito e difundido, que forma uma verdadeira "instituição social" (AZAMBUJA e GARRAFA, 2015).

Essas normas, que são adquiridas através da educação, da tradição e do cotidiano – experiências – regulam o comportamento do homem em sociedade. Nesse mesmo raciocínio, Durkheim explicava Moral como a "ciência dos costumes", sendo algo que viria antes mesmo da própria sociedade, ou seja, que sempre existiu, fazendo o ser humano ter consciência para distinguir o bem e o mal; logo, a Moral teria caráter obrigatório ao indivíduo.

Nesse sentido, é notório que a moral trata-se de uma teoria que é relativa ao tempo e ao espaço, a qualquer pessoa, variando de uma sociedade para outra, que depende dos costumes, dos valores e da cultura.

Dessa forma, como está contida nos códigos e é sustentada pela virtude, a Moral é o conjunto das normas utilizado para o agir específico ou concreto, que tende a regulamentar o agir e influenciar as escolhas pessoais dos indivíduos (GOLDIM, 2000).

Segundo o filósofo francês Augusto Comte (1798-1857), a moral consiste em fazer prevalecer os instintos simpáticos sobre os impulsos egoístas. Por "instintos simpáticos" entende-se aqueles que aproximam os indivíduos uns dos outros, ou seja, um dos meios de identificação das ações entre determinada sociedade.

É certo que diferentes agentes podem chegar a conclusões morais distintas a respeito de um mesmo dilema ético e conseguir justificá-las por meio de fundamentações morais diferentes, como crenças, valores e experiências dos grupos morais específicos.

De acordo com alguns filósofos – como Gordon, Rauprich e Vollmann; B&C e Gert e Clouser –, existem várias respostas, que conseguem ser fundamentadas, adequadas para um mesmo conflito moral. Logo, eles pregam que resolver um conflito moral não é sinônimo de ter uma única solução correta, mas sim proporcionar uma solução moral bem justificada. Conseguir sustentar um ato, porque ele é adotado por um grupo que compartilha a mesma moralidade não significa que ele represente a única verdade, mas apenas o ponto de vista desse grupo moral.

Entretanto, apesar da capacidade de identificar e separar normas morais dentro das sociedades, algumas compreensões sobre certas demandas básicas, que geralmente atingem os grupos morais, tendem a ser compartilhados por todos, como, por exemplo, a proibição de matar e roubar, que se constituiu através do consenso entre várias morais e da adesão dessas pela sociedade, tornando-se universal (AZAMBUJA e GARRAFA, 2015).

Para o psicólogo Jean Piaget, a Moral consiste em um sistema de regras e toda a sua essência está no respeito que o indivíduo sente por essas normas.

Nesse viés, a deontologia médica é um dos instrumentos importantes para a conduta profissional, sendo um código que representa uma declaração articulada do papel moral dos membros da profissão. É notório que constitui uma afirmativa coletiva de comportamentos, que serve como direcionamento para ajudar os profissionais diante de certas situações sobre a prática ou comportamento adequado em sua atuação (FARIA, 2019).

## O QUE É ÉTICA?

Existem códigos de ética profissional que indicam os princípios fundamentais que orientam uma profissão. Assim, pode-se pensar em princípios básicos para o comportamento de alguns profissionais, como por exemplo de um médico. Nesse contexto, os códigos de ética possuem direcionamentos que funcionam semelhante à lei e o seu descumprimento pode ser passível de sanção, mas não são considerados crimes.

A ética médica acompanha o médico na sua vida profissional. Nessa perspectiva, essa disciplina busca analisar problemas éticos para a pessoa tomar decisões que utilizam a bagagem de seus valores pessoais e a consciência moral que adquiriram anteriormente, tendo em vista o alcance de um padrão ideal e de excelência nas relações que devem ser estabelecidas com os pacientes. Outrossim, a deontologia médica complementa a ética médica como um suplemento que se expressa num código profissional para classificar, qualificar e punir os problemas éticos que se apresentam na relação médico-paciente (CAPARÓ et al, 2018).

Em suma, a Ética Profissional ou Deontologia caracteriza-se como conjunto de normas ou princípios que têm por fim orientar as relações profissionais com seus clientes, com sua equipe de trabalho e com as instituições a que servem. Nos cursos de Medicina, o ensino da Ética está centrado nos temas escolhidos pelo docente, estando os temas dissociados dos assuntos e dos dilemas éticos que os mesmos estão vivenciando, e a abordagem dos tópicos é feita pelo ângulo da Deontologia (FIGUEIRA et al, 2004).

## CONSIDERAÇÕES FINAIS

Conclui-se, então, que a ética direciona a atividade médica, sobretudo nos tempos modernos, já que a intensa participação da tecnologia pede limites para que os valores humanos permaneçam como protagonistas na relação médico-paciente. Assim, os códigos e entram com o papel de frear a robotização da medicina, além de pontuar deslizes morais não alcançados pela Justiça (MONTE, 2002).

No âmbito da moralidade, a pura avaliação técnica no curso médico implica na exclusão da moralidade como critério na formação de bons médicos, já que os diplomas de graduação não atestam resultados morais. Tendo isso em vista, apenas a conclusão do curso médico não implica que o indivíduo está humanamente pronto para uma prática médica exemplar, fato que pode não resultar de um erro do sistema, mas de uma falha intrínseca ao ser individualmente.

Por fim, é importante levar em conta o que disse D. José Letamendi, catalão pensador da Medicina: "O médico que só sabe medicina, nada sabe de medicina". Esse é um grande ensinamento para as escolas médicas que estão preocupadas com uma formação tecnicista dos futuros médicos, sem levar em conta o aspecto humanitário do profissional de saúde, que deve, de uma vez por todas, ser colocado em destaque (D´AVILA, 2010).

## REFERÊNCIAS BIBLIOGRÁFICAS

1. AZAMBUJA, Letícia Erig Osório de e GARRAFA, Volnei. **A TEORIA DA MORALIDADE COMUM NA OBRA DE BEAUCHAMP E CHILDRESS.** Revista Bioética [online]. 2015, v. 23, n. 3 [Acessado 8 Janeiro 2023], pp. 634-644.
2. BEAUCHAMP TL, CHILDRESS JF. **PRINCIPLES OF BIOMEDICAL ETHICS.** 7ª ed. New York: Oxford University Press; 2013.
3. DANTAS, Flávio e SOUSA, Evandro Guimarães de. **ENSINO DA DEONTOLOGIA, ÉTICA MÉDICA E BIOÉTICA NAS ESCOLAS MÉDICAS BRASILEIRAS: UMA REVISÃO SISTEMÁTICA.** Revista Brasileira de Educação Médica [online]. 2008, v. 32, n. 4, pp. 507-517.
4. D´AVILA, Roberto Luiz. **A CODIFICAÇÃO MORAL DA MEDICINA: AVANÇOS E DESAFIOS NA FORMAÇÃO DOS MÉDICOS.** Revista Brasileira de Saúde Materno Infantil. 10 (suppl 2). 2010.
5. ÉTICA MÉDICA. LIZARASO CAPARO, Frank e BENAVIDES ZUNIGA, Alfredo.*Horiz. Med.* [online]. 2018, vol.18, n.4, pp.4-8. ISSN 1727-558X. http://dx.doi.org/10.24265/horizmed.2018.v18n4.01.
6. FARIA, Aline Cristina de. **DIALOGANDO COM A BIOÉTICA: PROBLEMAS ÉTICOS VIVENCIADOS PELA EQUIPE DE ENFERMAGEM NA ESTRATÉGIA DE SAÚDE DA FAMÍLIA.** 2019. Dissertação (Mestrado em Enfermagem Psiquiátrica) – Escola de Enfermagem de Ribeirão Preto, Universidade de São Paulo, Ribeirão Preto, 2019.
7. FIGUEIRA, Eliandro José Gutierres et al. **APREENSÃO DE TÓPICOS EM ÉTICA MÉDICA NO ENSINO-APRENDIZAGEM DE PEQUENOS GRUPOS: COMPARANDO A APRENDIZAGEM BASEADA EM PROBLEMAS COM O MODELO TRADICIONAL.** Revista da Associação Médica Brasileira [online]. 2004, v. 50, n. 2 [Acessado 10 Janeiro 2023], pp. 133-141.
8. GOLDIN JR. Núcleo Interinstitucional de Bioética.
9. GONÇALVES, J. W (2008). **PLATÃO: O CONCEITO E A MORALIDADE COMUM.** BIBLOS, 20 (1), 157–164
10. MARQUES, Lumaira Maria Nascimento Silva da Rocha et al. **QUAIS SÃO OS VALORES MORAIS ESSENCIAIS PARA A FORMAÇÃO MÉDICA?.** Revista Bioética [online]. 2020, v. 28, n. 4, pp. 693-703.

11. MONTE, Fernando Q. **A ÉTICA NA PRÁTICA MÉDICA**. Revista bioética [online]. 2002, v. 10, n. 2.
12. PEDRO, Ana Paula. ÉTICA, MORAL, AXIOLOGIA E VALORES: CONFUSÕES E AMBIGUIDADES EM TORNO DE UM C**ONCEITO COMUM**. Kriterion: Revista de Filosofia [online]. 2014, v. 55, n. 130 [Acessado 11 Dezembro 2022], pp. 483-498.
13. SOUZA, Evandro Guimarães de e DANTAS, Flávio. **O ENSINO DA DEONTOLOGIA NOS CURSOS DE GRADUAÇÃO MÉDICA DO BRASIL**. Revista Brasileira de Educação Médica [online]. 1985, v. 09, n. 01
14. VIANA, Nildo. **OS VALORES NA SOCIEDADE MODERNA**. Thesaurus Editora, 2007.
15. VIEIRA, Adah Sophia Rodrigues, et al. **"VALORES HUMANÍSTICOS IMPORTANTES NA FORMAÇÃO DO PROFISSIONAL MÉDICO: O QUE PENSAM OS ESTUDANTES E PROFESSORES."** *Research, Society and Development* 11.2 (2022): e31811225791-e31811225791.

capítulo 3

# Responsabilidade Moral: Caminhos a Serem Seguidos

João Pedro Alves Xavier
Mariana Maria da Silva
Pedro Régis Apratto Rosa

## INTRODUÇÃO

Na medicina, a responsabilidade moral se baseia nos atos profissionais, e se refere ao dever do médico em responder por suas ações, e enfrentar as consequências dessas, por conta disso foi instituído em 1945 a criação, em todo o território nacional, os Conselhos Federais e Regionais de Medicina, que tem como função primordial fiscalizar o exercício profissional, além de julgar e disciplinar a classe. Por conta disso, elaborou-se o Código de Ética Médica, com as normas que regulamentam o comportamento e o desempenho dentro da prática profissional, e para com colegas, pacientes, e a própria sociedade.

## O QUE É MORAL?

A palavra "moral" tem origem da palavra latina "morale", que significa costume, podendo portanto ser definida como um conjunto de normas que tem como objetivo regular o comportamento do indivíduo dentro da sociedade, essas normas podem ser leis universais que devem ser seguidas por todos os seres humanos, como também podem ser de caráter religioso, sendo seguidas apenas pelos adeptos de uma determinada religião. Esses valores e ideais têm como função principal guiar o indivíduo e a sociedade a distinguir o que é bem e mal, regulando até certo ponto o comportamento individual e coletivo, permitindo dessa forma julgar e definir as ações de cada indivíduo.

## DURKHEIM

Para Durkheim, um dos clássicos e o fundador da sociologia científica, a educação moral representa a forma de garantir ao cidadão um gosto pela vida em coletividade e a criação de um hábito de pensamento conforme os valores da sociedade, em um sistema que, seguindo outra ideia, propõe autonomia das pessoas sem a imposição de arbitrariedades. Na visão dele, essa educação deve ser conduzida para o desenvolvimento do espírito de disciplina, a adesão ao grupo e a autonomia da vontade, não colocando a autonomia como pilar principal dessa formação moral.

## RAWLS

Já para Rawls, essa educação moral é parte de uma concepção de justiça, ou seja, as concepções de bem e a faculdade para o senso de justiça, de certa forma, são correspondentes. Para ele, o desenvolvimento moral visa expor a ideia de que as pessoas possuem uma ação refletida pelos princípios de justiça, que elas aceitariam como pessoas racionais, livres e iguais. Uma educação moral, mediada pelas instituições, é possível quando essas são consideradas justas.

## NIETZSCHE

De acordo com Nietzsche o sentimento moral não tem origem de um desígnio superior ou até mesmo espiritual, mas sim de um impulso inferior e mais humano, como o instinto e as necessidades. Dessa forma Nietzsche afirma que por trás do comportamento mais nobre há, na realidade, motivações consideradas mais baixas como mesquinharia, medo, hedonismo e hipocrisia, como por exemplo o altruísmo pode ser na verdade uma forma de egoísmo que serve apenas como uma forma do indivíduo sentir-se bem consigo mesmo. Ainda segundo Nietzsche existem dois tipos de moral, a moral dos escravos, que é a moral socrática-judaico-cristã, que de acordo com ele enfraquece o homem pois é essencialmente contrária à natureza humana e de forma geral a todos os valores da vida. A segunda é definida por ele como a moral antiga e autêntica que é baseada no reconhecimento da vida como valor essencial e também da natureza humana.

## KANT

Antes de apresentar a temática da moral, é preciso entender o que é uma ação por dever. Segundo Kant, as ações podem ser executadas conforme ao dever, mas por um interesse direto ou realmente realizadas pelo dever, ou ainda por uma tendência natural e não pelo dever em si. Dessa forma, a ação quando praticada conforme e precisamente por dever seria a chave, já que nas ações realizadas conforme e por dever é que se encontra o valor moral das ações humanas.

Para o autor, uma ação por dever não se refere realmente à ação em si, mas sim no porquê você faz aquilo. A ação feita por dever tem o seu valor moral não no propósito do ato, mas na máxima que o determina, ou seja, no porquê o indivíduo faz aquilo (KANT, 1980). Essa é a diferença entre propósito da ação e máxima da ação.

Uma ação não pode ter realmente o seu valor moral se quem a pratica possui alguma inclinação ou interesse em algum objeto relacionado. Para Kant, a ação humana por dever pode ser uma ação virtuosa, ou seja, pode ter valor moral, e alcançar essa virtude é o maior estágio que a razão prática do homem, enquanto ser racional e sensível, pode alcançar.

## ARISTÓTELES

A moral aristotélica expressa que todo ser tende necessariamente à realização da sua natureza. De acordo com Aristóteles, a realização natural do homem é a razão, vista como uma das principais essências do ser humano. Por tanto o homem que vive racionalmente, e sendo consciente disto, realiza o que para ele é natural, atingindo a felicidade e a virtude através da razão. Dessa forma podemos concluir que a principal característica da moral aristotélica é o racionalismo.

## PLATÃO

Para Platão a moral é baseada em três aspectos: A sabedoria, coragem, temperança e justiça, podendo esses aspectos serem ensinados, pois de acordo com o ideal socrático toda virtude provém do conhecimento sendo que a virtude está na correta opinião e em atingir a verdade. Dessa forma concluímos que para platão o que é considerado bom e moralmente correto pode e deve ser ensinado, e o mal está na falta de conhecimento e na injustiça.

## CÓDIGO DE ÉTICA MÉDICA

A ética atua visando racionalizar a moral na sociedade, portanto o Código de Ética Médica possui íntima relação com a moralidade, na prática do médico. Ele funciona como uma espécie de síntese dos bons costumes na prática da medicina, ou seja, promover uma postura adequada e homogênea entre todos os integrantes dessa classe, facilitando o entendimento e a aplicação. Ele possui dispositivos específicos para cada situação, principalmente quanto ao relacionamento com pacientes, com a sociedade e com os próprios colegas.

O conhecimento desse código é imprescindível, já que a noção técnica da medicina não é suficiente para uma boa prática, pois aquilo que, do ponto de vista técnico, é adequado, pode ser analisado de forma diferente a partir da ética, já que esta se preocupa também com o bem estar e o sofrimento do paciente, por isso deve-se ponderar em relação a estas duas áreas do conhecimento médico de forma a tentar alcançar a conduta mais adequada em diferentes casos.

O próprio julgamento de Hipócrates é, sob determinados aspectos, uma espécie de Código de Ética Médica. Já do ponto de vista jurídico, um código funciona como ferramenta em que se encontram as normas que regulamentam uma matéria, e contém os aspectos referentes a cada situação da prática médica profissional. Segundo o artigo 29 do Código de Ética Médica: "É vedado, ao médico, praticar atos profissionais danosos ao paciente, que possam ser caracterizados como imperícia, imprudência ou negligência".

É indubitável que a Medicina exige todo o conhecimento médico, mas este não é condição suficiente para se garantir uma boa prática médica. As ações de cada ser humano podem ser enxergadas sob aspectos diferentes, principalmente no que se refere à ética. Por isso, deter também conhecimento acerca do Código, e saber exercitar a escuta com cada paciente, de acordo com sua própria história e individualidades, pode ser um dos maiores meios de proteção tanto de si mesmo quanto do próprio paciente. Em tempos em que a responsabilidade moral e a ética parecem estar em segundo plano dentro do contexto social, fazer o básico e praticar o respeito e a empatia tem sido as melhores ferramentas que um profissional pode usar, seja ele médico ou não.

## REFERÊNCIAS BIBLIOGRÁFICAS

ANDRADE, Renata Cristina Lopes; CARVALHO, Alonso Bezerra de. O dever moral e o valor das ações humanas segundo Kant. **Kinesis**, vol 4, n 07. Julho, 2012, p. 235- 244.

PEREIRA, Luiz Augusto. Responsabilidade ética e o processo ético-profissional dos conselhos de medicina do Brasil. Simpósio Medicina e Direito. Sociedade Brasileira de Angiologia e Cirurgia Vascular. **Jornal Vascular Brasileiro**, vol 2, n 3, p. 237-240, 2003.

ROHLING, M.. Durkheim, Rawls e a educação moral. **Revista Brasileira de Educação**, v. 22, n. Rev. Bras. Educ., 2017 22 (71), 2017.

capítulo 4

# Exercício Legal e Ilegal da Medicina

Gustavo Mattos Papa Alcantara
Mariana Cavalcante Batista

A Constituição Federal de 1988 garante aos brasileiros e estrangeiros a liberdade de exercer qualquer profissão, desde que tenha as certificações legais e a instrução necessárias para tal ato. No contexto da prática médica, uma profissão que tem interesses individuais e comunitários no seu exercício devido e correto, para a segurança da população, o conceito de exercício legal e ilegal da medicina deve ser claramente destrinchado para que as competências relacionadas ao treinamento correto sejam respeitadas.

O exercício legal da medicina necessita, portanto, de habilitação profissional, na forma de conclusão de um curso superior de medicina, e de habilitação legal, sendo a posse e registro de título idôneo (título fornecido por faculdades reconhecidas legalmente) em instituições competentes, como os conselhos regionais de medicina. Aos estrangeiros que pretendem residir permanentemente no país, é possível a revalidação de diplomas concedidos por faculdades estrangeiras segundo o crivo de faculdades brasileiras, ou realizando o Exame Nacional de Revalidação de Diplomas Médicos (Revalida), o qual necessita de Cadastro de Pessoa Física (CPF) para a inscrição. Independentemente se o indivíduo é nacionalizado ou prestou serviço militar, é necessário uma das duas opções para a revalidação do diploma. (CROCE, 2012) Estrangeiros com vistos temporários podem exercer a medicina somente caso haja contrato de cursos e estágios, sendo sua atuação restrita ao escopo e localidades do curso/estágio em questão e das datas limites da Cédula de Estrangeiro Temporário. Nesses casos, não há a necessidade de revalidação de diploma. Essa possibilidade não está disponível para estrangeiros residentes em municípios na fronteira (FRANÇA, 2011).

A regulação desse exercício ocorre por meio dos Conselhos Federais e Regionais de Medicina, que mantêm os registros de médicos de suas respectivas regiões, deliberam sobre a ética do exercício médico, a regulamentam e a supervisionam, julgando os processos éticos-legais. Atualmente os conselhos não exigem prova de ordem para a autorização do exercício profissional de indivíduos com graduação no Brasil. Também cabe aos conselhos, averiguar após denúncia formal ou por ofício, investigar por processo administrativo a incapacidade de um médico de exercer a profissão devido à doença (CONSELHO FEDERAL DE MEDICINA, 2002)

No entanto, nem sempre a medicina é exercida de acordo com as regras estabelecidas. O artigo 282 do Código Penal define como exercício ilegal da medicina: "Exercer, ainda que a título gratuito, a profissão de médico, dentista ou farmacêutico, sem autorização legal ou excedendo-lhe os limites" (BRASIL, 1940). A partir disso, podem-se estabelecer algumas formas que tal infração pode ocorrer: a falsa caracterização pelo leigo, o excesso dos limites de sua profissão pelo médico ou algum outro profissional de saúde, o médico que exerce a profissão sem as adequações legais.

A tipificação mais clara do delito é o leigo que se passa por médico, exercendo a profissão sem o conhecimento técnico. Porém, é importante ressaltar que a lei não faz distinção se o indivíduo tem conhecimento técnico ou não, portanto, estudantes de medicina, mesmo em estágios avançados de formação, não tem título idôneo, portanto estarão exercendo medicina ilegalmente caso realizem ato médico sem supervisão de médico em exercício legal (AMBRÓSIO, 2001). Ato médico é definido pela lei nº 12.842/13, sendo atos como definição de prognóstico a partir de diagnóstico nosológico, indicação de internação e atestação médica, entre outros, atos privativos do profissional médico (BRASIL, 2013). Uma distinção necessária de se fazer nesse ponto é a do curandeirismo e do charlatanismo. O curandeirismo é diferenciado por não se basear em conhecimento técnico, usando de substâncias com o intuito de cura, mesmo que não nocivas. Definição esta que gera divergências teóricas devido ao teor moralista quanto à crenças à margem da sociedade (SOUZA, 2018). O charlatanismo, por outro lado, é realizado com o intuito expresso de ludibriar, enganar, havendo dois elementos centrais dessa prática: o segredo e a infalibilidade. Dessa forma, legalmente não são aceitas curas as quais não tenham comprobabilidade científica.

Outra possibilidade é o médico que ultrapassa os limites do ofício. Realizar procedimentos de especialidade que não foram formalmente treinados, bem como ao atestar ou conduzir tratamento iniciado por leigo ou manipular medicamentos são alguns dos atos que não competem ao médico (FRANÇA, 2018). O cerne da transgressão se refere aqui, novamente, à falta de treinamento específico para a atividade realizada, sendo que a utilização de técnicas condenadas pode ser enquadrada em charlatanismo ou imperícia, dependendo da intencionalidade do praticante (ROCHA, 2021). O exercício da medicina sem o registro adequado no Conselho da região que se localiza, entretanto, é considerado improbidade administrativa, não acarretando necessariamente as consequências penais. A razão deste entendimento é que, por se tratar de uma transgressão puramente burocrática, não há o dolo, que é pressuposto na tipificação do crime.

Entretanto, há prerrogativa em que o exercício de atos médicos é passível de ser realizado por indivíduos que não se adequam aos requerimentos pré-estabelecidos: o estado de necessidade. Segundo o artigo 24 do código penal, é permitido realizar ato criminoso para salvar a si mesmo ou outrem de perigo atual. Dessa forma, é permitido a estudantes de medicina ou até leigos (com certa experiência na área) realizar atos médicos se uma vida estiver em iminente perigo.

A penalidade para o exercício ilegal da medicina é prevista no artigo 282 do Código Penal, variando de 6 meses a 2 anos de detenção, havendo agravante se a atividade tiver sido realizada com o intuito de lucro, aplicando-se, concomitantemente, uma multa de 5 a 15 dias-multa (BRASIL, 1940).

Recapitulando, para o exercício da medicina é necessário um título idôneo que seja reconhecido, e a destino de sua concessão o profissional será submetido a preparação intelectual e técnica durante a graduação. Nesse âmbito, os Conselhos Federais e Regionais regulamentam e supervisionam julgando os processos éticos-legais, atuando de modo a garantir que a medicina seja exercida de forma legal. No entanto, existem muitas lacunas na prestação de serviços de saúde que podem acabar conferindo como exercicio ilegal da medicina. Esses casos podem se configurar desde a pessoas que não possuem título reconhecido pelos conselhos e estão atuando como médicos, a profissionais médicos realizando procedimentos que não são compatíveis com sua qualificação. Em ambas as situações, o paciente está sujeito a diversos malefícios que não dão para ser quantificados, mas que podem ser autuados de acordo com a gravidade e com base no Código Penal. Dessa forma, o exercício da medicina, sendo atividade que tem como objeto jurídico a saúde tanto privada como pública, é um ofício em que a segurança de realização é crucial, o que ressalta, mais uma vez, que a ação dos conselhos são essenciais para que a profissão ocorra dentro dos parâmetros legais de segurança, permitindo, assim, um meio profissional seguro tanto para médicos quanto pacientes.

## REFERÊNCIAS BIBLIOGRÁFICAS

AMBRÓSIO, M R et al. Exercício Profissional da Medicina por Estudantes. **Revista Brasileira de Educação Médica [online]**. 2001, v. 25, n. 03

CONSELHO FEDERAL DE MEDICINA (CFM – Brasil). Resolução nº 1.646/02. Brasília: Tablóide, 2002.

CROCE, D;JUNIOR, D C. Manual de Medicina Legal. 8ª ed. São Paulo. **Saraiva** 2012.

FRANÇA, Genival Veloso. Medicina Legal. 9. ed. Rio de Janeiro: Guanabara Koogan, 2011.

NEVES, R. et al. Perspectivas sobre o crime de curandeirismo. **FEMA**, 2018.

PEREIRA, L. H. et al. Fiscalização do exercício profissional na área da saúde. **Enfermagem em Foco**, v. 10, n. 6, 2019.

PRATES, N D; MAQUARDT, M.A responsabilidade penal do médico e o processo penal. **J Vasc Bras**, vol.2, n3, p.241-247, 2003

QUEZADO, P. Responsabilidade Administrativa, Civil e Penal do Médico. Fortaleza, 2008

ROCHA, R. R. DA. "Curas maravilhosas": curadores itinerantes no Brasil Republicano (1898-1905). **repositorio.ufba.br**, 1 abr. 2021.

Decreto-Lei 2.848, de 07 de dezembro de 1940. Código Penal. **Diário Oficial da União,** Rio de Janeiro, 31 dez. 1940.

capítulo 5

# Autonomia do Paciente

KATIANE DE LIMA PINHEIRO

## INTRODUÇÃO

A figura do médico, historicamente, está relacionada à adoção de medidas em favor do bem-estar dos pacientes. A esse respeito, Schraiber (1995) afirma que o profissional, baseando-se na sua formação técnica e, ainda, equilibrando-a com seus valores pessoais e suas experiências, deve possuir a autonomia de decidir acerca da intervenção terapêutica mais apropriada para o caso. Entretanto, esse pensamento cerceia a liberdade de escolha dos enfermos, visto que, apesar de serem detentores de aspectos subjetivos que norteiam suas decisões, esses se tornam coadjuvantes no seu processo saúde-doença.

A relação médico-paciente, por anos, fora centrada na verticalidade de papéis, em que o médico era o prescritor e o paciente, aquele submisso à sua proposta. Valendo-se de princípios bioéticos, como beneficência e não maleficência, indivíduos acometidos costumeiramente se submetiam às decisões profissionais em prol da coletividade e também a fim de evitar a morte a qualquer custo. Dessa forma, estabeleceu-se a concepção de paternalismo médico, segundo a qual a tomada de decisão deve ser inerente ao médico, sem considerar a interferência de seus anseios pessoais tampouco o desejo de seus pacientes.

O Código de Ética Médica (CEM), todavia, instituído em 2018 e posteriormente modificado pelas Resoluções CFM 2.222/2018 e 2.226/2019, defende que, além de a prática médica considerar a manutenção do direito à vida, deve também prezar pela dignidade do paciente, bem como por sua autonomia. Tudo isso porque cada indivíduo possui convicções religiosas, filosóficas e morais que nem sempre convergem com os tratamentos indicados, o que deve ser respeitado.

## REPOSICIONAMENTO DO PACIENTE ANTE ÀS NOVAS TECNOLOGIAS

É sabido que o desenvolvimento de guerras acarreta, além da destruição físico-social de cenários e papéis, o surgimento de tecnologias que proporcionem vantagens aos envolvidos. Desse modo, apesar de devastar grandes contingentes populacionais, a Segunda Guerra Mundial, ocorrida nos anos 40, por exemplo, levou à criação de novos veículos de comunicação, os quais se refletem na contemporaneidade. Posteriormente, na tentativa de facilitar uma interação estratégica, ocorreu o advento da internet, caracterizada pela rapidez e agilidade na transmissão de dados.

Atualmente, a era informacional, marcada pelo acesso quase instantâneo a notícias e materiais de domínio público, proporciona também que um amplo espectro de conhecimento científico se dissemine, mesmo àqueles dotados de menor grau de escolaridade. A internet possui características que intensificam esse fenômeno, como acesso interativo e diversidade de conteúdos, além de algoritmos que fornecem esclarecimentos de acordo com o perfil do usuário.

Nesse contexto, ampliou-se consideravelmente a busca da população por informações sobre saúde na internet, inclusive no que se refere a diagnósticos, prognósticos e orientações terapêuticas. Dessa forma, o paciente chega ao consultório médico, na maioria das vezes, munido de concepções a respeito do seu suposto quadro, devendo o profissional se atentar para não se influenciar, mas também conceder o devido valor e atenção que o indivíduo espera.

Assim sendo, os pacientes estão se tornando cada vez mais criteriosos e seletivos no processo de adesão à terapêutica, sendo caracterizados por apresentarem uma certa resistência a receber passivamente recomendações médicas; ressalta-se que essa premissa é ainda mais acentuada quanto maior for o seu nível de escolaridade, o que se relaciona a uma ampliação no número de pesquisas realizadas na internet. Esse cenário vem reformulando a relação médico-paciente, em que se estabelece uma nova posição de compartilhamento de decisões, não mais delegadas somente ao profissional (SILVESTRE et al, 2012).

## HORIZONTALIDADE DA RELAÇÃO MÉDICO-PACIENTE

Nas últimas décadas, foi se estabelecendo a autonomia do paciente no que se refere às decisões que envolvem o seu corpo. Segundo o Conselho Federal de Medicina (CFM), o princípio bioético da autonomia diz respeito à capacidade de o indivíduo escolher, dentre as alternativas disponíveis, aquela que melhor se adequa aos seus valores subjetivos e, consequentemente, às suas necessidades.

Apesar de não contar, necessariamente, com conhecimento técnico próprio, deve o doente – leigo ou não – poder exercer sua autonomia livremente, configurando-se como parte integrante e indispensável do seu processo de adoecimento.

Para auxiliar o paciente no exercício da sua autonomia, Thaler e Sunstein (2008) propõem a existência de um "arquiteto de escolhas", atribuição exercida pelo médico, ao qual cabe apresentar, em consonância com sua formação acadêmica, as possibilidades de tratamento para cada cenário, bem como os riscos e os benefícios. Nesse sentido, seu objetivo não está relacionado à interferência na adesão ao tipo de terapêutica, mas no fornecimento de informações suficientes para que o paciente, por si só, possa decidir o que melhor se ajusta às suas convicções pessoais. Trata-se, portanto, de um método estratégico em que, ao passo que se mantém a liberdade de escolha dos indivíduos, instiga-se a tomada de decisão, baseada, direta ou indiretamente, na ciência.

A hierarquização de papéis torna-se, então, substituída pela horizontalidade da relação médico-paciente, em que ambos os sujeitos apresentam equivalente poder decisório. Nesse sentido, em casos em que o médico queira evitar a morte do paciente, por exemplo, a todo custo, esse nem sempre será adepto de tal proposta, esquivando-se deveras de procedimentos desnecessários, que prolonguem o seu sofrimento. Segundo Canguilhem, o estado de adoecimento constitui uma variação do estado normal fisiológico, sendo inevitável. Para algumas pessoas, dotadas de crenças pessoais próprias, esse processo também é natural, não podendo contrariá-lo. Esse pensamento reduz a adesão a alguns procedimentos terapêuticos, considerados invasivos ou não, mesmo após serem passadas todas as informações técnicas pertinentes. Firma-se, assim, uma condição de igualdade, em que o respeito à autonomia e à liberdade de escolha prevalecem, e levam a uma assistência digna e humanizada ao paciente.

Em meados do século XX, com a promulgação da Declaração dos Direitos do Homem pelas Nações Unidas, o pensamento de proteger os direitos do cidadão, como a liberdade de escolha, começou a ser implementado. Anos mais tarde, essa conquista alcançou o Código de Ética Médica (CEM), conjunto de dizeres que regulamentam a prática médica, contendo tanto direitos quanto deveres dos profissionais. Em seu capítulo IV, art. 22, determina que é vedado ao médico "Deixar de obter consentimento do paciente ou de seu representante legal após esclarecê-lo sobre o procedimento a ser realizado, salvo em caso de risco iminente de morte", o que evidencia a previsão em lei do obrigatório consentimento livre e esclarecido, marcante na relação médico-paciente atual. Ou seja, é dever do médico, atuando como um "arquiteto de escolhas", informar ao paciente em que implica a adesão a determinada terapêutica e também quais são as alternativas disponíveis, de modo a permitir que ele, ciente do contexto científico que o cerca, possa conscientemente fazer suas próprias escolhas.

## PAPEL DA COMUNICAÇÃO NA RELAÇÃO MÉDICO-PACIENTE

Durante a formação médica, algumas habilidades devem ser priorizadas, por permitirem a efetivação de um atendimento humanizado, a exemplo da comunicação clínica.

Essa permite, além da interação, uma observação ampliada acerca das diversas realidades que se apresentam ao médico, diversificando as possibilidades de intervenção e cuidado.

À vista disso, o profissional deve ser cauteloso na apresentação das informações ao paciente, posto que desvios que comprovadamente se relacionem à sua coerção podem ser considerados infrações penais, previstas em lei. A adoção de uma linguagem acessível, clara e objetiva contribui com a formação de uma comunicação efetiva entre médico e paciente, reduzindo o risco de interpretações equivocadas.

O médico necessita apontar pretensões, consequências, benefícios e também possíveis danos, além de se colocar à disposição da pessoa acometida, de modo a permitir que suas escolhas considerem os aspectos biológico, filosófico, moral e também social. Esse contexto estima a individualidade de cada paciente, conforme preconiza o Método Clínico Centrado na Pessoa (MCCP), desenvolvido por Ian McWhinney, Moira Stewart e Joseph Levenstein. Para Freeman (2018, p. 203):

> O MCCP é a tentativa do médico de realizar uma tarefa dupla: entender a pessoa e entender a doença da pessoa. É desse entendimento que se deriva o processo de tratamento tanto para a pessoa quanto para a doença.

O MCCP busca entender os reais motivos que levaram o paciente até o médico, considerando não somente os seus sintomas físicos, mas também o contexto no qual se encontra inserido e de que forma suas escolhas terapêuticas podem gerar impactos. Esse discurso é fundamentado em 4 parâmetros: experiência do paciente com a doença, entendimento integral da pessoa, manejo conjunto de problemas e fortalecimento do relacionamento entre o profissional e o paciente, considerados necessários para estimular a confiança na competência do médico, a partir do diálogo.

A interação profissional-paciente, para além do que determina o modelo biomédico de cuidados em saúde, centrado quase exclusivamente na doença, é fundamental para o acolhimento do usuário, demonstrando que seus sentimentos, anseios e desejos também são importantes para uma assistência completa e mais digna. É necessário entender o papel do paciente na centralidade do atendimento, uma vez que se configura como o único capaz de fornecer informações para a melhor resolutividade do seu caso, o que se inicia por meio da comunicação com o médico.

Além disso, a abordagem individual e familiar em longo prazo facilita a criação de vínculos, contribuindo com a transmissão de informações, já que permite ao profissional conhecer o cotidiano, as crenças e as necessidades de saúde dos pacientes. Na tentativa de compreender as diferenças socioeconômicas e culturais que permeiam a atenção médica, permitindo uma prática efetiva de cuidado, é indispensável também haver demonstrações de respeito e solidariedade, que evidenciem a importância da pluralidade na construção de um sistema de saúde eficaz.

## CONSIDERAÇÕES FINAIS

Embora, por muito tempo, as decisões que inferem diretamente sobre os pacientes tenham sido delegadas somente ao médico, tem sido observada uma crescente horizontalização desse processo. O papel do profissional se associa à apresentação de informações científicas ao paciente, de modo facilmente compreensível, a fim de nortear suas escolhas, já que esse agora integra ativamente o seu processo saúde-doença.

Existem preceitos éticos, previstos na legislação, que regulamentam a atuação do médico e o seu papel de respeito à autonomia e à dignidade do paciente. Para tanto, preza-se pelo fortalecimento da relação entre esses sujeitos, por meio da escuta ativa e qualificada e também através de uma assistência que contemple, além dos aspectos orgânicos, valores pessoais, como religião, filosofia, crença e moralidade.

Por fim, é evidente que, com o acesso rápido a informações de saúde na internet, os pacientes se tornaram cada vez mais críticos e atentos ao seu processo de adoecimento, configurando-se como os principais fomentadores da manutenção de seus direitos. Cabe ao médico valer-se do conhecimento científico e, através de uma Medicina Centrada na Pessoa e nas suas singularidades, exercer sua profissão com ética, respeitando a autonomia do paciente.

## REFERÊNCIAS BIBLIOGRÁFICAS

DOHMS, M.; TESSER, C. D.; GROSSEMAN, S. **Potencialidades no Ensino-Aprendizagem da Comunicação Médico-Paciente em Três Escolas Brasileira, Espanhola e Holandesa.** Revista Brasileira de Educação Médica. 37 (3): 311-319; 2013.

CANGUILHEM, G. **O normal e o patológico**. 4ª ed. Rio de Janeiro: Forense Universitária, 1995.

SCHRAIBER, Lilia B. **O trabalho médico: questões acerca da autonomia profissional.** Cadernos de Saúde Pública, Rio de Janeiro, v. 11, n. 1, p. 57-64, mar. 1995. https://doi.org/10.1590/S0102-311X1995000100012. Disponível em: https://www.scielo.br/j/csp/a/BcnYvsb4kGfzQ5h9bVDnmbn/?format=pdf&=pt. Acesso em: 20 jan. 2023.

SILVESTRE, J. C. C., et al. **Uso da internet pelos pacientes como fonte de informação em saúde e a sua influência na relação médico-paciente.** Revista da AMRIGS, Porto Alegre, v. 56, n. 2, p. 149-155, 2012.

THALER, R. H.; SUNSTEIN, C. R. **Nudge: improving decisions about health, wealth and happiness.** London: Penguin; 2009.

OLIVEIRA, I. L.; SOUSA, M. A. C.; UEDES, K. D. S.; SILVA, N. R. B.; SAMPAIO, J. **"O médico brasileiro sabe como tratar a Covid-19": sentidos de autonomia médica na pandemia.** *Trabalho, Educação E Saúde, 20* (Trab. educ. saúde, 2022 20). https://doi.org/10.1590/1981-7746-ojs568.

SILVA, C. O.; CRIPPA, A.; BONHEMBERGER, M. **Diretivas antecipadas de vontade: busca pela autonomia do paciente.** *Revista Bioética, 29* (Rev. Bioét., 2021 29 (4)). https://doi.org/10.1590/1983-80422021294502.

LIMA, A. F. A.; MACHADO, F. I. S. **Médico como arquiteto da escolha: paternalismo e respeito à autonomia.** *Revista Bioética, 29* (Rev. Bioét., 2021 29 (1)). https://doi.org/10.1590/1983-80422021291445.

MEDEIROS, M. O. S. F.; MEIRA, M. V.; FRAGA, F. M. R.; SOBRINHO, C. L. N.; ROSA, D. O. S.; SILVA, R. S. **Conflitos bioéticos nos cuidados de fim de vida.** *Revista Bioética, 28* (Rev. Bioét., 2020 28 (1)). https://doi.org/10.1590/1983-80422020281375.

PAZINATTO, M. M. **A relação médico-paciente na perspectiva da Recomendação CFM 1/2016.** *Revista Bioética, 27* (Rev. Bioét., 2019 27 (2)). https://doi.org/10.1590/1983-80422019272305.

SOARES, J. C. R. S.; CAMARGO JR., K. R. **A autonomia do paciente no processo terapêutico como valor para a saúde.** *Interface – Comunicação, Saúde, Educação, 11* (Interface (Botucatu), 2007 11 (21)). https://doi.org/10.1590/S1414-32832007000100007.

ALMEIDA, J. L. T. **Respeito à Autonomia do Paciente e Consentimento Livre e Esclarecido: Uma Abordagem Principialista da Relação Médico-Paciente.** 1999. 139 f. Tese (Doutorado em Ciências da Saúde) - Escola Nacional de Saúde Pública/Fundação Oswaldo Cruz, Rio de Janeiro, 1999.

RODRIGUES, A. C. M. et al. **A internet como fonte de informação em saúde para pacientes de uma unidade de saúde pública de Anápolis, Goiás.** Centro Universitário de Anápolis – Unievangélica. Curso de Medicina. Anápolis, 2018. 31 p.

FREEMAN, T. **Manual de medicina de família e comunidade de McWhinney.** 4ª ed. Porto Alegre: Artmed, 2018.

capítulo 6

# Autonomia Médica

BEATRIZ METEDEIRO NUNES CÂMARA
FERNANDA CARDOSO ANDRADE
LÉA JENNIFER SOUZA CORDEIRO
MARIA LAURA VASCONCELOS MOREIRA LOPES DE GOES

## INTRODUÇÃO

A autonomia médica foi definida pelo filósofo prussiano Immanuel Kant, considerado o principal da Era Moderna, como único modo de agir com liberdade moral e intelectual. Sendo assim, não se trata apenas da execução de tarefas específicas, mas sim de tomar decisões em plenitude de direitos e deveres estabelecidos pela sociedade em questão, com objetivo do bem comum (GOMES e RECH, 2017).

Neste sentido, o homem deve ser compreendido como dotado de vontade, a qual se relaciona com a razão e toma forma no mundo material através da ação. Essa, por sua vez, pode ser boa ou ruim, formando uma relação inseparável com a somatória de costumes, ética e realidade social, não isentando, dessa forma, o indivíduo de sua responsabilidade diante da ação (JUNIOR e OLIVEIRA, 2013).

Assim, partindo desse princípio, a medicina, e tudo o que engloba a autonomia do profissional médico, envolve diretamente a moral, tendo como foco principal o bem da saúde. Nesse âmbito, inicia-se uma discussão sobre os limites dessa autonomia médica e a autonomia do paciente, o que pode ser enfatizado no que Foucault chamou de "medicalização autoritária de corpos e doenças", em que se desenvolve uma reflexão sobre o poder médico e a concepção mecanicista e cientificista do corpo e da enfermidade a ele atrelada diante do entendimento do paciente (MARTINS, 2004).

## O QUE É A AUTONOMIA MÉDICA E COMO FOI ABORDADA DURANTE A PANDEMIA DA COVID-19

Na atual conjuntura, a autonomia é um dever do profissional médico, legalmente habilitado, de evitar o mal ao paciente, não gerando riscos desnecessários ao paciente e não adotando práticas sabidamente prejudiciais, mas sim obedecendo às diretrizes que direcionam sua responsabilização pelos atos médicos nos deveres legais. No contexto do direito médico, essa autonomia deve ser interpretada de acordo com os preceitos que compõem o nosso ordenamento, na compreensão dos pilares dos direitos fundamentais, previstos na Constituição, bem como os direitos da personalidade do Código Civil (BARBERIS et al, 2022).

A autonomia médica é a capacidade subjetiva do profissional decidir entre alternativas, por meio do equilíbrio entre seus conhecimentos técnicos e suas experiências pessoais. Porém, com o avanço das forças produtivas, os profissionais perdem parte da posse dos seus instrumentos de trabalho, como por exemplo o local e acesso a uma clientela, que passam a ser organizados pelo estado ou planos de saúde. Nesse sentido, o processo decisório sobre a sua prática é regulado por outras instâncias e suas condutas necessitam seguir protocolos clínico-administrativos (SCHRAIBER, 1993).

Assim, diante desse contexto, a autonomia médica durante a pandemia da Covid-19 foi muito correlacionada com disputas macro e micropolíticas, pois foi posto em pauta o debate da bioética, que foi cenário para a propagação de diferentes discursos (SANTOS-PINTO et al, 2021).

Em decorrência disso, observou-se o dilema entre a verdadeira autonomia médica e a necessidade de seguir protocolos e tratamentos impostos por entidades políticas, uma vez que a autonomia está sempre em disputa, seja com a autonomia do próprio paciente, seja pelo controle de instâncias reguladoras ou outras que detenham o controle de seus instrumentos de trabalho.

## AUTONOMIA DA VONTADE DO PACIENTE x AUTONOMIA PROFISSIONAL DO MÉDICO

A Moral, contida nos códigos e sustentada pela virtude, é o conjunto das normas usado para a ação específica, que tende a regulamentar o agir e influenciar as escolhas pessoais dos indivíduos, contribuindo para o discernimento do bem e do mal, do certo e do errado, a partir de um consenso implícito entre os membros de uma determinada comunidade (GOLDIM, 2000).

Nesse viés, a teoria ética trata da análise dessa moralidade, do estudo e da compreensão da natureza, assim como da sua função. Já a ética médica lida com o estudo da moralidade aplicado à realidade médica.

Os códigos de ética médica, que têm por objetivo orientar e criar normas de conduta para a prática da medicina, apoiam-se nos princípios do respeito à autonomia, à beneficência, à não maleficência e à justiça. Dentre esses, o princípio da autonomia ganha destaque referente à relação médico-paciente e à obtenção de consentimento informado (UGARTE e ACIOLY, 2014).

Segundo o Dr. Donizetti Giamberardino Filho, conselheiro federal do CFM, a autonomia é a capacidade de pensar, decidir e agir, de modo livre e independente. Entretanto, existe uma série de condições que colocam limites ao exercício unilateral do médico, como a autonomia do paciente que, nesse sentido, ganha o sentido de capacidade de se autogovernar.

Dessa forma, para que um indivíduo seja dito como autônomo, ou seja, capaz de realizar escolhas autônomas, é necessário que este indivíduo seja capaz de agir intencionalmente e que tenha liberdade para agir intencionalmente. Além de ter que possuir capacidade e liberdade, é preciso ter compreensão, pois ninguém pode agir de maneira autônoma caso não esteja informado sobre os objetivos dessa ação e sobre as suas consequências. Logo, conclui-se: sem capacidade, liberdade e compreensão, não há autonomia (UGARTE e ACIOLY, 2014).

Nesse cenário, surgem questionamentos acerca dos conhecimentos e entendimentos por parte dos pacientes sobre os procedimentos médicos. Alguns médicos dissertam que, no papel de leigos, os pacientes não possuem a compreensão necessária sobre os procedimentos propostos para que saibam, com clareza, o que estão consentindo ao autorizá-los. Já outra parcela de profissionais, que são defensores da autonomia dos pacientes, afirmam que eles são capazes de compreender os pontos considerados importantes. Porém, essa compreensão só é possível diante de um ambiente acolhedor, em que o médico se importe com as preocupações de seus pacientes e, a partir disso, estimule o debate acerca da decisão a ser tomada.

No passado, a condição de paciente era inerente ao paternalismo e ao assistencialismo, nos quais todas as determinações referentes ao tratamento são decididas pelo médico isoladamente, sem intervenção do paciente (JUNIOR e OLIVEIRA, 2013).

Atualmente, as condutas são amparadas pelo Código de Ética Médica, em que o foco não é apenas o médico, e sim, também, o bem-estar e os direitos do paciente. Dessa forma, a autonomia da vontade do paciente é respeitada, segundo o Capítulo V, Artigo 31 desse Código, no qual é vedado ao médico "Desrespeitar o direito do paciente ou de seu representante legal de decidir livremente sobre a execução de práticas diagnósticas ou terapêuticas, salvo em caso de iminente risco de morte".

Logo, o exercício da autonomia do paciente só é possível caso o médico cumpra com o seu papel de informar com clareza e com o dever de auxiliar no processo de tomada de decisão. Então, entre os dois extremos – autonomia total do paciente e modelo paternalista – tem-se o modelo da decisão participativa, considerado como o ideal do ponto de vista ético, em que o médico informa, orienta e aconselha o paciente, encorajando-o à tomada de decisões livre e consciente (UGARTE e ACIOLY, 2014).

Esse modelo participativo aumenta os índices de satisfação do paciente com o tratamento, além de firmar a confiança na relação médico-paciente.

## CONSIDERAÇÕES FINAIS

Em suma, o homem, sendo detentor dos seus próprios atos, domina seu corpo, o que o torna um sujeito de direitos e obrigações. Sabendo disso, as intervenções na área da medicina exigem a participação de duas vontades: a do paciente, bem como a do profissional de saúde, e o atual Código de Ética Médica traz garantias para ambas as partes. É preciso que haja um acordo consciente e bilateral na relação médico-paciente e uma forma de se estabelecer um relato a respeito da intervenção médica é a partir de um registro em documento próprio. Apesar da necessária participação do paciente, quando há risco para a vida, o consentimento dado pelo mesmo não é válido, porque deve-se preservar, em primeiro lugar, a vida humana (JUNIOR e OLIVEIRA, 2013).

## REFERÊNCIAS BIBLIOGRÁFICAS

1. BARBERIS, Alexandre Eisele et al. **AUTONOMIA MÉDICA, SIGNIFICADOS E IMPLICAÇÕES**. Consultório Jurídico [S. l.], 20 jun. 2022. Disponível em: https://www.conjur.com.br/2022-jun-20/barberise-moura-reflexoes-autonomia-medica#:~:text=Na%20concep%C3%A7%C3%A3o%20atual%2C%20a%20autonomia,direcionam%20sua%20responsabiliza%C3%A7%C3%A3o%20pelos%20atos.
2. FILHO, Thadeu Brenny. **VAMOS PENSAR EM AUTONOMIA MÉDICA?** Conselho Regional de Medicina do Estado do Paraná, 2021.
3. JUNIOR,. E. Q. de O., OLIVEIRA,. E. Q. de, & Oliveira,. P. B. Q. de (2013). **AUTONOMIA DA VONTADE DO PACIENTE X AUTONOMIA PROFISSIONAL DO MÉDICO: AUTONOMIA DA VONTADE DO PACIENTE X AUTONOMIA PROFISSIONAL DO MÉDICO.** JOURNAL OF CARDIAC ARRHYTHMIAS, 26 (2), 89–97.
4. OLIVEIRA, Isaac Linhares de et al. **"O MÉDICO BRASILEIRO SABE COMO TRATAR A COVID-19": SENTIDOS DE AUTONOMIA MÉDICA NA PANDEMIA. TRABALHO, EDUCAÇÃO E SAÚDE** [online]. 2022, v. 20.
5. SCHRAIBER, Lilia. **O TRABALHO MÉDICO: QUESTÕES ACERCA DA AUTONOMIA PROFISSIONAL.** Caderno de saúde pública, [S. l.], p. 57-64, jan/mar 1995.
6. UGARTE, Odile Nogueira UGARTE; ACIOLY, Marcus André. **O PRINCÍPIO DA AUTONOMIA NO BRASIL: DISCUTIR É PRECISO.** [online]. Rev. Col. Bras. Cir. 2014; 41 (5): 274-277.

# Humanização da Assistência Médica

capítulo 7

Laura Patriota Palhares
Leonardo Beltrão Brêda Cavalcante
Júlia Borella Toledo Correia
Marcelo Duarte Pereira

## INTRODUÇÃO

Humanização significa humanizar, tornar humano, dar condição humana a alguma ação ou atitude, humanar. Também quer dizer ser benévolo, afável, tratável. É realizar qualquer ato considerando o ser humano como um ser único e complexo, onde está inerente o respeito e a compaixão para com o outro (FERREIRA, 2009). Quando falamos da assistência médica, colocamos em pauta diversas temáticas e desafios, entre eles, a necessidade da humanização do atendimento médico e da relação médico-paciente.

A humanização é algo de extrema importância que deve ser exercitado nos mais diversos campos profissionais, especialmente em áreas como a medicina, a qual lida diariamente com seres humanos e suas mais diversas questões e vulnerabilidades. A rotina de um médico e de seus pacientes é, na maioria das vezes, estabelecida em um ambiente de grande tensão, estresse, ansiedade e angústia. Dessa forma, a humanização da assistência médica possui uma função fundamental no atendimento do ser humano, considerando os parâmetros éticos, humanitários e técnicos que priorizem a liberdade e dignidade na promoção da saúde no transcorrer de doenças e agravos. Todavia, este é um assunto extremamente delicado, uma vez que vai além de apenas mudanças de conduta nas práticas profissionais, englobando também diversas mudanças de comportamento e perspectiva do profissional frente às necessidades do paciente, recuperando seus valores éticos e humanos (ALVES, 2017).

A crescente complexidade dos sistemas de saúde, os progressos da medicina e da ciência, além do fato da prática médica ter se tornado mais arriscada e, em muitos casos, mais impessoal e desumanizada, geralmente envolvendo grande burocracia, mostrou a importância de se reconhecer o direito do indivíduo à autodeterminação e de assegurar garantias de outros direitos dos pacientes (GOULART; CHIARI, 2010). Garantir um atendimento humanizado significa garantir que o paciente seja tratado na sua integralidade e complexidade. Sendo assim, os conceitos da humanização na prática médica devem ser discutidos e contextualizados.

## RELAÇÃO MÉDICO-PACIENTE

Um dos pontos mais importantes para que exista uma humanização na assistência médica, é a sensibilidade na relação médico-paciente, pois a partir disso o profissional é capaz de passar o sentimento de compaixão e gerar conforto ao paciente. O grande objetivo do médico é desassociar sua figura de algo negativo e provocar um olhar afetivo sobre seu método de abordagem, "ao considerar o paciente em sua integridade física, psíquica e social, e não somente de um ponto de vista biológico" (Cassel, 1982; Hahn, 1995; Wulff et al., 1995).

É válida a reflexão sobre a capacidade dos profissionais de criarem uma ponte entre uma excelente comunicação e um raciocínio clínico, já que muitas vezes o foco é voltado apenas no diagnóstico, poucos se preocupam com a forma de manejar e transmitir as informações.

Hoje em dia ainda existe uma barreira a ser atravessada para que haja aderência de um sistema de humanização para os profissionais em sua totalidade, afinal de contas, essa pauta vai além dos princípios que já conhecemos do SUS. É uma prática que deve ser individualizada, na qual o médico deve passar segurança, afetividade e responsabilidade para que o paciente crie um vínculo que facilite a comunicação e principalmente providencie uma experiência boa ao paciente.

A assistência humanizada deve andar ao lado e não atrás da ciência, uma podendo facilitar a outra, visto que estamos lidando com seres humanos que possuem os mais diversos sentimentos e estes precisam se sentir o mais confortáveis possíveis em situações delicadas que envolvem a própria saúde.

Esse processo de humanização é fundamental em todos os níveis de Atenção à saúde e não somente no primário, tendo em mente que além de ajudar a fazer um acolhimento completo, o paciente vai sentir menos peso e mais engajado a buscar sua melhora e deixar que o médico participe desse processo, facilitando a comunicação e o acesso à saúde.

## POLÍTICA NACIONAL DE HUMANIZAÇÃO – HUMANIZASUS

Em 2003, foi publicada a Política Nacional de Humanização (PNH), também conhecida como HumanizaSUS, a qual defende como "marcas" a serem atingidas um atendimento resolutivo e acolhedor, combatendo a despersonalização a que são submetidos os usuários dos serviços, garantindo-lhes seus direitos instituídos em "códigos dos usuários", além de garantir educação permanente aos profissionais bem como a participação nos modos de gestão (GOULART; CHIARI, 2010). Tal Política é pautada em três princípios: inseparabilidade entre a atenção e a gestão dos processos de produção de saúde, transversalidade e autonomia e protagonismo dos sujeitos. Princípios esses, fundamentais para a garantia de um atendimento em saúde que valorize o indivíduo, respeite seus direitos e assegure um olhar humanizado nas atitudes cotidianas dos profissionais envolvidos.

Produzindo mudanças nos modos de gerir e cuidar, a PNH estimula a comunicação entre gestores, trabalhadores e usuários para construir processos coletivos de enfrentamento de relações de poder, trabalho e afeto que muitas vezes produzem atitudes e práticas desumanizadas que inibem a autonomia e a corresponsabilidade dos profissionais de saúde em seu trabalho e dos usuários no cuidado de si (BRASIL, 2021). A humanização é vista como uma forma de valorizar o indivíduo no processo de promoção à saúde e destaca a necessidade da revisão de práticas cotidianas.

Segundo o Ministério da Saúde (2021), o HumanizaSUS aposta em diversas inovações na prática e gestão da assistência médica no Brasil, como:

- Defesa de um SUS que reconhece a diversidade do povo brasileiro e a todos oferece a mesma atenção à saúde, sem distinção de idade, etnia, origem, gênero e orientação sexual;
- Estabelecimento de vínculos solidários e de participação coletiva no processo de gestão;
- Mapeamento e interação com as demandas sociais, coletivas e subjetivas de saúde;
- Valorização dos diferentes sujeitos implicados no processo de produção de saúde: usuários, trabalhadores e gestores;
- Fomento da autonomia e do protagonismo desses sujeitos e dos coletivos;
- Aumento do grau de corresponsabilidade na produção de saúde e de sujeitos;
- Mudança nos modelos de atenção e gestão em sua indissociabilidade, tendo como foco as necessidades dos cidadãos, a produção de saúde e o próprio processo de trabalho em saúde, valorizando os trabalhadores e as relações sociais no trabalho;

- Proposta de um trabalho coletivo para que o SUS seja mais acolhedor, mais ágil e mais resolutivo;
- Qualificação do ambiente, melhorando as condições de trabalho e de atendimento;
- Articulação dos processos de formação com os serviços e práticas de saúde;
- Luta por um SUS mais humano, porque construído com a participação de todos e comprometido com a qualidade dos seus serviços e com a saúde integral para todos e qualquer um.

Implementar uma saúde humanizada é uma forma de quebrar barreiras. Valorizar pacientes, trabalhadores e gestores com um toque humano, amplia a capacidade de mudar a realidade por meio dos pilares da responsabilidade, construção de laços de solidariedade e da participação coletiva nos processos de gestão e produção em saúde.

## CONCLUSÃO

Como visto, sem uma devida preparação, o sistema é impedido de fluir. Por isso, é necessário que a equipe médica se disponha a capacitar-se às demandas de uma assistência mais humanizada, assim evitando que o paciente seja ferido psicologicamente ou fisicamente em seu momento de fragilidade. Médicos preparados irão ter mais credibilidade e domínio de uma conduta que promova satisfação ao paciente tanto no âmbito público como no privado. Em casos nos quais o profissional é insuficiente, haverá falta de confiança e isso trará dificuldades até para o diagnóstico e tratamento da doença, além de afetar completamente a experiência do paciente.

Portanto, é necessário que os médicos, além da obtenção de conhecimento de como lidar com os pacientes, também coloquem o PNH em prática. Através dele, ambas as partes ficam mais envolvidas, o que resulta numa garantia de bom atendimento. Com isso, abre a possibilidade de todos se sentirem mais à vontade em suas posições e o acolhimento será extremamente benéfico. Entretanto, visto que existem alguns obstáculos que dificultam o início do laço com o paciente, não é uma tarefa fácil e feita por qualquer pessoa e a solidariedade à causa do paciente deve estar presente a todo momento.

Em suma, torna-se importante seguir os princípios e objetivos estabelecidos pela PHN para que o médico busque efetividade na sua abordagem, adaptando-se à realidade do paciente e equipe de assistência médica. Nesse contexto, é fundamental que a humanização seja abraçada e praticada com êxito. A construção de profissionais humanizados, sem dúvidas, será crucial para um futuro próspero e com uma assistência médica adequada e acolhedora.

## REFERÊNCIAS BIBLIOGRÁFICAS

FERREIRA, A. B. de H. Novo Dicionário Aurélio da língua portuguesa. Editora Positivo. Curitiba: 2009.

RIOS. I. C. Caminhos da Humanização na Saúde: Prática e Reflexão. São Paulo – SP. Áurea, 2009.

BRASIL, Ministério da Saúde. HumanizaSUS Política Nacional de Humanização: Documento para discussão. Brasília, 2003.

ALVES, Diego F.C.; COSTA e SILVA, Susanne P. Gestão e Humanização do Serviço de Odontologia na Unidade de Saúde. Id on Line Revista Multidisciplinar e de Psicologia, Maio de 2017, vol.11, n. 36, p.1-12. ISSN: 1981-1179.

Goulart, Bárbara Niegia Garcia de e Chiari, Brasília Maria. Humanização das práticas do profissional de saúde: contribuições para reflexão. Ciência & Saúde Coletiva [online]. 2010, v. 15, n. 1.

CAPRARA, A.; FRANCO, A. L. E S. A Relação paciente-médico: para uma humanização da prática médica. Cadernos de Saúde Pública, v. 15, p. 647–654, 1 set. 1999.

capítulo 8

# O Médico e a Responsabilidade Profissional à Luz da Bioética

José Pedro Cassemiro Micheleto
Karin Araujo Melo
Marcelo Shiniti Matumoto Saito
Leonardo Unzer Massarico Zanoto

**INTRODUÇÃO**

"Juro por Apolo médico, por Asclépio, Higeia e Panaceia, e por todos os deuses e todas as deusas, fazendo-os testemunhas, que cumprirei, de acordo com a minha capacidade e o meu discernimento, este juramento e este compromisso" citandos os deuses da medicina que são responsáveis por assegurar o cumprimento e a punição e "Aplicarei os regimes para o bem do doente segundo o meu poder e entendimento, nunca para causar danos ou mal a alguém" com menção ao as duas principais limitações do médico, os limites das ações e do julgamento (BRENER, 2022). São trechos do famoso Juramento de Hipócrates, um importante texto sobre à ética médica, presente na colação de grau como um marco inicial para a vida médica e as responsabilidades perante a ética/bioética.

Entretanto, o médico desde sua graduação possui reponsabilidades bioéticas asseguradas pela Código de Ética dos Estudantes de Medicina feito pelo Conselho Federal de Medicina (CFM) que são a base da relação médico-paciente a partir de direitos e deveres éticos e morais que reforçam e edificam a conduta do aluno de medicina em sua prática médica, mesmo antes de sua graduação, com a finalidade de impedir a prática ilícita da medicina e aumentar a humanização dos atendimentos.

Importante salientar que a democracia como um pressuposto para o desenvolvimento da atual sociedade, acarretou mudanças profundas nas relações sociais, alcançando os segmentos profissionais como, por exemplo, o exercício da medicina. Ocorre que a quebra de verticalização entre a relação médico/paciente, possibilitou a horizontalidade nas tomadas de decisões sobre a melhor opção de tratamento, observando a individualidade e o respeito pela decisão do paciente, o que não acontecia em um passado remoto, no qual o médico, de forma imperial, decidia pelo paciente a melhor escolha.

Para tanto, mostra-se necessária a abordagem acerca da responsabilidade médica, bem como ao dever de sigilo médico, conforme verifica-se ao longo do capítulo.

## RESPONSABILIDADE MÉDICA

Por muito tempo o médico possuía o poder total da decisão sobre os procedimentos a serem adotados, não importando, em muitos casos, a vontade e os desejos do paciente. Com isso, muitas atitudes errôneas foram tomadas e em consequência disso, era comum que ocorressem resultados trágicos, sem que o médico se preocupasse com uma responsabilização sobre tais condutas. Com o tempo e a quebra da verticalização na relação médico/paciente, surgiu-se a possibilidade de responsabilizar a conduta médica, observando-se o princípio da beneficência (DRUMOND, 2001). No que tange a responsabilidade para o direito, esta pode ser diferida em duas espécies: responsabilidade objetiva, no qual se leva em consideração a ação ou omissão praticado com nexo causal, sem observar o elemento culpa. Por sua vez, há a responsabilidade subjetiva, na qual é semelhante a objetiva, entretanto difere-se apenas no ponto de que se leva em consideração o elemento dolo que há a intenção de realizar o dano ou culpa, que deriva da negligencia, imprudência ou imperícia (UDELSMANN, 2002).

Há de se destacar que existem hipóteses nas quais configuram excludentes de culpabilidade, como o caso fortuito ou a força maior, sendo o primeiro aquele estranho à vontade do homem, imprevisível, inevitável, por exemplo choque anafilactóide em individuo sem antecedentes, por sua vez, caracteriza força maior aquele absolutamente necessário, que cause algum dano, mas se não fosse praticado, daria lugar a dano maior ainda, exemplificado pela histerectomia de urgência em hemorragia pós parto, causando esterilidade. Portanto, verificada a existência de dano, nexo causal atrelado a uma ação ou omissão médica, em conjunto com análise da culpa, caberá à paciente indenização civil congruente a parcela do dano (UDELSMANN, 2002).

No que tange a seara penal, há a responsabilidade penal quando apurados os fatos e este leva a uma tipificação, ou seja, a um crime previsto no Código Penal.

Imperioso ressaltar que no exercício da medicina, pode haver a realização de crimes dolosos, como no caso do aborto, o auxílio ao suicídio, omissão de socorro à pessoa ferida, exposição da vida ou da saúde de outrem a perigo direto e iminente, constrangimento a tratamento ou cirurgia contra a vontade do paciente, omissão de notificação de doença compulsória e o charlatanismo, respectivamente previstos nos arts. 125, 126, 122, 135, 132, 146, 154, 269, 284 do Código Penal. Já os crimes culposos elencados no mencionado diploma, podem ser o homicídio culposo lesão corporal culposa, conforme previsto no art. 121, §3º e art. 129, §6º do Código Penal. No âmbito penal, convém expor, a responsabilidade sempre recaíra sobre a pessoa física, ou seja, ao médico, nunca ao hospital (UDELSMANN, 2002).

Por fim, a última das responsabilidades é a ética, na qual se caracteriza por ser realizado junto ao Conselho Regional de Medicina, visando a disciplina da conduta profissional médica, possuindo natureza legal de cunho administrativo, podendo ser levado a qualquer momento para a justiça. Neste campo, importante destacar que as regras éticas não possuem caráter impositivo assim como ocorre com as leis, entretanto acaba possuindo caráter jurídico (UDELSMANN, 2002).

## SIGILO MÉDICO PACIENTE

Partindo-se do pressuposto de que o médico deve-se atentar ao princípio da beneficência, faz-se necessário observar a sua responsabilidade em diversos âmbitos, desde com o dever com a vida e bem-estar de seu paciente, até com as responsabilidades civil, criminal e ética derivadas de tais relações. O sigilo médico, um dos direitos mais conhecidos pela população, é fundamental para a prática médica, na qual dependendo da enfermidade o médico necessita saber informações particulares para o diagnóstico e tratamento correto e, por isso, esse direito auxilia na formação de uma relação médico-paciente a partir da confiança e segurança dessas informações (SANTIAGO, 2011).

Em suma, o sigilo médico é a garantia do paciente de que tudo o que disser ao médico e tudo o que o médico ver nele, seja pelo exame físico ou pelos exames complementares, bem como pela terapêutica instituída, não será exposto (MARTINS, 2003).

A legislação brasileira – ética, civil e penal –, que é extensa, rigorosa e clara, corroborada com a jurisprudência firmada pelos nossos tribunais, deve ser conhecida pelos médicos, prevenindo, assim, atos ou omissões que tragam dissabores ou prejuízos a si próprios ou a terceiros. Segundo (SANTIAGO, 2011) por tratar-se de uma questão essencialmente ética, envolvendo valores, principalmente morais, o sigilo médico merece venha a se moldar aos interesses do conjunto de indivíduos a que se aplica, podendo suprir seus anseios e necessidades de forma efetiva.

O sigilo profissional, antes feito puramente pela moral passou a ser assegurado como um direito (MONTE, 2009). A Constituição Federal de 1988, em seu art. 5º, inciso X, o direito da inviolabilidade à intimidade, à vida privada, à honra e à imagem das pessoas. É de suma importância destacar que a partir deste pressuposto, os ordenamentos legislativo e jurídico basearam-se para e elaboração de leis e jurisprudências, visando garantir a melhor execução sobre tal direito, no qual se extrai a inerência com o sigilo médico.

Com base no Código Penal Brasileiro (art. 154) e o Código de Ética Médica (art. 73) definem como crime a revelação de informações conhecidas a partir do exercício da profissão, ou seja, no âmbito do atendimento médico, que se estende desde a consulta, diagnóstico e exames realizados, até fim do tratamento (SANTIAGO, 2011).

Por fim, destaca-se que cabe, por meio da Lei, o Conselho Federal e Regional de Medicina, supervisionar, julgar e disciplinar a ética profissional. A violação do sigilo profissional só é considerada crime quando houver intenção manifesta da vontade de praticá-la, isto é, quando houver dolo. Um fato digno de nota é que quando o médico não tem o dever legal de revelar o que sabe sobre seu paciente, mas pode, eventualmente, entender que o seu silêncio poderá prejudicar terceiros, a decisão passa a ser eminentemente subjetiva.

## REFERÊNCIAS BIBLIOGRÁFICAS

BRENER, Pedro Zanetta, e Arnaldo Lichtenstein. "Juramento de Hipócrates: análise crítica". **Revista Bioética**, vol. 30, no 3, setembro de 2022, p. 516–24. DOI.org (Crossref), Disponível em: <https://doi.org/10.1590/1983-80422022303545pt>.Acesso em: 16 dez. 2022.

DRUMOND, J. G. DE F. Bioética e direito médico: o princípio da beneficência na responsabilidade civil do médico. **Revista Unimontes Científica**, v. 1, n. 1, p. 1–8, 2001.

LISBOA, L.; LINS, L. Código de ética do estudante de medicina: uma análise qualitativa. **Revista Bioética**, v. 22, n. 1, p. 182–190, 2014.

MARTINS; GERSON, Z. Sigilo médico. J Vasc Br, v. 2, n. 3, p. 260–265, 2003. Disponível em: <http://www.jvb.periodikos.com.br/article/5e20c2900e88252604939fde/pdf/jvb-2-3-260.pdf.>. Acesso em: 16 dez. 2022.

MONTE, Fernando Q. A ética na prática médica. **Revista bioética**, v. 10, n. 2, 2009.

SANTIAGO, Louise Cerqueira Fonseca. **O sigilo médico e o direito penal**. [s.l: s.n.]. Disponível em: <https://core.ac.uk/download/pdf/234557922.pdf>. Acesso em: 16 dez. 2022.

UDELSMANN, A. Responsabilidade Civil, Penal e Ética dos médicos. **Revista da Associação Médica Brasileira**, v. 48, n. 2, p. 172–182, jun. 2002

capítulo 9

# Conselhos de Medicina: Federal e Regional, Atribuições, Formações e Mandatos

CARLOS EDUARDO TEIXEIRA SANDES
DYÊGO PATRICK DOS SANTOS SILVA
GABRIEL MARQUES KRUSCHEWSKY
GUSTAVO MATEUS PRATES

O Conselho Federal de Medicina (CFM) foi criado por meio de um decreto-lei expedido pelo Presidente Getúlio Vargas em 1945, com validade a partir de 1951. No entanto, a lei somente foi sancionada pelo Congresso Federal em 1957, data que, de fato, marca o início dos Conselhos. A autarquia surgiu em resposta à necessidade de haver um maior controle em relação à prática médica no Brasil, por meio de resoluções que dão direcionamento para a atuação profissional baseada na ética.

O CFM e os Conselhos Regionais de Medicina (CRMs), hierarquicamente constituídos, são os órgãos supervisores da ética profissional em toda a República e, ao mesmo tempo, julgadores e disciplinadores da classe médica, cabendo-lhes zelar e trabalhar – por todos os meios ao seu alcance – pelo perfeito desempenho ético da Medicina e pelo prestígio e bom conceito da profissão e dos que a exerçam legalmente.

Os Conselhos Regionais foram criados no mesmo decreto que o Federal, e realizam a supervisão dos profissionais médicos de cada estado, atendendo às normas definidas pelo CFM.

Aos inscritos nos CRMs incumbe o pagamento das anuidades, multas e preços de serviços fixados pelo CFM. Os CRMs deverão apresentar, mensalmente, os seus balancetes ao CFM, para análise do Setor de Controle Interno do Conselho Federal e apreciação do tesoureiro.

A composição do Conselho Federal de Medicina se dá da seguinte forma: 28 membros efetivos, representando cada uma das unidades federativas e a Associação Brasileira de Medicina (ABM), e 28 suplentes, também presentando os estados e a ABM. A diretoria do CFM e dos Conselhos Regionais tem mandato de 30 meses (05 anos), podendo haver reeleição.

A diretoria do CFM e dos Conselhos Regionais é formado por 01 presidente, 03 vice-presidentes, 01 secretário-geral, 02 secretários, 02 tesoureiros, 01 corregedor e 01 vice-corregedor, com atribuições definidas pelo Regimento Interno do CFM.

Ao presidente do CFM, por exemplo, compete: cumprir e fazer cumprir o Regimento Interno; convocar e presidir as sessões plenárias do Conselho, proferindo também o voto; executar e fazer observar as decisões do Conselho; assinar, com o tesoureiro, os cheques e demais documentos referentes à receita e à despesa do CFM; adquirir e alienar bens móveis e imóveis e entrar em negociação para tais fins, com autorização do plenário do CFM; representar o CFM ou designar representante, quando necessário; elaborar, com o tesoureiro, a proposta orçamentária; representar o CFM em juízo ou fora dele, designando representantes quando necessário, bem como constituir advogado e/ou procurador mediante mandato específico; dar posse aos conselheiros; dar execução às decisões do CFM; delegar competência para o bom cumprimento e desempenho das funções do CFM; supervisionar a assessoria jurídica do CFM; autorizar a abertura de processos licitatórios. autorizar a abertura de sindicâncias e processos administrativos disciplinares.

O documento mais importante formulado pelo CFM é o Código de Ética Médica, que deve ser o guia da atuação médica no país. Baseado neste documento, os Conselhos Regionais fazem a supervisão, educação e, quando preciso, julgamento dos médicos atuantes em cada unidade da federação. O código mais recente data do ano de 2018 e acrescenta recomendações relacionadas ao uso das redes sociais pelos profissionais médicos.

O Código de Ética Médica pode ser alterado pelo CFM de acordo às necessidades, fazendo-se valer do diálogo com os Conselhos Regionais e baseado no Código de Processo Ético-Profissional, também expedido pelo mesmo órgão.

Além das atividades citadas anteriormente, é responsabilidade do Conselho Federal de Medicina: colaborar com o aperfeiçoamento da educação médica, expedir resoluções normatizadoras ou fiscalizadoras do exercício profissional dos médicos, definir o ato médico, entre outras.

As atividades dos Conselhos são operacionalizadas por meio de Departamentos e setores, que seguem:

- Departamento de Fiscalização e Comissão de Divulgação de Assuntos Médicos
- Departamento de Processo-Consulta
- Departamento de Comissões e Câmaras Técnicas
- Departamento de Corregedoria,
- Setor de Relações Internacionais, Acreditação e Intercâmbio Técnico-Científico (SERIATC)
    - Departamento de Relações Internacionais
    - Departamento de Intercâmbio Técnico-Científico
    - Departamento do Sistema de Acreditação de Escolas Médicas
- Departamento do Sistema de Acreditação de Escolas Médicas (SAEME)

Os departamentos incluem grupos de trabalho, as chamadas comissões e/ou câmaras, que possuem assuntos específicos de interesse dos Conselhos e de seus profissionais. Algumas comissões possuem caráter permanente (como é o caso da Comissão de Tomada de Contas), outras podem ser transitórias, mas ambas visam tornam mais célere os estudos e resolução acerca de determinado assunto.

Entre as comissões, podemos citar:

- Comissão de Assuntos Políticos
- Comissão de Comunicação Institucional
- Comissão de Divulgação de Assuntos Médicos
- Comissão de Educação Médica e Ensino da Ética e Bioética

Entre as câmaras técnicas, temos:

- Câmara Técnica de Alergia, Imunologia e Reumatologia
- Câmara Técnica de Atenção Domiciliar
- Câmara Técnica de Cirurgia Pediátrica
- Câmara Técnica de Ginecologia e Obstetrícia
- Câmara Técnica de Otorrinolaringologia
- Câmara Técnica de Psiquiatria

## REFERÊNCIAS BIBLIOGRÁFICAS

CONSELHO FEDERAL DE MEDICINA. Aprova o Regimento Interno do Conselho Federal de Medicina. Resolução nº 1.998, de 03 de setembro de 2012. Brasília.

capítulo 10

# Documentos Médicos

Bianca Accioly Tavares
Daniel Monteiro Constant

## CONCEITO

Documentos que contém informações obrigatoriamente emitidas por profissionais habilitados, responsáveis pelos atos médicos específicos de acordo com a legislação vigente.

## PRONTUÁRIO MÉDICO

Conjunto de documentos com informações sobre a saúde do paciente e a assistência prestada a ele. Seu preenchimento é obrigatório e deve ser realizado desde o primeiro momento de contato com o paciente. Deve conter os dados clínicos necessários para a boa condução do caso, sendo preenchido, em cada avaliação, em ordem cronológica com data, hora, assinatura e número de registro do médico no Conselho Regional de Medicina (CRM). Seu preenchimento completo e correto é imprescindível para seu valor como documento legal (rasuras, por exemplo, comprometem seu valor legal).

Tem como características seu caráter legal (valor probatório e serve tanto como defesa ética profissional quanto prova administrativa e financeira, como nos casos de auditoria realizada pela instituição médica), sigiloso e sua função científica. É um documento de grande importância, sendo o seu preenchimento incompleto ou ilegível vedado pelo Código de Ética Médica (CEM) em seu capitulo X, artigo 87. Também cabe ao médico ou ao seu representante legal fornecer ao paciente acesso ao seu prontuário, bem como lhe dar as explicações necessárias à sua compreensão, a não ser quando houverem riscos ao próprio paciente ou a terceiros (capítulo X, artigo 88 do CEM).

A resolução de número 1638 do Conselho Federal de Medicina (CFM) de 2002 tornou obrigatória a criação da Comissão de Revisão de Prontuários nas instituições de saúde, cuja função é averiguar os itens obrigatórios desse documento, que são: identificação do paciente em todas as folhas (nome completo, data de nascimento, nome da mãe, sexo, naturalidade, endereço), anamnese e exames (físico e complementares), diagnóstico (hipóteses e o definitivo, além dos tratamentos utilizados), evolução (registro diário das informações obtidas do paciente e dos familiares sobre o estado geral do paciente e dos problemas, incluindo resumo de alta ou de óbito), procedimentos (identificar o profissional responsável com nome, CRM e assinatura).

O prontuário, para efeitos legais, deve ser guardado em suporte de papel pelo profissional ou pela instituição de saúde por pelo menos 20 anos a partir do último registro feito, podendo ser descartado apenas após seu arquivamento em microfilmagem ou por outro método (resolução CFM número 1821/07). Além disso, é vedado ao médico permitir o manuseio e conhecimento dos prontuários por pessoas não obrigadas ao sigilo profissional quando sob sua responsabilidade (capítulo X, artigo 85 do CEM), assim como não é permitido pelo Código Penal (artigo 154) revelar a alguém, exceto se houver justa causa (como doenças de notificação compulsória ou crimes de ação pública), segredos contidos nesse documento.

## PRESCRIÇÃO MÉDICA

Documento que consiste no ato de definir o medicamento a ser consumido pelo paciente, devendo conter: dosagem, duração do tratamento e orientações de uso (portarias GM/MS número 3916/96 e SVS/MS número 344/98). Também é obrigatória a presença de: letra legível, descrição do medicamento, forma farmacêutica, apresentação, endereço do paciente e modo de usar a medicação, assinatura do profissional, endereço do consultório ou residencial, CRM (lei número 5991/73). No atendimento no Sistema Único de Saúde (SUS), é necessário utilizar a Denominação Comum Brasileira ou a Denominação Comum Internacional dos fármacos prescritos, ou seja, deve-se utilizar o nome genérico dos medicamentos.

Na elaboração desse documento, é vedado: letra ilegível ou rasuras, uso de códigos (exceto em farmácias privativas de hospitais) ou abreviaturas, deixar em branco e com assinatura, e não identificar o CRM.

Existem tipos de receituário especiais (tipo A – amarela, B – azul, C – branca, por exemplo) para medicamentos que necessitam de controle rígido na dispensação (como antimicrobianos), que apresentam além dos elementos da prescrição simples, a identificação do comprador e do fornecedor, além de serem elaborados em duas vias (uma para o paciente e outra para a farmácia). Há também outros medicamentos (em geral os que têm ação no Sistema Nervoso Central e possam causar dependência química ou física ou os abortivos/teratogênicos) que necessitam de uma notificação de receita com a finalidade de notificar a prescrição daquele fármaco ao órgão de vigilância local. No entanto, em caso de emergências, a receita pode ser aviada em papel não oficial desde que possua: diagnóstico com CID, justificativa do caráter emergencial do atendimento, CRM e assinatura.

## ENCAMINHAMENTOS

Documento a partir do qual o paciente será direcionado aos especialistas de acordo com as suas necessidades. As questões que devem nortear uma decisão racional da realização de um encaminhamento são: o paciente tem indicação clínica para ser encaminhado ao serviço especializado? Quais são os pacientes com condições clínicas ou motivos de encaminhamento que devem ter prioridade de acesso?

Os encaminhamentos devem conter a especialidade desejada, o quadro clínico do paciente e sua hipótese diagnóstica.

## ATESTADOS

Documentos que atestam informações médicas para terceiros, ou seja, indivíduos fora da relação médico-paciente. Dentre as finalidades mais comuns estão a justificativa para afastamento de atividades laborais, perícias médicas, declaração de comparecimento e atestado de sanidade para atividades físicas, viagens, etc. É interessante que se especifique a finalidade para a qual o atestado é destinado, e em caso de afastamento, é prerrogativa apenas de médicos e odontólogos.

São normatizados pela resolução do CFM Nº 1658 de 19/12/2002, e complementados pelo CEM de 2019. Na resolução, é estabelecido que o atestado é parte integrante do ato médico, sendo direito inalienável do paciente e pelo qual não pode haver cobrança de honorários. É obrigatório o registro do tempo de afastamento das atividades e a identificação do emissor na forma de assinatura e carimbo ou número de registro no CRM.

O diagnóstico do paciente pode constar de forma codificada ou não, porém apenas quando houver justa causa, em exercício de dever legal, ou quando explicitamente autorizado pelo paciente ou representante legal. Nesse último caso, a concordância deve ser expressa também no próprio atestado.

O Artigo 80 do CEM estabelece que é vedado ao médico expedir atestados sem ter praticado ato profissional que o justifique, que seja tendencioso ou que não corresponda à verdade. Nesses casos, há um abuso da fé pública que o médico possui, constituindo crime de falsidade ideológica.

## DECLARAÇÃO DE ÓBITO

Documento que inicia os processos legais relacionadas ao óbito e serve de base para o Sistema de Informações Sobre Mortalidade (SIM) do Ministério da Saúde, servindo portanto para conhecer a situação de saúde de uma determinada população. A constatação do óbito é reconhecida como ato médico, e o processo de atestar esse fato se dá por meio da declaração de óbito (DO), sendo portanto responsabilidade do médico o preenchimento do documento e vedada sua emissão se o profissional não tiver examinado o corpo e verificado pessoalmente o óbito.

São emitidas pelas secretarias municipais de saúde, e possuem uma numeração única, que serve para identificação e para que haja controle de qual instituição recebeu cada documento. Cada DO possui 3 vias, divididas em cores de acordo com o destinatário. A via branca deve ser devolvida à secretaria municipal e irá integrar o SIM; a via amarela deve ser entregue aos familiares para os fins legais e burocráticos; enquanto a via rosa permanece em posse da instituição de saúde.

Em mortes com causas externas, o preenchimento deve ser feito pelo médico legista do Instituto Médico Legal, e caso não haja serviço disponível, por qualquer médico investido na função de perito *ad hoc*. Nas mortes de causa natural, caso o paciente possua assistência médica, deve ser feita pelo médico que acompanhava o paciente, e na ausência de assistência, pelo Serviço de Verificação de Óbitos. Em sua ausência, pelo médico do serviço de saúde pública mais próximo ao local.

## DOENÇAS DE NOTIFICAÇÃO COMPULSÓRIA

Documento destinado à notificação de enfermidades de elevada relevância epidemiológica, que portanto compõem a Lista de Doenças de Notificação Compulsória (LDNC). Para qualquer caso suspeito de doença da LDNC, deve ser preenchida a ficha e encaminhada à secretaria municipal de saúde do local do atendimento, sendo posteriormente repassada à secretaria estadual e alimentando o Sistema de Informação de Agravos e Notificações. O preenchimento do documento não é atribuição exclusiva do médico, podendo ser feita por qualquer membro da equipe de saúde, porém há a possibilidade de responsabilização judicial caso uma suspeita deixe de ser notificada.

Os integrantes da LDNC estão em constante revisão, sendo compostos por doenças infecciosas, acidentes laborais, casos de violência e óbitos maternos ou infantis. Dentre esses casos, existem três categorias: as doenças de notificação imediata, que deve ser feita em até 24 horas; de notificação semanal, que deve ser feita em até 7 dias; e a notificação negativa, uma ficha que é preenchida quando não houve nenhuma suspeita de integrantes da LDNC durante aquela semana epidemiológica.

## OUTROS DOCUMENTOS

**Relatório médico**: descrição minuciosa de fatos decorrentes de um atendimento médico;

**Boletim médico**: breve notícia sobre a evolução clínica e terapêutica de um paciente, geralmente em internação;

**Laudo médico**: utilizado para interpretação de exame complementar ou resultado de perícia médica.

## REFERÊNCIAS BIBLIOGRÁFICAS

CONSELHO FEDERAL DE MEDICINA. **Código de ética médica**. Resolução nº 2.217 de 27 de setembro de 2018. Brasília, 2019.

CONSELHO FEDERAL DE MEDICINA. **Resolução Nº 1658 de 19 de dezembro de 2002**. Brasília, 2002.

CONSELHO FEDERAL DE MEDICINA. **Resolução Nº 1638 de 9 de agosto de 2002**. Brasília, 2002.

CONSELHO FEDERAL DE MEDICINA. **Resolução Nº 1821 de 23 de novembro de 2007**. Brasília, 2007.

MINISTÉRIO DA SAÚDE; CONSELHO FEDERAL DE MEDICINA. **A Declaração de Óbito**: Documento necessário e importante. 3. ed. Brasília, 2009.

MINISTÉRIO DA SAÚDE. **Portaria Nº204, de 17 de fevereiro de 2006**. Brasília, 2006.

MINISTÉRIO DA SAÚDE. **Documentos Médicos**. UNA-SUS. [S.|]. 2022. Disponível em: https://app2.unasus.gov.br/UNASUSPlayer3/player/LTI/129/6415:46

capítulo 11

# Código de Processo Ético-Profissional

PEDRO ANTÔNIO DA SILVA PIMENTEL SOUSA

A medicina é uma profissão de grande responsabilidade pois envolve a saúde, bem-estar e muitas vezes a vida em seu sentido mais primordial de indivíduos e comunidades. Por esse motivo é essencial que médicos sejam guiados por um código de conduta ético garantindo assim que suas ações tenham raízes morais sólidas. É importante notar que o código de conduta ético no Brasil não é apenas uma série de regras e regulamentos que devem ser seguidos, mas sim um conjunto de princípios e valores que devem orientar a conduta dos médicos em todas as situações. O objetivo é garantir que os profissionais possam desempenhar suas funções de forma ética e profissional.

No que diz respeito ao Brasil, o código de ética para médicos é estabelecido pela Associação Médica Brasileira juntamente com o Conselho Federal de Medicina (CFM). Esse código é responsável por estabelecer diretrizes de conduta profissional que vão garantir que os médicos estejam trabalhando da melhor forma para atender seus pacientes. Outro importante fator a ser considerado é do princípio a saúde pública; isso significa que os profissionais da medicina devem trabalhar de maneira a proteger o direito de saúde da comunidade, se esforçando assim para que todos os pacientes tenham acesso a atendimento médico de qualidade.

Porém, quando não são cumpridos tais conceitos éticos previamente documentados, o profissional da medicina está passível a receber um processo no Conselho Regional de Medicina (CRM) ou em caso de escalada no CFM. Com objetivo de realizar um processo mais transparente, igualitário e justo. O CFM é responsável pela fiscalização técnica e ética da medicina. Seguindo os princípios constitucionais de legalidade e publicidade, garantindo que a medicina seja praticada de forma ética e profissional foi criado o Código de Processo Ético-Profissional (CPEP). O CPEP anterior foi aprovado em 2016, mas devido à pandemia de COVID-19 e à necessidade de adaptação ao mundo digital, foi necessário reformulá-lo. A pandemia trouxe mudanças significativas na forma como a medicina é praticada e os Conselhos de Medicina precisaram se adaptar a essas mudanças. Um novo CPEP foi elaborado em 2022 para atualizar, modernizar e tornar mais rápida a resposta dos Conselhos de Medicina à sociedade. Ele foi baseado no princípio da segurança jurídica, garantindo que os institutos processuais sejam dispostos de forma clara e coerente, permitindo que os Conselhos possam tomar decisões justas e eficientes. Além disso, o novo CPEP também inclui a possibilidade de citação e intimações por meio eletrônico, a fim de adaptar-se às necessidades atuais e garantir a continuidade dos processos mesmo em tempos de restrições de contato social.

O CPEP está distribuído em capítulos, seções e artigos. Onde os capítulos contêm seções e as seções contêm artigos. O primeiro capítulo é de seção única e aborda as regras e procedimentos para a realização de sindicância e processo ético-profissional (PEP) nos CRM e no CFM. É estabelecido que esses procedimentos serão regidos pelo CPEP e que ocorrerão em sigilo processual. A competência para julgar infrações éticas é do CRM em que o médico estiver inscrito no momento do fato punível. Em caso de pluralidade de médicos no polo passivo do PEP, a competência será do CRM onde ocorreu o fato, desde que pelo menos um dos médicos esteja inscrito neste. No caso de atendimento por telemedicina, a instauração e apreciação da sindicância e a tramitação do PEP ocorrerão no CRM com jurisdição no local onde o paciente foi atendido virtualmente. E em caso de delitos éticos relacionados à publicidade médica, a competência será do CRM onde o médico tiver inscrição primária à época dos fatos. A apreciação de sindicância ou o julgamento do PEP poderá ser desaforada por decisão fundamentada e aprovada em sessão plenária, com a remessa dos autos ao Conselho Federal de Medicina. A sindicância e o PEP terão forma de autos judiciais, com as peças anexadas e os despachos, pareceres, notas técnicas, petições e decisões devidamente assinados e datados.

Capítulo 2 é mais enfático a respeito do detalhamento na condução do processo na seção 1 já se pode observar o artigo 14 tratando da instauração de uma sindicância, que pode ser iniciada de forma autônoma pelo CRM ou mediante uma denúncia escrita ou verbal, desde que contenha informações detalhadas dos fatos e provas documentais. Pacientes e seus familiares próximos também têm direito de oferecer denúncias. O artigo 15 descreve os procedimentos de investigação, incluindo a elaboração de um relatório conclusivo e a admissão de manifestação escrita do denunciado. O artigo 16 estabelece os procedimentos para a defesa do denunciado e recursos. O artigo 17 trata da aplicação de sanções éticas pelo CRM quando houver comprovação de infração ética, podendo ser educativas ou punitivas. O artigo 19 menciona as diferentes possibilidades de decisão da Câmara de Sindicância, incluindo conciliação, TAC, arquivamento, PEP ou investigação de doença incapacitante.

Já o artigo 21 detalha os procedimentos para recurso em caso de arquivamento da sindicância, onde a parte denunciante tem 15 dias para apresentar um recurso ao presidente do CRM, e o médico tem o direito de apresentar contrarrazões no mesmo prazo. Também menciona que se houver arquivamento em relação a um ou mais médicos denunciados e instauração de PEP em relação a outros, o recurso deverá ser apresentado em relação a ambos os casos.

A seção II trata sobre a conciliação entre as partes envolvidas em uma sindicância. A conciliação somente é permitida nos casos em que não envolvem lesão corporal grave, violação à dignidade sexual ou óbito de paciente relacionados à conduta médica objeto da apuração. A audiência de conciliação pode ser realizada por meio de videoconferência e é proibido qualquer acerto pecuniário. Se a conciliação não for bem sucedida, a sindicância continua.

A seção III trata sobre o Termo de Ajustamento de Conduta (TAC), que é um ato jurídico pelo qual a pessoa assume compromisso de eliminar a ofensa ou o risco, através da adequação de seu comportamento às exigências éticas. O TAC é proposto pelo sindicante e é firmado após aprovação pela Câmara de sindicância. Ele tem como embasamento legal a Lei nº 7.347/1985 e inciso II do art. 19 do CPEP. O CRM figurará no TAC como compromitente e o médico interessado como compromissário. As cláusulas obrigatórias do TAC incluem o objeto, a cláusula de comportamento, as sanções e as obrigações de informação e comprovação.

O capítulo 3 trata do processo ético-profissional para médicos, incluindo a condução de sindicância, extinção de processo, aditamento de relatório, citação do denunciado e requisitos para mandado de citação. Assegurando ao denunciado a ampla defesa e o contraditório. Trata também sobre reunião de provas no processo de investigação e disciplina de profissionais médicos, incluindo o direito das partes de usar todos os meios legais para provar a verdade dos fatos, a formação da convicção do relator, a produção de provas ilícitas e inadmissíveis, o parecer da câmara técnica e a audiência de instrução.

O capítulo 4 e 5 discorre sobre os recursos administrativos possíveis, sendo aceito no prazo de 30 dias. Esses recursos têm efeito devolutivo e suspensivo. O parágrafo 2 diz que somente é possível o agravamento da sanção imposta no CRM se houver recurso do denunciante. O parágrafo 3 diz que se houver pluralidade de médicos no polo passivo do PEP, com sanções diferentes, sendo uma delas de cassação do exercício profissional, o recurso será de competência do pleno do CFM. Ao final se explicita que as sanções têm prazo de até 90 dias para serem executadas pelo próprio CRM.

Os próximos capítulos 6 e 7 discorrem sobre as situações de impedimento e suspeição de conselheiros envolvidos em sindicância ou processos disciplinares.

Há impedimento quando o conselheiro já atuou como advogado, testemunha ou tiver parentes próximos envolvidos no processo. Há suspeição quando o conselheiro é amigo ou inimigo de alguma das partes, tem interesses financeiros relacionados ou tem interesse no resultado do julgamento. A alegação de suspeição é ilegítima se for provocada por quem a alega ou se a parte alegante já tenha aceitado a presença do conselheiro no processo.

O capítulo 8 da norma trata sobre a prescrição da pretensão punitiva e executória em processos ético-profissionais. A punibilidade por falta ética prescreve em 5 anos a partir do conhecimento do fato pelo CRM. O prazo de prescrição é interrompido por ações como a citação do denunciado, protocolo da defesa e decisão condenatória. Se a sindicância ou PEP estiver paralisada por mais de 3 anos, sem julgamento, poderá ser arquivada. A execução da sanção administrativa prescreve em 5 anos a partir do trânsito em julgado da decisão condenatória. O capítulo 9 trata sobre a revisão e reabilitação de processos, onde é possível pedir revisão da decisão condenatória em PEP a qualquer momento após o trânsito em julgado, mediante apresentação de novas provas ou demonstração de prova falsa. A revisão será avaliada pela Corregedoria e pode ser apresentada pelo médico condenado ou pelo denunciante.

Em resumo, este código de processo ético-profissional estabelece as regras para a sindicância e processos éticos-profissionais para médicos, incluindo as regras de impedimento e suspeição dos conselheiros, regras de prescrição da pretensão punitiva e executória, procedimentos para revisão e reabilitação de processos, e disposições processuais finais, como a aplicação de prazos.

Fonte: CFM (2022). Código de Processo Ético-Profissional do Conselho Federal de Medicina. Disponível em:<https://portal.cfm.org.br/etica-medica/codigo-de-processo-etico-profissional-atual/l>. Acesso em: 2023.

capítulo 12

# Relação Médico-Paciente

Karla Karoline de Araújo Vilela Borges
Lucas Queiroz Silva

## INTRODUÇÃO

Ao longo da vida, os seres humanos estão submetidos às mais diversas situações. Certamente, dentre elas, o adoecimento tem caráter particular. Associado ao medo, à angústia e à dor, percebe-se a gênese de um importante relacionamento interpessoal inigualável: a relação médico-paciente (RMP). Esta é, por natureza, assimétrica, na qual de um lado está o doente, que necessita de acolhimento e de cura para suas demandas, e do outro, o médico, detentor do conhecimento científico e empático necessário à promoção de alívio, no entanto, nem sempre, à cura.

Todavia, é majestoso refletir que, nos dias atuais, a RMP permeia-se em uma nova face, em que a busca por atendimento médico não mais se motiva pelo adoecimento, mas pela demanda crescente quanto à prevenção de doenças e manutenção da saúde. Dito isso, os médicos, bem como toda a equipe de saúde que os complementam são sede irrevogável dos anseios do "novo paciente", confiante de que a figura médica é o Norte para o destino de sua saúde e bem-estar. De tal forma, resguardam-se os louros atribuídos aos conhecimentos técnico-científicos; contudo, vê-se que o lado relacional, fincado na aliança terapêutica, é tão valoroso quanto.

## PRINCÍPIOS BIOÉTICOS DA RELAÇÃO MÉDICO-PACIENTE

O guia ético/moral da RMP assenta-se sobre os princípios bioéticos da corrente Principialista proposta por Beauchamp e Childress, que norteiam a ação médica sobre o paciente. São em número de quatro:

- Beneficência;
- Não maleficência;
- Justiça;
- Autonomia.

Os dois primeiros são completamente compreensíveis e, de certa forma, indissociáveis. O de Beneficência consiste na busca pela realização do bem ao paciente por parte do profissional médico. Em consonância, o de Não maleficência propõe que não se deve causar mal algum ao paciente.

Em sequência, o da justiça preconiza a ação o mais justa possível para o paciente. Isto é, na prática, equivale à distribuição igual e equitativa de tudo que diz respeito à saúde para os membros da sociedade. O de Autonomia, por fim, remete às decisões pessoais do paciente quanto à adesão ou não à terapêutica depois do devido esclarecimento.

## VALORES BIOÉTICOS

Além dos princípios, os valores bioéticos são inerentes ao relacionamento harmonioso entre o médico e seu paciente. Os dois principais valores são:

- Alteridade
- Sigilo

Nesse quesito, o princípio de Alteridade refere-se ao respeito indispensável à diversidade, de caráter absolutamente relevante, especialmente no Brasil, em face da ampla miscigenação. Para além disso, esse valor implica importante reflexão, haja vista que ao passo que não se pode discriminar o outro pela diferença, não se pode igualar a todos sob um mesmo crivo.

Destarte, as ações afirmativas são de extrema relevância no que concerne à conscientização social acerca da alteridade. Nesse contexto, no Brasil, podem-se citar três medidas importantes instauradas ao longo dos anos: Política Nacional da Saúde Integral da População Negra, em 2007; Política Nacional de Saúde Integral de Lésbicas, Gays, Bissexuais, Travestis e Transexuais, em 2010; Política Nacional de Atenção Integral à Saúde das Pessoas Privadas de Liberdade no Sistema Prisional (PNAISP), em 2014.

Quanto ao segundo princípio, tem-se o Sigilo como valor irrevogável, isso porque, em virtude da condição em que se encontra, o paciente revela ao profissional informações confidenciais, de modo que deposita nele um voto de confiança a ser cumprido com responsabilidade. Por conseguinte, essa competência deve, inclusive, ser fonte de exercício para estudantes de medicina, os quais têm a incumbência de guardar para si quaisquer dados que tragam vulnerabilidade ao paciente[4].

## CLASSIFICAÇÃO DA RELAÇÃO MÉDICO-PACIENTE

Robert Veatch, professor do Instituto Kennedy de Ética da Universidade Georgetown (EUA), definiu, em 1983, quatro modelos de RMP diretamente relacionados aos princípios bioéticos.

O primeiro deles foi denominado "Paternalista" ou "Sacerdotal", pois se configurava por um relacionamento autoritário, em que o médico toma decisões em nome da beneficência, mas sem considerar a opinião do paciente – que assume posição de submissão. O segundo, intitulado "Tecnicista ou Engenheiral", caracteriza-se pela ação médica de informar e executar os procedimentos necessários, embora deixe as deliberações sobre total responsabilidade do paciente, isto é, assume uma postura relativamente passiva.

O terceiro modelo, nomeado "Colegial ou Igualitário", constitui-se pela interrupção da relação assimétrica até então existente, dado que o médico adota uma postura de "colega" frente ao paciente.

O quarto modelo, vigente na contemporaneidade, é tido como "Contratualista", uma vez que representa a participação ativa tanto do médico quanto do paciente no seguimento clínico, de modo a estabelecer a "aliança terapêutica" outrora citada[4].

## A RELAÇÃO MÉDICO-PACIENTE E AS DOENÇAS CRÔNICAS ATUAIS

As doenças crônicas não transmissíveis abarcam um número de indivíduos cada vez mais crescente. Nesse entorno, tem-se um paciente com perspectivas distintas, mas com uma incerteza de cura e segurança de duração: toda a vida.

Assim, a RMP deve ser ambientada no conceito do modelo Contratualista, mas com acréscimos. Isabelle Baszanger explicita em seu artigo "Les maladies chroniques et leur ordre negocie" (As doenças crônicas e sua ordem negociada) que, ao contrário das afecções agudas, este contrato entre ambas as partes deve ser ininterrupto[1].

Comumente, o doente não atribui aos primeiros sintomas o início de uma enfermidade permanente. Neste momento, o conhecimento técnico-científico do médico pode ser questionado ou tido como insatisfatório, o que leva o indivíduo a buscar informações que lhe sejam subservientes, numa espécie de negação. Dessarte, inicia-se a primeira negociação: a aceitação do diagnóstico.

Absolutamente intrínseca ao primeiro acordo está a anuência ao tratamento. Isso porque, nesse caso, o intuito da terapêutica não é curar, mas gerir, de modo a reduzir as chances de um mau prognóstico. Dessa forma, o paciente deve estar disposto a se inserir nesse processo como parte coadjuvante, inclinado a ser autor principal de seu próprio cuidado.

Sob essa óptica, diversos órgãos sanitários apontam a não adesão ao tratamento como um dos fatores mais predisponentes à morbidade nos casos de doenças crônicas. Posto isso, cabe ao médico estabelecer uma pactuação terapêutica que interfira o menos possível na vida do doente, sem desbalancear o modo como ele se reconhecia antes de seu diagnóstico. Nesse cenário, o que se tem é uma ressignificação das vivências e das relações sociais desse doente crônico, que perpassa por diversos ambientes, desde o familiar até o laboral.

À vista disso, é imprescindível que o profissional estabeleça uma RMP clara, desprovida de superficialidades e de comunicação constante, com frequência estabelecida e qualidade preservada, cujo objetivo é transmitir uma informação completa acerca de como, porquê e para quê se estabelece tal terapia[2].

Tratando-se, em específico, de Hipertensão Arterial Sistêmica (HAS), doença crônica que afeta cerca de 30% da população brasileira, a RMP tem relevância notável. Um estudo observacional e prospectivo publicado na Revista Médica del Instituto Mexicano del Seguro Social (IMSS), realizado numa Unidade de Medicina da Família do Noroeste do México em pacientes com HAS, aponta a não adesão ao tratamento prescrito, permanência de hábitos desfavoráveis e tratamentos ineficientes como fatores influenciados por este acordo entre profissional e paciente. De tal forma, exibe que a concordância com a intervenção terapêutica esteve presente em cerca de 57% dos participantes, com uma boa RMP em 64% deles, dados que demonstram a notabilidade desse relacionamento, tal e qual a necessidade de aprimorá-lo de maneira contínua[3].

Destarte, é imprescindível que o profissional estabeleça uma RMP clara, desprovida de superficialidades e de comunicação constante, cujo objetivo é transmitir uma informação completa acerca de como, do porquê e para quê se estabelece tal terapia ou conduta.

## REFERÊNCIAS BIBLIOGRÁFICAS

1. BASZANGER, I. Les maladies chroniques et leur ordre negocié. **Revue Française de Sociologie**, v. l., n. 27, p.3-27, 1986.
2. FERREIRA, J. Doenças crônicas não transmissíveis e os dilemas do cuidado: a teoria da ordem negociada revisitada. **Saúde Soc**. São Paulo, v.29, n.4, 2020.
3. PEÑA-VALENZUELA, A. N. et al. Relación médico-paciente y adherencia terapéutica en pacientes con hipertensión arterial. **Revista Médica del Instituto Mexicano del Seguro Social**, v.2, p.55-60, janeiro, 2023.
4. PORTO, C.C. **Semiologia Médica**. 8ª ed. Rio de Janeiro. Guanabara, 2019.

capítulo 13

# Ética em Ensino e Pesquisa Médica (TCLE e CEPS)

Celson Vinícius Marques da Silva Lima
Jhon Victor Silva dos Santos

Ao longo da história, a organização e a evolução científica não estiveram pautadas por um puro e simples processo de acúmulo de conhecimentos. O progresso científico, na verdade, esteve, muitas vezes, atrelado à violação do que hoje conhecemos como ética (AMORIM, 2019).

A ética, desde a sua concepção, versa sobre a reflexão quanto a vida prática e isso implica dizer que a ação ética é consequência de uma escolha pensada que pressupõe uma justificativa (SANTOS, 2021). A ética é, portanto, "base essencial do nosso agir ético-comportamental quer enquanto pessoas, quer enquanto profissionais, quer enquanto investigadores [...]" (PEDRO, 2014).

Nesse contexto, os debates que envolvem preceitos éticos assumem, atualmente, protagonismo no meio científico, tendo em vista a sua importância diante de uma realidade que lida, ao mesmo tempo, com um significativo avanço tecnocientífico e com um conjunto de injustiças e desigualdades (AMORIM, 2019). No entanto, como dito anteriormente, no decorrer dos séculos, ocorreram diversos casos de excessos, irregularidades e desmandos em pesquisas com seres humanos que devem sempre ser lembrados para que essas mesmas narrativas sirvam de reflexão, para que não sejam apagadas e, principalmente, para que não sejam repetidas (ARAÚJO, 2012).

Os experimentos médicos realizados por pesquisadores japoneses durante a ocupação japonesa na China é uma dessas narrativas históricas que marcaram a trajetória da ética nas pesquisas científicas – mesmo que tenham menor visibilidade na literatura biomédica. Entre 1937 e 1945, prisioneiros de guerra e integrantes da sociedade civil foram submetidos a experimentos médicos que incluíam vivissecção, infecção proposital, exposição ao frio e exposição à radiação. Esses crimes foram atribuídos a uma unidade militar especial – a Unidade 731 – que foi fundada para cumprir tal objetivo (ALBUQUERQUE, 2013; AZEVEDO; COHEN; CARDOSO, 2020).

Enquanto os crimes executados durante a ocupação japonesa na China são menos recordados, as narrativas históricas que envolvem as atrocidades incentivadas e permitidas durante o período nazista contra judeus, ciganos, homossexuais, ativistas políticos, pessoas com deficiência e outras minorias têm maior repercussão (GRECO; WELSH, 2016). Nesse período, os campos de concentração foram autênticos laboratórios de experimentação científica em humanos e se tornaram a base de um genocídio. A partir da adoção de doutrinas racistas e eugênicas, os médicos nazistas conduziram experimentos que não tinham limites morais, como o sacrifício de vidas humanas para conhecer a tolerância a condições extremas (hipotermia, déficit de oxigênio e injeção massiva de germes patogênicos entre outros). Além disso, também foram utilizados programas de esterilização forçada e eutanásia. Esses crimes foram revelados no julgamento de Nuremberg e representaram uma cisão quanto ao entendimento do que deveria ser a ação ética em pesquisas científicas, culminando no Código de Nuremberg (KOTTOW, 2008; ARAÚJO, 2012; GRECO; WELSH, 2016). O Código de Nuremberg, porém, não teve o efeito prático desejado, pois muitos pesquisadores mostraram-se relutantes quanto à sua incorporação, como também muitas pesquisas que transgrediam os padrões éticos continuaram a ser desenvolvidas mesmo após o seu surgimento (ALBUQUERQUE, 2013). Devido a essa pouca influência do Código, surgiu, em 1964, a Declaração de Helsinque, um conjunto de princípios éticos que pautavam as pesquisas médicas envolvendo seres humanos, incluindo dados e materiais identificáveis (ARAÚJO, 2012).

O caso de Tuskegee é outro clássico exemplo de pesquisa abusiva e criminosa. Financiado pelo Serviço de Saúde Pública dos Estados Unidos, entre os anos de 1932 e 1972, a pesquisa tinha o objetivo de estudar a evolução natural da sífilis. Foram selecionados 600 homens negros: 400 deles eram portadores de sífilis e pertencentes ao grupo experimental; os outros 200 participantes não tinham sífilis e faziam parte do grupo controle (ARAÚJO, 2012). Inicialmente, a pesquisa foi realizada sem nenhum tratamento, visto que, à época, não existia tratamento que modificasse o curso natural dessa doença. Com o advento, na década de 1940, da penicilina, medicamento com notório valor terapêutico para o tratamento de sífilis, era esperado que a ação ética se sobrepusesse à metodologia da pesquisa e fosse, assim, ofertado o tratamento adequado para os voluntários a ponto de curar a sífilis e reduzir suas complicações. Contudo, a pesquisa prosseguiu sem que o protocolo fosse modificado, o que significa dizer que os homens que participavam dela continuaram sem tratamento. O estudo de sífilis de Tuskegee foi interrompido apenas em 1972, após a exposição do fato por funcionários do próprio Serviço de Saúde Pública em conjunto com a imprensa (KOTTOW, 2008; ARAÚJO, 2012; ALBUQUERQUE, 2013). Esse caso expôs a fragilidade da Declaração de Helsinque, levando a ampliação do debate sobre pesquisas envolvendo seres humanos, resultando, em 1978, no Relatório de Belmont, que apresentou os três princípios éticos basilares no âmbito da pesquisa envolvendo seres humanos: princípio do respeito às pessoas, princípio da beneficência e princípio da justiça (ALBUQUERQUE, 2013).

O Relatório Belmont teve suas ideias, posteriormente, sistematizadas e aprofundadas na obra *Princípios de ética biomédica*, de Tom Beauchamp e James Childress. A ética em pesquisa passou, a partir de então, a ser principialista, ou seja, fundamentada na análise da autonomia do sujeito da pesquisa e dos benefícios e riscos advindos do experimento (ALBUQUERQUE, 2013).

No Brasil, o principialismo é o modelo bioético mais adotado e exerce grande influência sobre pesquisadores da área da saúde, sendo referência ética nas pesquisas vinculadas ao Comitês de Ética em Pesquisa (CEP) e à Comissão Nacional de Ética em Pesquisa (Conep), que formam o Sistema CEP/Conep, um reconhecido sistema criado pela Resolução CNS 196/96 que avalia as pesquisas que envolvem seres humanos (SOUZA, 2013; FIGUEIREDO, 2018; AMORIM, 2019).

Conforme a Resolução 466/2012, os Comitês de Ética em Pesquisa são colegiados interdisciplinares independentes e de relevância pública, criados para defender a integridade e dignidade dos participantes da pesquisa e para auxiliar no desenvolvimento de pesquisas dentro de padrões éticos. As instituições que realizam pesquisa envolvendo seres humanos podem construir um comitê de ética em pesquisa. Se a instituição proponente não tiver um CEP, a Comissão Nacional de Ética em Pesquisa será responsável pela indicação de um CEP para análise da pesquisa (BRASIL, 2012).

A organização dos CEPs é competência da instituição criadora e deve seguir as normas da Resolução em vigor. Os comitês sempre terão caráter multi e interdisciplinar, mais da metade dos membros não devem ser da mesma categoria profissional e deve haver, ao menos, um membro da sociedade como representante dos usuários da instituição. São atribuições do CEP: avaliar os protocolos de pesquisa envolvendo seres humanos, desempenhar papel consultivo e educativo sobre questões éticas e elaborar seu regimento interno (BRASIL, 2012).

A submissão de projetos de pesquisa ao Comitê de Ética em Pesquisa é feita através da Plataforma Brasil, que é a base nacional unificada de registros de pesquisas envolvendo seres humanos para o sistema CEP/Conep. Através da plataforma, é possível acompanhar as pesquisas desde a sua submissão até a aprovação pelo CEP e pela Conep, além de tornar o processo de submissão e apreciação ética dos projetos de pesquisa mais seguros, rápidos e confiáveis. Todas as pesquisas que envolvem seres humanos devem ser submetidas ao CEP, independente de ser um trabalho de conclusão de curso ou de doutorado. Enquanto as pesquisas de revisão bibliográfica que tratem apenas de dados públicos, ou que sejam aplicadas em redes sociais não precisam ser submetidas ao comitê (BATISTA; ANDRADE; LAURENTINO, 2012).

Os documentos necessários para análise do projeto que devem ser anexados na Plataforma Brasil incluem: folha de rosto, projeto de pesquisa, Termo de Consentimento Livre e Esclarecido (TCLE), autorização da instituição e questionários/roteiros de coleta de dados (BATISTA; ANDRADE; LAURENTINO, 2012). Em relação ao TCLE, é um documento no qual os participantes conhecem os detalhes da pesquisa e seus direitos e expressam sua intenção voluntária em participar ou não desta. O TCLE busca respeitar os princípios éticos de dignidade, liberdade e autonomia do ser humano, objetivando obter a manifestação livre e esclarecida da pessoa que está sendo convidada a participar da pesquisa. O pesquisador é responsável pela elaboração do termo, o qual deve conter uma linguagem acessível e deve ser aprovado pelo CEP (BRASIL, 2012).

Existem situações em que é possível dispensar o TCLE: quando há riscos à privacidade e confidencialidade do participante; quando há riscos para a formação de relação de confiança entre pesquisador e participante; em pesquisas envolvendo o uso de prontuários com impossibilidade de acesso ao participantes para autorização e nas pesquisas que não permitem a identificação do participante ou seu rastreamento (BRASIL, 2016). Nesses casos, o pesquisador deve justificar os motivos da não aplicação do TCLE e solicitar sua dispensa ao CEP (BATISTA; ANDRADE; LAURENTINO, 2012).

Após a submissão do projeto, os membros do CEP realizam a análise e, em seguida, elaboram um parecer consubstanciado que define o projeto como aprovado, aprovado com recomendações, pendente ou não aprovado (BATISTA; ANDRADE; LAURENTINO, 2012).

## REFERÊNCIAS BIBLIOGRÁFICAS

ALBUQUERQUE, Aline. Para uma ética em pesquisa fundada nos direitos humanos. **Revista Bioética**, v. 21, p. 412-422, 2013.

AMORIM, Karla Patrícia Cardoso. Ética em pesquisa no sistema CEP-CONEP brasileiro: reflexões necessárias. **Ciência & Saúde Coletiva**, v. 24, p. 1033-1040, 2019.

ARAÚJO, L.Z.S. de. Breve história da bioética: da ética em pesquisa à bioética. *In:* REGO, S.; PALÁCIOS, M. **Comitês de ética em pesquisa: teoria e prática**. Rio de Janeiro: Escola Nacional de Saúde Pública Sergio Arouca, 2012.

AZEVEDO, Ana Paula Chein Bueno de; COHEN, Simone Cynamon; CARDOSO, Telma Abdalla de Oliveira. Bioterrorismo: capacitar para responder. **Saúde em Debate**, v. 43, p. 181-189, 2020.

BATISTA, K. T.; ANDRADE, R. R.; LAURENTINO, N. O papel dos comitês de ética em pesquisa. **Revista Brasileira de Cirurgia Plástica**, São Paulo, v. 27, n. 1, p. 150-155, 2012.

BRASIL. Resolução nº 196, de 10 de outubro de 1996. Dispõe sobre diretrizes e normas regulamentadoras de pesquisas envolvendo seres humanos. **Diário Oficial [da] República Federativa do Brasil**, 16 out. 1996. Disponível em: http://bit.ly/2ekI03l. Acesso em: 10 jan. 2023.

BRASIL. Resolução nº 466, de 12 de dezembro de 2012. Dispõe sobre diretrizes e normas regulamentadoras de pesquisas envolvendo seres humanos. **Diário Oficial [da] República Federativa do Brasil**, Brasília, DF, 13 jun. 2013. Disponível em: http://bit.ly/1mTMIS3. Acesso em: 10 jan. 2023.

BRASIL. Resolução nº 510, de 07 de abril de 2016. Dispõe sobre as normas aplicáveis a pesquisas em Ciências Humanas e Sociais. **Diário Oficial [da] República Federativa do Brasil**, Brasília, DF, 24 maio 2016. Disponível em: http://bit.ly/2fmnKeD. Acesso em: 10 jan. 2023.

FIGUEIREDO, Antônio Macena. Bioética: crítica al principialismo, Constitución Brasileña y principio de la dignidad humana. **Revista Bioética**, v. 26, p. 494-505, 2018.

GRECO, Dirceu; WELSH, James. Direitos humanos, ética e prática médica. **Revista Bioética [online]**, v. 24, p. 443-451, 2016. Disponível em: https://doi.org/10.1590/1983-80422018264267. Acesso em: 10 de janeiro de 2023.

KOTTOW, Miguel. História da ética em pesquisa com seres humanos. **Revista Eletrônica de Comunicação, Informação e Inovação em Saúde**, v. 2, 2008.

PEDRO, Ana Paula. Ética, moral, axiologia e valores: confusões e ambiguidades em torno de um conceito comum. **Kriterion: revista de filosofia**, v. 55, p. 483-498, 2014.

SANTOS, Antônio Carlos dos. Variações conceituais entre a ética e a moral. **Filosofia Unisinos**, v. 22, 2021.

SOUZA, Layz Alves Ferreira et al. O modelo bioético principialista aplicado no manejo da dor. **Revista Gaúcha de Enfermagem**, v. 34, p. 187-195, 2013.

capítulo 14

# Declaração de Óbito: Aspectos Éticos e Jurídicos

CARLOS HENRIQUE GUIMARÃES FERREIRA
ADRIANA DOS REIS GUIMARÃES
JANAÍNA CIBELE DE OLIVEIRA BEZERRA

**DEFINIÇÃO E CONTEXTO**

A Declaração de Óbito (DO) é um documento-base oficial do Sistema de Informações sobre Mortalidade do Ministério da Saúde (SIM/MS) utilizado em todo o território nacional para a atestação da morte. É constituída por três vias autocopiativas de cores diferentes, em modelo padronizado pela Secretaria de Vigilância em Saúde (SVS) e pré-numeradas de maneira sequencial. As declarações são fornecidas pelo Ministério da Saúde (MS) e distribuídas pelas Secretarias Estaduais e Municipais de saúde conforme fluxo padronizado. Trata-se de documento necessário para lavratura, em Cartórios de Registro Civil, da Certidão de óbito, a qual é indispensável para a realização do sepultamento e dos processos sucessórios de bens, direitos e obrigações (BRASIL, 2022).

A DO é considerada documento padrão para coleta de informações sobre mortalidade, estatísticas vitais e em epidemiologia, importantes para a administração sanitária e planejamento de ações em saúde. O documento é regulamentado por artigos da Lei de Registros Públicos (Lei 6.015/1973), do Código de Ética Médica e dos Códigos Civil, Penal e de Processo Penal. Além disso, também constituem legislação sobre a matéria leis federais e normas estaduais, assim como portarias e resoluções de ministérios e do Conselho Federal de Medicina (LAURENTI, JORGE, 2015; ALVES *et al.*, 2022).

Até o fim do século XIX, cada país possuía um modelo próprio de atestado de óbito. A partir de 1950, a Organização Mundial de Saúde adotou o Modelo Internacional de Atestado de Óbito, que passou a ser utilizado em muitos países até a década de 1990. No Brasil, o Ministério da Saúde passou a adotar um modelo padronizado de DO a partir de 1976. Esse modelo sofreu pequenas modificações até os dias atuais, sendo a última alteração realizada em 2014 (LAURENTI, JORGE, 2015).

## ORGANIZAÇÃO DA DECLARAÇÃO DE ÓBITO

Conforme detalhado em *Declaração de Óbito: manual de instruções para preenchimento* (2022), a DO é composta por nove blo*cos, só quais constituem 59 variáveis. A descrição dos blocos e de seus principais pontos é feita a seguir:

- Bloco I (Identificação): composto por 14 variáveis que buscam coletar informações sobre tipo de óbito (fetal ou não fetal), data e hora do óbito (exata ou estimada), número do Cartão Nacional de Saúde, naturalidade, nome[1] (em pessoas identificadas), nome do pai, nome da mãe, data de nascimento, idade[1] (exata ou presumida), sexo, raça/cor[1], situação conjugal[1], escolaridade[1] e ocupação principal[1].
- Bloco II (Residência): composto por cinco variáveis que buscam coletar informações sobre endereço, Código de Endereçamento Postal (CEP), bairro/distrito, município de residência e Unidade Federativa (UF).
- Bloco III (Ocorrência): composto por sete variáveis que buscam coletar informações sobre o local de ocorrência do óbito (hospital, domicílio etc.), nome do estabelecimento do óbito e endereço da ocorrência.
- Bloco IV (Óbitos fetais e de menores de um ano): composto por 10 variáveis que buscam coletar informações a respeito da mãe, da gestação, do parto e do feto ou menor de um ano. Os dados maternos envolvem idade, escolaridade, ocupação habitual, número de filhos tidos (excluindo-se a gestação atual), número de semanas de gestação, tipo de gravidez, tipo de parto, morte em relação ao parto (antes, durante ou depois), peso ao nascer e número da Declaração de Nascido Vivo (se aplicável).
- Bloco V (Condições e causas do óbito): composto por quatro variáveis que buscam coletar informações sobre as causas e condições relacionadas ao óbito.
  - A primeira variável objetiva coletar informações a respeito da situação em que se deu o óbito em casos de morte de mulher em idade fértil (se na gravidez, no parto, no abortamento etc.).
  - A segunda variável diz respeito ao recebimento ou não de assistência médica.

- A terceira variável diz respeito à realização ou não de confirmação de diagnóstico por necrópsia.
- A última variável tem por objetivo obter informações sobre as causas da morte, sendo dividida em duas partes.
    - Parte I: destinada ao registro sequencial das doenças ou estados mórbidos que contribuíram diretamente para a morte. É composta por quatro linhas, as quais devem ser preenchidas com apenas uma causa por linha, no sentido de cima para baixo. Na linha "a", deve-se anotar a doença ou lesão que de fato provocou a morte, ou seja, a **causa terminal** do falecimento. Nas linhas "b" e "c" devem ser sinalizadas as **causas antecedentes**, isto é, os estados mórbidos que produziram a causa registrada anteriormente na linha "a". Na linha "d", deve-se registrar a **causa básica**, com um diagnóstico.
    - Parte II: destinada ao registro das **causas contribuintes**, ou seja, outras condições significativas que também contribuíram para o óbito, mas que não entraram na parte I.
- Vinculados a ambas as partes, existem campos reservados ao preenchimento do tempo aproximado entre o início da doença e a ocorrência da morte. Esse intervalo de tempo pode ser descrito em anos, meses, dias, horas e minutos.
- Os campos destinados aos códigos da Classificação Estatística Internacional de Doenças e Problemas Relacionados à Saúde (CID) não devem ser preenchidos pelo médico.

- Bloco VI (Médico): composto por sete variáveis destinadas a coletar nome do médico, número de inscrição no Conselho Regional de Medicina (CRM), papel desempenhado pelo médico atestador do óbito (assistente, substituto etc.) e meio de contato (telefone ou e-mail, por exemplo), bem como o município e UF do Serviço de Verificação de óbito (SVO) ou Instituto Médico Legal (IML), nos casos de óbitos atestados por profissionais dessas instituições. As últimas duas variáveis correspondem aos campos de assinatura e data de assinatura da DO.
- Bloco VII (Causas externas): composto por cinco variáveis destinadas a coletar informações sobre as prováveis circunstâncias de mortes não naturais, sendo um complemento ao "Bloco V". As variáveis envolvem tipo de óbito (homicídio, suicídio etc.), fonte de informação, descrição sumária do evento, tipo de local de ocorrência (via pública, domicílio, entre outros) e endereço do local do ocorrido.
- Bloco VIII (Cartório): composto por 5 variáveis que buscam obter informações referentes ao Cartório de Registro Civil onde será efetuado o registro de óbito. Inclui a coleta do nome do cartório, município e UF no qual o cartório

está localizado, bem como a data e o número do registro. O preenchimento desse bloco é responsabilidade exclusiva do Oficial de Registro Civil.
- Bloco IX (Localidade sem médico): possui apenas duas variáveis – o campo de assinatura do declarante do óbito e das duas testemunhas. Esse bloco deverá ser preenchido apenas no caso de óbitos ocorridos em localidade sem médico, sendo o preenchimento responsabilidade do Cartório de Registro Civil.

Note-se que algumas informações não precisam ser preenchidas pelo médico. Ademais, na impossibilidade de obtenção de informações passíveis de serem ignoradas, deve-se assinalar o campo "ignorado" ou riscar um traço horizontal nos campos de preenchimento.

## CONDIÇÕES RELACIONADAS À EMISSÃO DA DECLARAÇÃO DE ÓBITO

De acordo com a Portaria SVS/MS nº 116/2009, são situações em que se deve emitir a Declaração de Óbito:
- Qualquer tipo de óbito, seja por causa natural, violenta ou acidental.
- Quando a criança nascer com vida e morrer logo após o nascimento, não importando a duração da gestação, peso do recém-nascido ou do tempo que tenha se mantido com vida.
- Em casos de óbito fetal, se a duração da gestação tiver sido igual ou superior a 20 semanas, ou o feto tiver um peso corporal igual ou superior a 500 gramas ou a estatura ser igual ou superior a 25 cm.
- Por outro lado, são situações em que **não** se deve emitir a Declaração de Óbito:
- Peças anatômicas advindas de amputações ou retiradas cirúrgicas. Nesses casos, o profissional médico deve elaborar um relatório em papel timbrado do hospital, detalhando o procedimento que foi realizado.
- Em óbito fetal, quando a duração da gestação for menor que 20 semanas, peso corporal menor que 500 gramas e estatura menor que 25 cm. Ressalta-se que, caso a família solicite a DO, será facultado ao profissional médico a emissão do documento, que terá a finalidade de sepultamento.

## QUEM DEVE EMITIR A DECLARAÇÃO DE ÓBITO

Segundo a Resolução do CFM nº 1.779/2005, o responsável pela emissão da DO varia a depender da situação:

- Casos de morte natural: podem acontecer na existência ou não de assistência médica.
  - Com assistência médica: a emissão da DO deve ser feita, sempre que possível, pelo médico que vinha prestando assistência ao paciente, isto é, o **médico assistente** e, na sua ausência, pelo **médico substituto** ou **plantonista**. No caso de falecimento de paciente sob regime ambulatorial, a emissão deve ser feita por médico designado pela instituição que prestava assistência. Na ocasião de óbito de paciente em tratamento domiciliar, a emissão deve ser realizada por médico da equipe de Saúde da Família (eSF) ou do programa que assistia ao paciente.
  - Sem assistência médica: podem ocorrer em localidades com e sem SVO.
    - Com SVO: a emissão deve ser feita por médico desse serviço.
    - Sem SVO: a emissão deve ser realizada por médico da eSF da área de abrangência do falecido ou do serviço de saúde público mais próximo. Na ausência deste, por qualquer médico da localidade.
- Casos de morte não natural: podem ocorrer em regiões com e sem IML.
  - Regiões com IML: a emissão deve ser feita pelo médico-legista.
  - Regiões sem IML: a emissão deve ser feita por qualquer médico ou outro tipo de profissional da região designado por autoridade judicial ou policial, na atribuição de perito legista eventual (*ad hoc*).

## FLUXOS DA DECLARAÇÃO DE ÓBITO

Conforme Portaria SVS/MS nº 116/2009, a depender do local de ocorrência do óbito e da unidade notificadora, o destino final das vias da DO varia. Como citado anteriormente, a DO é constituída por três vias de cores diferentes: a 1ª (branca), a 2ª (amarela) e a 3ª via (rosa). A 2ª via deve ter sempre como destino final o Cartório de Registro Civil, para obtenção da Certidão de Óbito pelos familiares/responsáveis. De maneira semelhante, o destino final da 1ª via da DO é sempre as Secretarias Municipais de Saúde (SMS), exceto nos casos de morte natural em aldeia indígena. Nesses casos, a 1ª via da DO deve ser destinada ao Distrito Sanitário Especial Indígena.

No que se refere à 3ª via, nos casos em que o óbito for atestado por médico de estabelecimento de saúde, SVO ou IML, esta deverá ser arquivada no prontuário ou laudo de necrópsia do paciente. No restante dos casos, o destino final da 3ª via da DO deverá ser a SMS, a saber:

- Morte natural ocorrida fora de estabelecimento de saúde com assistência médica.

- Morte natural sem assistência médica em localidades sem SVO.
- Morte natural em localidade sem médico.
- Morte não natural em localidade sem IML.

## DECLARAÇÃO DE ÓBITO EPIDEMIOLÓGICA

A Declaração de Óbito Epidemiológica é destinada à coleta dos dados de óbitos conhecidos tardiamente pelo sistema de saúde, em que não é mais possível emitir uma DO convencional (BRASIL, 2011). Geralmente, isso ocorre quando não há possibilidade de verificar o óbito, ou seja, já houve o sepultamento. A DO Epidemiológica não é documento hábil para lavratura da Certidão de Óbito em Cartórios de Registro Civil. Apesar disso, a DO Epidemiológica está organizada da mesma maneira que a DO convencional, em 9 blocos e 59 variáveis, possuindo apenas algumas diferenças, entre elas:

- Títulos em fundo verde.
- Via única com fluxo determinado.
- Preenchimento de responsabilidade dos gestores do Sistema de Informação sobre Mortalidade das Secretarias de Saúde.

## RECOMENDAÇÕES GERAIS

O médico possui responsabilidade ética e jurídica pelo preenchimento e pela assinatura da DO, sendo legalmente responsável por todos os dados nela registrados. Sendo assim, é essencial que o profissional verifique se todos os campos foram preenchidos corretamente antes de assinar e jamais assinar DO em branco. Em adição, deve-se evitar o uso de siglas, abreviações, caligrafia ilegível e rasuras, pois, embora frequentes na prática médica, esses vícios podem ser tornar um obstáculo para a análise das informações, o que fere as diretrizes de ética médica concernentes à padronização de documentos oficiais. Ademais, é fundamental que haja um registro completo do nome e contato do médico que assinou a DO, para eventuais esclarecimentos posteriores (BRASIL, 2009a).

Outrossim, é vedado ao profissional médico cobrar pela emissão da DO em qualquer situação, cabendo apenas a cobrança da consulta para verificação do óbito de pacientes que não estejam sob sua responsabilidade. Além disso, é vedado ao médico atestar óbito quando não tiver verificado pessoalmente o falecimento ou não tiver prestado assistência ao paciente, excetuando-se os casos em que o fizer como plantonista ou médico substituto, bem como em caso de necrópsia, verificação médico-legal e óbitos sem assistência médica. Ressalte-se também que, nos casos de morte não natural, a emissão da DO é de competência dos médicos dos serviços médico-legais (BRASIL, 2022; LOPES, 2011).

## CONSIDERAÇÕES FINAIS

A Declaração de Óbito é um documento de grande importância jurídica, posto que é essencial para a formalização de direitos e obrigações legais. Além disso, é uma ferramenta essencial para a análise da situação de saúde do país e, consequentemente, para o desenvolvimento de políticas públicas eficientes no âmbito da saúde e nos demais setores. Apesar disso, pesquisas recentes demonstram desconhecimento importante acerca dos aspectos éticos e jurídicos da Declaração de Óbito por parte de estudantes e profissionais da medicina.

Na prática, esse deficit frequentemente se materializa mediante dúvidas quanto ao preenchimento e à responsabilidade pelo preenchimento da Declaração de Óbito. Como forma de contornar essa situação, é essencial que **os profissionais médicos tenham contato com a temática o mais cedo possível, já no início da** graduação. Ademais, é muito importante que os conhecimentos adquiridos sejam consolidados ao longo do exercício profissional mediante programas de educação médica continuada.

## REFERÊNCIAS

ALVES, S. C. F. *et al*. Atestado de óbito: uma reflexão sob a perspectiva do direito médico brasileiro. **Revista Eletrônica Acervo Médico**, v. 3, 2022, p. 1-7, 2022.

BRASIL. Conselho Federal de Medicina. **Resolução CFM nº 1779, de 11 de novembro de 2005**. Regulamenta a responsabilidade médica no fornecimento da declaração de óbito. Diário Oficial da União, Poder Executivo, Brasília, DF, 5 dez. 2005. Seção 1, p. 121.

BRASIL. Ministério da Saúde. Conselho Federal de Medicina. Centro Brasileiro de Classificação de Doenças. **A declaração de óbito**: documento necessário e importante. Brasília: Ministério da Saúde, 2009a. 3 ed.

BRASIL. Ministério da Saúde. Secretaria de Vigilância em Saúde. Departamento de Análise de Saúde e Vigilância de Doenças não Transmissíveis. **Declaração de Óbito**: manual de instruções para preenchimento [recurso eletrônico]. Brasília: Ministério da Saúde, 2022.

BRASIL. Ministério da Saúde. Secretaria de Vigilância em Saúde. Departamento de Análise de Situação de Saúde. **Manual de Instruções para o preenchimento da Declaração de Óbito**. Brasília: Ministério da Saúde, 2011.

BRASIL. Ministério da Saúde. Secretaria de Vigilância em Saúde. **Portaria nº 116, de 11 de fevereiro de 2009**. Regulamenta a coleta de dados, fluxo e periodicidade de envio das informações sobre óbitos e nascidos vivos para os Sistemas de Informações em Saúde sob gestão da Secretaria de Vigilância em Saúde. Brasília, DF: MS, 2009b.

LAURENTI, R.; JORGE, M. H. P. M. **O atestado de óbito**: aspectos médicos, estatísticos, éticos e jurídicos. São Paulo: Conselho Regional de Medicina do Estado de São Paulo, 2015. 2 ed.

LOPES, J. C. N. Aspectos éticos e jurídicos da declaração de óbito. **Rev. bioét** (Impr.), v. 19, n. 2, p. 367-82, 2011.

## BIBLIOGRAFIA CONSULTADA

SAITO, C. K. *et al.* Análise do preenchimento de declarações de óbito em Catanduva, São Paulo. **Revista Bioétic.**, v. 28, n. 4, 2020.

SILVA, P. H. A.; MELO, M. C. L. Avaliação do Conhecimento de Médicos Professores, Residentes e Estudantes de Medicina acerca da Declaração de Óbito. **Rev. bras. educ. med.**, v. 40, n. 2, 2016.

capítulo 15

# Direito do Nascituro

Izabela Lúcio Cardoso Freire
Nyaria Flêmera de Souza

O artigo 2º do Código Civil diz que "a personalidade civil da pessoa começa a partir do nascimento com vida; mas a lei põe a salvo, desde a concepção, os direitos do nascituro". Antes de tudo, é importante conhecer algumas teorias sobre o início da personalidade e a proteção do nascituro, conceito que aparece no momento da fertilização entre um espermatozóide com o óvulo. Já embrião é quando se está em fase de diferenciação orgânica, da 2ª a 7ª semana depois da fecundação, etapa conhecida como período embrionário. É o produto das primeiras modificações do óvulo fecundado, que originará um novo indivíduo. O período embrionário termina na 8ª semana depois da fecundação, quando o concepto passa a ser denominado feto (CAVICHIOLI et al, 2017).

## TEORIA CONCEPCIONISTA

O início da vida humana ocorre no momento da fertilização do ovócito pelo espermatozóide, ou seja, desde a concepção. A partir desse marco de início da personalidade, é considerado pessoa. Com essa teoria se explica o fato de os nascituros poderem receber alimentos, herdar, ser parte em ações judiciais e terem seus direitos resguardados antes de nascerem. Há diferença entre nascituro e embrião, já que nem sempre o embrião está implantado no ventre materno, tendo em vista as possibilidades de reprodução assistida e, assim, não recebe proteção como um nascituro (CAVICHIOLI et al, 2017; OLIVEIRA, 2014).

## TEORIA NATALISTA

A personalidade civil começa a partir do nascimento com vida, e isso porque só a pessoa pode ter personalidade, e o produto da concepção ainda não é pessoa, é apenas parte do corpo da mulher. Assim, aquele que nasce, separa-se do corpo da mãe e passa a respirar sozinho, adquire personalidade e, portanto, direitos na esfera civil. Essa é a teoria adotada pelo Código Civil Brasileiro, conforme prescreve seu artigo 2º (CAVICHIOLI et al, 2017; MOURA, 2011).

## TEORIA CONDICIONAL

"O nascimento com vida é uma condição suspensiva, contudo, alguns direitos já estão assegurados desde a concepção como, por exemplo, o direito de nascer". A personalidade se inicia com a concepção desde que se nasça com vida, entretanto, coloca em xeque o fato de os direitos de personalidade serem irrenunciáveis, absolutos, independentemente do nascimento com vida. Assim, ocorrendo o nascimento sem vida, todos os direitos adquiridos são tidos como nunca existentes. Não seria possível, por exemplo, requerer uma indenização tendo em vista danos causados ao feto (CAVICHIOLI et al, 2017; NUNES, 2017).

## TEORIA NEUROLÓGICA

Se a vida termina quando cessam as ondas cerebrais, a vida começa quando tais ondas se iniciam. Isso pode começar entre a 8ª e a 20ª semana de gestação. Esta teoria, embora originária de um pensamento lógico, não é a regra, tendo em vista que no Brasil, após a fecundação no útero, ou da implantação de embriões no ventre materno, a sua retirada ou a tentativa são punidas pela Lei Penal.

## CRISTIANISMO

Para a Igreja Católica, demais igrejas cristãs e para a corrente denominada genética, a vida se inicia na fecundação, em que o óvulo e o espermatozóide se fundem dando origem a um novo ser com carga genética única. A maioria das doutrinas religiosas acredita que a partir da fecundação, seja no útero ou fora dele, já existe vida e como tal deve ser respeitada.

    As doutrinas cristãs adotam a teoria da concepção, pois acreditam que a vida deve ser protegida desde essa etapa, reconhecendo o nascituro como sujeito de direitos, assim, considerando as células em desenvolvimento com status de pessoa, tal teoria é a adotada pelo direito positivo brasileiro, na segunda parte do artigo 2º do Código Civil, sendo que, o nascimento com vida é fator preponderante para se adquirir personalidade. Cristãos condenam o aborto em qualquer fase da gestação, entretanto, em casos de risco de vida à mulher e estupro, tendo em vista a permissão legislativa do artigo 128 do Código Penal, o aborto é aceitável entre alguns seguidores (RODRIGUES, 2013).

## TEORIA EMBRIOLÓGICA

De acordo com essa teoria acredita-se que a vida se inicia na 3ª semana de gestação, uma vez que é a partir desse período que o ser gerado pela fecundação não mais poderá se dividir dando origem a outros seres, isso porque "até 12 dias após a fecundação o embrião ainda é capaz de se dividir e dar origem a mais pessoas".

## A PROTEÇÃO CONSTITUCIONAL DO NASCITURO

Art 5º artigo da Constituição federal de 1988 prescreve "Todos são iguais perante a lei, sem distinção de qualquer natureza, garantindo-se aos brasileiros e aos estrangeiros residentes no País a inviolabilidade do direito à vida, liberdade, à igualdade, à segurança e à propriedade". Esta garantia não cabe apenas àqueles que nasceram vivos, mas também aos nascituros. Desse modo, tanto o Estado quanto a genitora têm o dever de proteger o feto, promovendo-lhe um desenvolvimento digno e sadio (CAVICHIOLI et al, 2017).

Também no Art. 5º artigo da Constituição Federal, está garantido a todos o direito a uma vida digna, facilitada com acesso a todos os meios possíveis para a subsistência, como: segurança, saúde, alimentação, educação, habitação, lazer, respeito. O nascituro, também tem direito à dignidade da pessoa humana, e deverá ter suas necessidades atendidas, e também sua genitora, pois vive o nascituro no ventre materno. Cabe ao Estado prover as garantias basilares para uma vida intrauterina digna, através de atendimento pré-natal e apoio alimentar à gestante, em sincronia também com a lei de alimentos gravídicos, sendo que, após o nascimento com vida, o alimento gravídico, poderá ser convertido em pensão alimentícia, caso necessite (CAVICHIOLI et al, 2017).

O direito à integridade física está garantido no mesmo artigo mencionado e também deverá ser garantido ao nascituro. A proteção da integridade fisíca do nascituro se revela no Direito Penal, quando se há tipificação do crime de aborto, contidos no artigo 124 a 126 do Código Penal. Esse crime é uma das maiores afrontas à integridade física do nascituro (OLIVEIRA, 2014).

O art. 2º do Código Civil diz: "A personalidade civil da pessoa começa do nascimento com vida; mas a lei põe a salvo, desde a concepção, os direitos do nascituro". No Direito, a personalidade civil é de extrema importância e, ao nascer com vida, o indivíduo adquire a personalidade jurídica, tornando-se sujeito de direitos e obrigações. Estará ele, sujeito às normas estabelecidas em lei, podendo pleitear seus direitos, ou cumprindo sanções ao desrespeitar a norma jurídica. O direito da personalidade é o direito da pessoa de defender o que lhe é próprio, como a vida, a identidade, a liberdade, a imagem, a privacidade. É um direito subjetivo. Porém, se o nascituro ainda é uma expectativa de vida, não há como saber se nascerá vivo ou morto. Não tem o nascituro personalidade, conforme teoria adotada pelo Código Civil em seu artigo 2º. Apesar disso, mesmo não sendo atribuída a condição de pessoa ao nascituro (personalidade), ao mesmo é tido como sujeito de direito nas situações previstas em lei (NUNES, 2017).

Tem o nascituro o **direito de receber doações**, resguardado no artigo 542 do Código Civil. Porém, como o nascituro é a expectativa de vida, o direito de receber doação, também pode ser considerado de expectativa. Para ser concretizada a doação de bem imóvel a Lei de Registros Públicos em seu artigo 176, § 1º, inciso 4, exige nome, domicílio e a nacionalidade do indivíduo a receber a doação. Portanto ao nascituro estas qualidades não são auferidas, pois não possui personalidade civil. Conclui-se que a doação ao nascituro, poderá ser efetivada desde que seus pais a aceitem, tendo em contrato, a condição de que a doação irá se perfazer ao nascituro se ele nascer com vida. Enquanto o nascimento não ocorrer, os pais do nascituro ficarão como eventuais cuidadores do direito a ser concretizado. Basta que o indivíduo tenha respirado por um segundo e falecido logo depois para que o bem doado se suceda a seus ascendentes.

Ao nascituro também é assegurado o **direito de adquirir bens por meio de testamento**. Segundo o art 1.798 do Código Civil, podem adquirir por meio de testamento as pessoas já concebidas no tempo da morte do testador. O nascituro já é um ser concebido, portanto entende o direito que já existe, mesmo não sabendo se esta vida irá se perfazer. O nascituro tem capacidade sucessória, pois já é ele uma vida em desenvolvimento e seu nascimento é requisito para a aquisição de todos os outros direitos pertinentes.

Observa-se que o **direito sucessório do nascituro** é condicional, ou seja, só se efetiva se nascer com vida. Comprova-se que não haverá a aquisição do direito se o nascituro nascer morto. Além disso, não tem os pais do nascituro a administração do bem herdado, como no caso dos filhos já nascidos. Necessita-se do nascimento com vida para a efetivação da sucessão.

A **curatela** será determinada ao nascituro, nos casos de falecimento do pai, ou se a mulher não puder exercer o pátrio poder. Tem o curador do nascituro a responsabilidade de zelar pelos seus interesses, surge a curatela do nascituro quando ele tem, herança, ou doação a receber. Ao nascer com vida, extingue-se a curatela, assim não tendo a mãe o pátrio poder, será nomeado ao nascido um tutor. O curador do nascituro, é considerado um representante, para que seja garantido o seu patrimônio, ou seja, os interesses do nascituro (CAVICHIOLI et al, 2017).

O pai, por questão de cautela, garantido pelo artigo único 1.609 do Código civil, tem o **direito de reconhecer o filho que ainda está por nascer**. Entende-se que o direito é primeiro do pai, por tal motivo este direito não é assegurado diretamente ao nascituro. Por tal reconhecimento de paternidade, pode-se concluir que este pátrio poder determinado pela lei, também é um modo de proteção ao nascituro, já que os pais têm a responsabilidade de pôr a salvo os direitos do feto. O direito de reconhecimento não é do nascituro, mas o efeito jurídico do ato praticado atinge o filho reconhecido (NUNES, 2017).

## REFERÊNCIAS BIBLIOGRÁFICAS

CAVICHIOLI, André et al. O Nascituro como Sujeito de Direitos. **Revista Pleiade**, v. 11, n. 22, p. 25-33, 2017.

MOURA, A. As teorias do nascituro e o contexto jurídico nacional. **Caderno Virtual**, v. 2, n. 24, 2011.

NUNES, T. D. S.; OLIVEIRA, F. C. C. A Personalidade Jurídica E Os Direitos Do Nascituro. 2017.

OLIVEIRA, V. M. Da personalidade jurídica e dos direitos do nascituro no ordenamento jurídico brasileiro. Caderno de Estudos Ciência e Empresa, Teresina, Ano, v. 11, 2017.

RODRIGUES, L. C.; GOMES, W. C. ALIMENTOS GRAVÍDICOS: CONCEITO, TEORIAS E APLICABILIDADE SOB A ÉGIDE DO DIREITO CIVIL BRASILEIRO. **Raízes no Direito**, v. 2, n. 1, p. 52-64, 2013.

capítulo 16

# Honorários Médicos

Carlos Eduardo Teixeira Sandes
Dyêgo Patrick dos Santos Silva
Gabriel Marques Kruschewsky
Gustavo Mateus Prates

Honorários médicos são a contraprestação financeira dos serviços prestados pelo médico. Contudo, como são muitas as funções exercidas por um médico durante uma jornada de trabalho, fez-se necessária a criação da Classificação Brasileira Hierarquizada de Procedimentos Médicos (CBHPM), em 2003, pela Associação Médica Brasileira (AMB). Antes disso, cada operadora (plano de saúde) instituía seus próprios códigos e preços a serem pagos por cada serviço prestado. Assim, a CBHPM busca hierarquizar e valorizar o trabalho do médico de maneira ética e sem viés separando os procedimentos por códigos numéricos e divididos em 14 portes e cada um desses com 3 subdivisões.

Segundo o código de ética médica, em seu art. 58 que a prática da Medicina não poderá ser mercantilizada, ou seja, deve ter sempre um viés focado na cura e no amparo ao paciente. Nesse sentido, o honorário médico deve ser pautado nos custos operacionais da estrutura, equipe e procedimento. Além disso, o código veda que o pagamento seja atrelado aos resultados do procedimento em questão e que os honorários de profissionais diferentes sejam apresentados de maneira separada e que fique clara para o contratante do serviço para que não comprometa a compreensão e ofereça garantia para ambas as partes em caso de busca pelo cumprimento de direitos.

A CBHPM foi referendada pelas principais entidades médicas nacionais, como o Conselho Federal de Medicina e a Federação Nacional dos Médicos. Entretanto, apesar de ter impactado no valor repassado aos médicos pelas operadoras em algumas situações, muitos planos de saúde e o Sistema Único de Saúde operam com valores estabelecidos com critérios próprios.

A título de comparação, a hemodiálise realizada pelo SUS paga R$ 218,47. Já as operadoras privadas registradas na ANS pagam aos prestadores valores que variam de R$ 244,65 no caso do Saúde Bradesco até R$ 300,00 no caso do SulAmérica. Na CBHPM de 2018 a hemodiálise é um procedimento classificado como porte 5B e custo operacional de R$ 18,00.

Vamos supor que você seja uma médica ginecologista obstetrícia especializada em endometriose e recebe muitas pacientes com essa doença. Um dos procedimentos que você mais realiza é a cirurgia via laparoscopia que remove os focos de endometriose. A tabela classifica esse procedimento como 9B e o custo operacional costuma ser de R$ 44,61*.

A CBHPM coloca o valor R$ 2.959,99 para o subporte 9B. Usando a fórmula você chega ao preço mínimo do procedimento: 1 * 2.959,99 + 44,61 * 21,89 = 959,99 + 976,51 = 3.936,50.

Existe uma tendência de que cada vez mais a CBHPM passe a ser utilizada pelos profissionais, beneficiando desde o médico, por estar recebendo um valor justo, até o paciente, uma vez que a padronização minimiza o risco de exploração e, para tanto, a CBHPM passa por atualizações que corrigem variações nos valores devido a alterações nos preços de insumos e correções inflacionárias todos os anos.

Entretanto, no Brasil, por se tratar de profissionais liberais, na maioria dos casos o médico continua recebendo por consulta ou por hora de trabalho com valores estabelecidos por licitações públicas, entidades privadas e até acordo verbal.

Dessa forma, é de suma importância os médicos estarem cientes em relação aos honorários médicos e como calcula-los. A pontuação dos procedimentos médicos, que foi realizada por representantes das Sociedades Brasileiras de Especialidades com assessoria da FIPE – Fundação Instituto de Pesquisas Econômicas, está agrupada em 14 portes e três subportes (A, B e C). Os portes anestésicos (AN) permanecem em número de oito e mantém correspondência com os demais portes. Os portes de atos médicos laboratoriais seguem os mesmos critérios dos portes dos procedimentos, mas correspondem a frações do menor porte (1A).

Quanto aos custos, estabeleceu-se a unidade de custo operacional (UCO), que incorpora depreciação de equipamentos, manutenção, mobiliário, imóvel, aluguéis, folha de pagamento e outras despesas comprovadamente associadas aos procedimentos médicos. Este custo foi calculado para os Procedimentos Diagnósticos e Terapêuticos, bem como aos procedimentos classificados em outros Capítulos quando envolve outras despesas além do ato médico. Custos operacionais referentes a acessórios e descartáveis serão ajustados diretamente e de comum acordo entre as partes.

A valoração dos portes e da UCO ficará sujeita a alteração sempre que modificadas as condições que nortearam suas fixações, sendo admitida banda de até

20%, para mais ou para menos como valores referenciais mínimos, em respeito à regionalização e a partir destes, os valores deverão ser acordados por livre negociação entre as partes.

## REFERÊNCIAS BIBLIOGRÁFICAS

Código de ética médica. Resolução nº 1.246/88. Brasília: Tablóide, 1990. CONSELHO FEDERAL DE MEDICINA (CFM – Brasil).

CBHPM – 2018: Classificação brasileira hierarquizada de procedimentos médicos. Associação Médica Brasileira. 1ª edição. Barueri – São Paulo, 2018.

capítulo 17

# Atestados Médicos

Iliana Pinto Torres
Mariana Ferreira Cavalcante de Almeida
Marylânia Bezerra Barros
Meyrielle Santana Costa

O atestado médico é um documento médico de fé pública, faz parte do atendimento e tem como objetivo afirmar com veracidade um ato médico realizado, faz parte da consulta, não podendo o médico se recusar a fornecê-lo (BILO, 2009; TRUNCKLE, 2022). Existem diversos tipos de atestados e com várias finalidades, os mais frequentes são: Atestado de Portador de Doença, Atestado de Saúde ou de Sanidade e Atestado de Óbito (SOUZA et al., 2013).

A emissão do atestado médico cabe ao profissional atuante, devidamente habilitado e registrado no CRM. Os profissionais devem elaborá-lo em receituário próprio, sem rasuras, garantindo a validade legal, e com caligrafia legível (ou digitado por computador), atendendo aos objetivos ético e prático de ser compreendido tanto pelo paciente, quanto para o indivíduo e/ou a instituição a qual o documento se destina (SOUZA et al., 2013)

Na elaboração do atestado, o médico deve informar o tempo concedido de dispensa essencial à recuperação do paciente de acordo com a comorbidade. O diagnóstico só é colocado quando em concordância com o paciente, todos os dados fornecidos devem ser feitos de forma legível junto a assinatura e carimbo do médico (BILO, 2009).

De acordo com Trunckle (2022), o motivo do atestado deve ser sempre claro, com uma estrutura básica, podendo ser redigido em papel timbrado ou de receituário simples constituído de: cabeçalho com a qualificação do médico e do paciente; referência à solicitação do paciente; finalidade da solicitação; fato médico; Local, data e assinatura com a devida identificação do médico frente ao Conselho Regional de Medicina e sede de atividade.

É vedado ao médico expedir o documento sem ter praticado ato profissional que o justifique, que seja tendencioso ou que não corresponda à verdade, e atestar como forma de obter vantagem (SOUZA *et al.*, 2013).

Quanto à necessidade de se colocar o CID (Classificação Internacional de Doenças e Problemas Relacionados com a Saúde) nos atestados médicos, como previa a Portaria nº 3.291, de 20 de fevereiro de 1984, do Ministério da Previdência Social, estabeleceu o Conselho Federal de Medicina nos Pareceres – Consulta nº 11/88, 25/88 e 32/90, que o médico só pode firmar atestado expressando o diagnóstico, na forma codificada ou não, nas hipóteses referidas no artigo 102 do Código de Ética Médica (por justa causa, dever legal ou permissão do paciente ou de seus responsáveis legais) (FRANÇA, 2016).

Nome da instituição (logomarca)

ATESTADO MÉDICO

Atesto que o Sr(a)______________________________

doc ident. ______________________________

foi atendido(a) no______________________________

do______________________________

no período de (horas)_____ às_______ no dia__/__/__

e necessita de___(__________) dia(s) de repouso a partir desta data.

Local e data______________________________

Assinatura______________________________

N.º reg. CRM (carimbo)______________________________

Observações:

**Figura 1.** Modelo de atestado médico (BACELAR, 2007).

O atestado médico quanto a sua procedência ou finalidade pode ser dividido em administrativo, judiciário e oficioso (FRANÇA, 2016).

- Administrativo: É aquele utilizado nas repartições públicas, ou seja, de interesse do servidor ou serviço público, como nos casos de licença, aposentadoria e abono de faltas.

- **Judiciário:** É aquele requisitado pelo juiz, com a finalidade de atender a administração da justiça.
- **Oficioso:** É aquele utilizado em situações menos formais. Justificativas mais simples como ausência da aula ou prova.

Quanto ao seu conteúdo ou veracidade, Hermes Rodrigues de Alcântara (in Deontologia e diceologia – normas éticas e legais para o exercício da medicina, São Paulo: Organização Andrei Editora, 1979) classifica em:

- **Idôneo:** É aquele que apresenta a veracidade do ato e é emitido por um profissional habilitado.
- **Gracioso:** Aquele praticado com a finalidade de agradar e obter simpatia, seja ele gratuito, pago, por amizade ou humanidade. Sendo fornecido sem a prática do ato profissional que o justifique. Também pode ser chamado de complacente ou de favor.
- **Imprudente:** É aquele fornecido de maneira insensata e inconsequente, tendo apenas a palavra do solicitante.
- **Falso:** É o que falta com a verdade, tendo um caráter doloso, em consequência do uso indevido e criminoso.

## REFERÊNCIAS BIBLIOGRÁFICAS

BACELAR, Simônides. Guia prático sobre Atestados Médicos: Leis, Normas, Pareceres Resoluções. **Conselho Regional de Medicina do Distrito Federal**, 2007. Disponível em: https://crmdf.org.br/wp-content/uploads/2021/05/guia-pratico-sobre-atestados-medicos-1.pdf. Acesso em: 29 dez. 2022.

BILO, Antônio. Atestado médico. **Conselho Federal de Medicina – CFM**, 2009. Disponível em: https://portal.cfm.org.br/artigos/atestado-medico/. Acesso em: 29 dez. 2022.

FRANÇA, Genival. Atestado médico: conceito, finalidade e seus limites. **GEN Jurídico**, 2016. Disponível em: http://genjuridico.com.br/2016/02/05/atestado-medico-conceito-finalidade-e-seus-limites/#:~: texto%20 atestado%20m%C3%A9dico%20quanto%20a,direito%20 privado%2C%20 como%20para%20a. Acesso em: 29 dez. 2022.

SOUZA, Sérgio et al. ATESTADO MÉDICO PRÁTICA E ÉTICA. **Conselho Regional de Medicina do Estado de São Paulo**, 2013. Disponível em: https://www.cremesp.org.br/pdfs/atestado_medico_pratica_etica.pdf. Acesso em: 29 dez. 2022.

TRUNCKLE, Yuri et al. Medicina Legal e Perícias Médicas (Coleção Método Essencial). **Grupo GEN**, 2022. E-book. ISBN 9786559643226. Disponível em: https://integrada.minhabiblioteca.com.br/#/books/9786559643226/. Acesso em: 22 dez. 2022.

capítulo 18

# Auditoria Médica

GRETTY IVANE LIMA DA SILVA AGUIAR
RENATO EVANDO MOREIRA FILHO

**INTRODUÇÃO**

O termo "Auditor" deriva do latim *audítore* (aquele que ouve, ouvinte, ouvidor). No Brasil, sua atuação formal, nos serviços de saúde, surge nos hospitais universitários e com o Instituto Nacional de Previdência Social – INPS (1976).

Auditoria Médica é um processo cujo propósito é apoiar a tecnologia, em sua aplicabilidade ao sistema de registro, demonstrações, assim como informações ou elementos contábeis, com foco voltado à busca de opiniões, críticas, conclusões, sobre quaisquer situações envolvidas por entidades econômicas administrativas, de ordem pública ou privada, melhorando o atendimento à população pelo médico auditor. Tem como objetivo a análise do documento na correção de possíveis falhas, priorizando melhorias dos padrões técnicos e administrativos, controlar e autorizar os procedimentos médicos a fim de obter o diagnóstico e condutas terapêuticas (CHAVES, 2010).

O Conselho Federal de Medicina (CFM) define a auditoria médica como: atividade de avaliação independente e de assessoramento da administração, voltada para o exame e análise da adequação, eficiência (ação), eficácia (resultado), efetividade (o desejado: custo/benefício), e qualidade nas ações de saúde, praticados pelos prestadores de serviços, sob os aspectos quantitativos (produção e produtividade), qualitativos e contábeis (custos operacionais), com observância de preceitos éticos e legais.

Nos termos da lei 12.842/2013 ("Lei do Ato Médico") – art. 5º, II – é ato privativo do médico a realização de auditoria médica.

## CLASSIFICAÇÃO DA AUDITORIA

É possível classificar a Auditoria, nos seguintes moldes (Ribeiro, 2009):

- Auditoria Analítica: procedimento baseado em análise de relatórios, processos e documentos, visando avaliar se os serviços ou sistemas de saúde atendem às normas e padrões que são apresentados;
- Auditoria Operativa: fundamenta-se na verificação de processos e documentos comparados aos requisitos legais ou normativos que regulam o Sistema Único de Saúde (SUS) ou operadoras de Saúde (OPS) e as atividades relativas, respectivamente;
- Auditoria de Gestão: atividade que abrangem áreas de controle, fiscalização orçamentária, financeira e contábil, bem como, a avaliação técnica da atenção à saúde e dos resultados e comprovação de qualidade;
- Auditoria Contábil: avalia o sistema de transações, procedimentos, rotinas e demonstrações contábeis de paciente e seus familiares, dentre outros;
- Auditoria Retrospectiva: avalia os resultados e repara as falhas, que são encontradas após a alta do paciente.

## AUDITORIA NO AMBIENTE DE TRABALHO MÉDICO

O que sempre se pretendeu, por meio da realização da auditoria médica, foi o incremento dos serviços e minimização dos custos, além do aperfeiçoamento na qualidade da prestação do serviço.

Assim, no setor público, visa ao bem pessoal, a correta aplicação dos recursos públicos e a manutenção dos princípios da administração pública. A auditoria engloba aspectos qualitativos e quantitativos que fazem referência à assistência, ou seja, vai além do enfoque dos aspectos financeiros ao incluir a observação de características organizacionais e operacionais, incluindo: o controle e registro de oxigenoterapia utilizado pelo paciente durante a internação; checagem e evolução que faz referência à administração de medicamentos; os materiais utilizados na prestação do cuidado, tais como, curativos, troca de acesso venoso periférico, troca de sonda vesical de demora, dentre outras ações que são confrontadas com a fatura apresentada e o prontuário do paciente, possibilitando a evidência da assistência prestada, que justifique o pagamento. O uso da auditoria na perspectiva de qualificar a assistência, contribui para melhores práticas clínicas para as instituições prestadoras do serviço (FABRO, CHAVES, et. al, 2020).

Oportuno destacar alguns aspectos disciplinados pela Resolução CFM 1.614/2001 que trata da inscrição do médico auditor e das empresas de auditoria médica nos Conselhos de Medicina e aduz:

- Poderá o médico na função de auditor, solicitar por escrito, ao médico assistente, os esclarecimentos necessários ao exercício de suas atividades;
- O médico, na função de auditor, tem o direito de acessar, *in loco*, toda a documentação necessária, sendo-lhe vedada a retirada dos prontuários ou cópias da instituição, podendo, se necessário, examinar o paciente, desde que devidamente autorizado pelo mesmo, quando possível, ou por seu representante legal;
- Havendo identificação de indícios de irregularidades no atendimento do paciente, cuja comprovação necessite de análise do prontuário médico, é permitida a retirada de cópias exclusivamente para fins de instrução da auditoria;
- Concluindo haver indícios de ilícito ético, o médico, na função de auditor, obriga-se a comunicá-los ao Conselho Regional de Medicina;
- O médico assistente deve ser antecipadamente cientificado quando da necessidade do exame do paciente, sendo-lhe facultado estar presente durante o exame;
- O médico, na função de auditor, somente poderá acompanhar procedimentos no paciente com autorização do mesmo, seu representante legal e/ou do seu médico assistente;
- É vedado ao médico, na função de auditor, autorizar, vetar, bem como modificar procedimentos propedêuticos e/ou terapêuticos solicitados, salvo em situação de indiscutível conveniência para o paciente, devendo, neste caso, fundamentar e comunicar por escrito o fato ao médico assistente;
- O diretor técnico ou diretor clínico da instituição deve garantir ao médico/ equipe auditora todas as condições para o bom desempenho de suas atividades, bem como o acesso aos documentos que se fizerem necessários". Naturalmente, todo médico auditor também deve estar registrado no Conselho Regional de Medicina (CRM) da circunscrição de seu local de atuação profissional.

## FUNÇÕES DO MÉDICO AUDITOR

Diversas são as relevantes funções assumidas na organização e execução das atividades pelo auditor. Exemplificativamente:

- Orientar a Administração Pública na melhoria de processos e procedimentos;
- Redução de custos para o proprietário dos serviços e para a sociedade;
- de perdas;
- Melhoria no cuidado da assistência prestada ao paciente;

- Analisar a eficiência e a eficácia dos procedimentos médicos adotados por uma instituição;
- Efetuar diagnósticos, prognósticos e recomendações sobre situações e procedimentos realizados.

## FUNDAMENTOS E MODO DE ATUAR

Durante sua atuação, o médico auditor deve justificar e fundamentar suas decisões, registradas em um relatório médico. No mais das vezes, seu alicerce repousará nos seguintes documentos:

- Normas da Associação Médica Brasileira (AMB): conforme as diretrizes e protocolos assinalados por cada especialidade médica, a fim de decidir a melhor conduta;
- Normas da Agência Nacional de Vigilância Sanitária (ANVISA): verificando, por exemplo, se certo medicamento, equipamento ou insumos estão autorizados e registrados para uso, no Brasil;
- Normas da Agência Nacional de Saúde Suplementar (ANS): a fim de verificar o rol de autorizações para realização de certos procedimentos pelos planos e operadoras de saúde;
- Contrato firmado com operadoras ou entre particulares: neste ponto, poderá variar conforme cada ajuste e especificidade contratada pelo assistido em face das operadoras/planos de saúde.

## LOCAIS DE ATUAÇÃO

O Auditor, em regra, atuará produzindo um "relatório de auditoria" (que poderá ser ou não ser acatado pela autoridade administrativa, no todo ou em parte, no caso-concreto), em face dos seguintes cenários:

- Estruturas organizacionais (serviços de saúde sob gestão federal, Secretarias Estaduais e Municipais da Saúde, Unidades Prestadoras de Serviços – UPS);
- Procedimentos administrativos operacionais;
- Áreas de trabalho e processos;
- Grau de conformidade do serviço (procedimentos documentados e especificações);
- Serviço Público (DENASUS);
- Planos de Saúde;
- Seguradoras de Saúde.

## ÉTICA MÉDICA E AUDITORIA

O tema da Auditoria Médica está disciplinado no capítulo XI do Código de Ética Médica, em conjunto com a Perícia Médica. Desta norma, extraímos as seguintes vedações impostas ao auditor, sob pena de cometer infração ética, em síntese:

- Assinar laudos auditoriais, caso não tenha realizado pessoalmente o exame;
- Ser auditor do próprio paciente, de pessoa de sua família ou de qualquer outra com a qual tenha relações capazes de influir em seu trabalho ou de empresa em que atue ou tenha atuado;
- Intervir, quando em função de auditor, nos atos profissionais de outro médico, ou fazer qualquer apreciação em presença do examinado, reservando suas observações para o relatório;
- Receber remuneração ou gratificação por valores vinculados à glosa, quando na função de auditor;
- Autorizar, vetar, bem como modificar, quando na função de auditor, procedimentos propedêuticos ou terapêuticos instituídos, salvo, no último caso, em situações de urgência, emergência ou iminente perigo de morte do paciente, comunicando, por escrito, o fato ao médico assistente;
- Deixar de atuar com absoluta isenção quando designado para servir como auditor, bem como ultrapassar os limites de suas atribuições e de sua competência.

Oportuno destacar que médicos auditores militares do Exército são regulados por Normas Técnicas sobre Auditoria Médica no Âmbito do Exército Brasileiro (NTAUMEx), pela legislação aplicável e por resoluções do CFM.

## CONCLUSÃO

Em síntese, cabe ao médico auditor:

- Avaliar prontuários, exames, prescrições e documentos;
- Analisar os procedimentos de alto custo, órtese e materiais especiais;
- Examinar o paciente – se necessário e possível;
- Constatar se os serviços cobrados são compatíveis com os realizados;
- Evitar cobranças indevidas;
- Identificar irregularidades;
- Fornecer relatórios gerenciais.

Sendo assim, exerce papel irrecusável como auxiliar da adequada administração, pública e privada, nos serviços de saúde, em benefício da sociedade.

# REFERÊNCIAS BIBLIOGRÁFICAS

1. BRASIL. **Lei 12.842/2013.** Disponível em: https://www.planalto.gov.br/ccivil_03/_ato2011-2014/2013/lei/l12842.htm. Acesso em: 12/01/2023.
2. CHAVES, Rodrigo Paulino. **A Importância da Auditoria Médica para Melhoria da Assistência ao Usuário e Redução de Custo no Exército Brasileiro,** 2020. Disponível em: https://bdex.eb.mil.br/jspui/handle/123456789/7064. Acesso em: 12/01/2023.
3. CONSELHO FEDERAL DE MEDICINA. **Resolução CFM 1614/2001.** Disponível em: http://www.portalmedico.org.br/resolucoes/CFM/2001/1614_2001.htm. Acesso em: 20 de dezembro de 2022.
4. CONSELHO FEDERAL DE MEDICINA. **Código de Ética Médica.** Resolução CFM 2.217/2018. Disponível em: http://www. portalmedico. org. br/novocodigo/integra. asp. Acesso em: **02 de janeiro de 2023.**
5. FABRO, Gisele C R; CHAVES, Lucieli D P; et. al. Auditoria em Saúde para Qualificar a Assistência: Uma Reflexão Necessária. **CuidArte, Enferm.** v. 14, n. 2; 2020.
6. MIZIARIA, Ivan Dieb. **Guia de Bolso de ética, bioética e deontologia médica.** Rio de Janeiro: Atheneu, 2016.
7. RIBEIRO L. **Auditoria em Saúde.** Especialização em Auditoria e Gestão em Saúde. Curitiba: Universidade Tuiuti, aula, 2009.
8. SOUZA, Luiziane A A; DYNIEWICZ, Ana Maria; KALINOWSKI, Luísa Canestraro. Auditoria: Uma Abordagem Histórica e Atual. **RAS.** v. 12, n. 47, 2010.

capítulo 19

# Erro Médico:
# Debate e Reflexões

EDUARDO ALENCAR DE BARROS BRANCO
LARA DANIELA RIBEIRO DE MELO
MARIA FERNANDA DE PAULA DELGADO

O Código de Ética Médica, em seu Capítulo III, Artigo 1º, infere que é vedado ao médico causar dano ao paciente, independente da natureza do malefício, seja ela omissão ou ação. Historicamente, pensar em erro médico costuma remeter à falha de um único profissional e centralizar a responsabilidade de tal ato em uma figura que está em contato direto com o sistema de saúde: o médico. No entanto, é indispensável entender a diferença entre "erro do médico" e "erro médico".

Enquanto um representa a falha centrada no graduado em medicina, o erro médico se relaciona com a falha de qualquer profissional da equipe multidisciplinar que trabalha em prol de um paciente, seja enfermeiro, psicólogo, terapeuta ocupacional, entre outros. Em consonância com o Conselho Federal de Medicina (CFM), existem três fatores que podem levar o trabalhador da área a realizar uma conduta inadequada, são eles: negligência, imprudência e imperícia.

A negligência se caracteriza pela omissão do cuidado, da precaução e da atenção com que se efetua determinadas técnicas, de modo a ser a principal causa de falha no meio da saúde. No cotidiano do profissional, as atitudes negligentes são evidenciadas na indiferença protagonizada durante a realização da função, a qual ocorre sobretudo na falta de noção de um atendimento humanizado, na carência de materiais para procedimentos, na demanda em massa e na carga horária de trabalho excessiva, o que corrobora ao desgaste físico e mental.

Nesse cenário, é fundamental entender a mudança que a relação de trabalho vivenciou pela ascensão do capitalismo ao longo das últimas décadas e a nova forma de enxergar as relações humanas, à medida que estas se tornaram marcadas pela mercantilização da medicina e da força de trabalho do profissional de saúde. No mundo pré-capitalista, os curandeiros realizavam a arte do cuidar baseados nos conhecimentos tradicionais e nas suas vocações. Paralelo a isso, hodiernamente, o domínio industrial da saúde visa essencialmente o ganho monetário em detrimento do bem-estar do paciente.

De acordo com a filosofia do sul-coreano Byung-Chul Han, a contemporaneidade é marcada pela Sociedade do Cansaço, na qual há um excesso de positividade e de cobrança do indivíduo em relação aos trabalhos que ele realiza, e a busca pelo lucro e pela ostentação passam a ser partes fundamentais na vida em sociedade. O homem, portanto, é levado ao cansaço pelo trabalho excessivo, sob a incutida ideia social de que quanto mais alguém trabalha, mais sucesso ele atinge, fato que impacta diretamente no atendimento ao enfermo e fomenta o erro, a desatenção e o descuido.

Frente a isso, membros do American College of Surgeons responderam um questionário auto-avaliativo com o objetivo de analisar a relação entre a exaustão e o cometimento de erros em procedimentos cirúrgicos. Assim, sabe-se que dos 7.905 cirurgiões, 8,9% responderam se preocuparem em talvez ter cometido um erro médico nos últimos 3 meses, sendo que mais de 70% dos entrevistados atribuíram a falha a fatores individuais. Portanto, concluiu-se, com base nos dados coletados, que os erros no cuidado à saúde estão fortemente relacionados ao grau de esgotamento do cirurgião.

Por outro lado, é considerado imprudência quando o profissional possui total consciência de que a sua ação ou omissão oferece riscos ao paciente e que ela não é cientificamente comprovada, mas mesmo assim a realiza. Ao ser imprudente, o especialista despreza o seu conhecimento científico e efetua o cuidado baseado em saberes populares ou em seus próprios valores e costumes em detrimento do que é aceito pela comunidade científica, consolidando o fenômeno da Pós-verdade, uma corrente socioantropológica em ascensão nos dias atuais.

Como exemplo disso, temos a atuação do Ministério da Saúde (MS) no combate à pandemia do SARS-CoV-2: o MS decidiu oferecer hidroxicloroquina e azitromicina no Programa Farmácia Popular. Esse "kit covid", além de nunca ter sua eficácia cientificamente comprovada de forma devida, foi distribuído de maneira irresponsável e indiscriminada. Somado a isso, custou aos cofres públicos mais de R $250,00 milhões, verba que poderia ter custeado aproximadamente 13 milhões de doses de vacinas contra o novo coronavírus produzido pela universidade de Oxford.

Em contrapartida, a imprudência também decorre do meio em que se insere o profissional, visto que o sistema que o abarca é essencial para a escolha da sua conduta, pois, na maioria das vezes, requer atendimentos cada vez mais ágeis, limitando os diagnósticos e os tratamentos. Essa condição fica evidenciada nos sistemas de saúde em que oferecem a alta antes da completa recuperação hospitalar do doente, na medida em que o paciente internado tende a reduzir o lucro para as instituições, uma vez que aumenta a ocupação permanente dos leitos.

Por fim, a imperícia é causada pelo despreparo do trabalhador, que, por não conhecer as normas técnicas ou por não possuir domínio sobre sua área, procede de forma incorreta e coloca o bem-estar do paciente em risco. Diante disso, identifica-se que as mudanças na dinâmica educacional do país e o surgimento exagerado e inábil de novas instituições de ensino, possuem uma parcela de responsabilidade na deficiência da atual formação dos estudantes. Consequentemente, um número crescente de profissionais despreparados e incapazes para lidarem com os desafios de sua profissão são introduzidos no mercado de trabalho e eventualmente provocam equívocos e falhas, pois não detêm saberes empíricos e práticos fundamentais para a qualidade do serviço prestado.

Frente a essa problemática, a Revista Brasileira de Educação Médica divulgou um estudo produzido pela Universidade de Ciências da Saúde de Alagoas que mostrou que no período em estudo (2000-2019) o número de escolas médicas cresceu em 214,9%. No total, analisaram 337 novos cursos, oferecendo ao todo 34.585 vagas anuais, sendo que a grande maioria apresentou conceito 3 de 5 nos indicadores de qualidade de ensino propostos pelo Ministério da Educação. Conclui-se que o ensino da Medicina no Brasil vem se expandindo, e esta é fundamentalmente privada (65% dos novos cursos) e apresenta indicadores de qualidade mínimos para manutenção do seu funcionamento.

Concomitante a isso, a meritocracia cria bases sólidas na realidade de universitários que possuem certos privilégios, visto que torna rotineiras algumas práticas ilegais do exercício de suas futuras profissões, a exemplo de conduzir procedimentos sem supervisão e de receber benefícios para realizar, sem registro formal, a função atribuída a um servidor. A irresponsabilidade conjunta, do graduando e do graduado, coloca em evidência o desrespeito ao Código de Ética da profissão, a inexperiência e a inabilidade que podem ser cruciais para ceifar uma vida.

Com isso, uma pesquisa envolvendo estudantes de medicina da UFU, através da disponibilização de um questionário para 173 alunos do 6º ao 12º períodos, foi possível comprovar que 23,7% já exerceram a profissão médica. 63,16% dos que estão no último ano do curso já o fizeram e de forma remunerada, 48,78% em hospitais públicos, sendo que 21,96% os realizam ainda com frequência. 46,34% foram indicados por médicos coniventes com tal situação. Somado a isso, 39,03% julgam essas atividades completamente antiéticas e 68,29% totalmente ilegais, mas mesmo assim continuam a exercê-las.

Tendo em vista os crescentes índices de erro no campo da saúde e os consequentes processos judiciais vigentes, uma prática vem sendo bastante difundida na área médica ao longo dos últimos anos: a Medicina Defensiva. Essa nova forma de trabalho propõe que o profissional tome condutas que evitem possíveis interpretações dúbias que sejam passíveis de falha. Nesse sentido, alguns passos podem ser seguidos, como humanizar o atendimento, realizar uma anamnese mais detalhada, preencher de forma adequada o prontuário, solicitar e acompanhar exames, informar ao paciente sobre os procedimentos e realizá-lo após o seu consentimento.

Em suma, essa prática fornece ao especialista uma garantia no que tange suas atividades laborais, haja vista que muitos enfermos tentam se beneficiar à custa de processos e de indenizações. Nesse viés, se o profissional seguir as orientações da medicina defensiva, ele obtém maneiras de se proteger de futuras adversidades judiciais e evita a consolidação de diversos prejuízos que são provocados em sua vida.

Sob outra perspectiva, a exacerbação da insegurança tem provocado nos servidores uma aplicação errônea dos passos apresentados por essa vertente. Como efeito, verifica-se a ampliação nos gastos desnecessários e onerosos com exames e procedimentos que não necessitam de realização, mas que são solicitados com o intuito de salvaguardar o funcionário que realizou o serviço de saúde.

Além da prática da medicina defensiva, outras medidas podem ser tomadas para diminuir os erros entre todos os profissionais da área, como a diminuição da carga laboral, evitando assim o esgotamento mental, o fortalecimento da noção de respeito à ética profissional, o controle da criação de novas faculdades de medicina e a implementação do prontuário eletrônico, visto que alguns estudos trazem essa medida como um meio para compartilhamento de informações entre a equipe multiprofissional atrelada à diminuição de falhas.

Por fim, mesmo com toda a modernização e capacitação que a área da saúde sofreu nos últimos anos, as condutas erradas continuam a se perpetuar, o que é observado pelos altos índices de processos jurídicos destinados ao setor. Dessa forma, é de extrema importância questionar e refletir se essa ampliação é fomentada pelo maior acesso à informação e ao sistema judiciário pela população ou se é devido ao aumento de práticas inadequadas por profissionais que são formados mais inaptos e desqualificados. Só assim, entendendo as lacunas existentes, o Código de Ética, o qual permeia todo profissional da saúde, será respeitado e seguido em sua totalidade, de modo a tornar possível a superação dos obstáculos e entraves que circundam e que dificultam a efetivação do atendimento de qualidade e de excelência.

## REFERÊNCIAS BIBLIOGRÁFICAS

ASSIS, Renato. **Manual da Medicina Defensiva**. Belo Horizonte-MG: Assis Videira Consultoria & Advocacia, 2020. Manual. Disponível em https://www.assisvideira.com.br/v2017/content/uploads/2018/08/MANAL-DA-MEDICINA-DEFENSIVA.pdf. Acesso em: 05 jan. 2023.

ASSIS, Renato. **O que diz o código de ética médica sobre o erro médico?** Belo Horizonte-MG. Assis Videira Consultoria & Advocacia, 2017. Blog. Disponível em https://renatoassis.com.br/o-que-diz-o-codigo-de-etica-medica-sobre-o-erro-medico/#:~:text=O%20Conselho%20Federal%20de%20Medicina,imper%C3%ADcia%2C%20imprud%C3%AAncia%20ou%20neglig%C3%AAncia%E2%80%9D. Acesso em: 05 jan. 2023.

LESSA, Luciana. **Saiba o que é um erro médico e como evitar.** iClinicBlog, 2022. Blog. Disponível em: https://blog.iclinic.com.br/erro-medico/. Acesso em: 05 jan. 2023.

LIMA, Fernando. **Erro médico e responsabilidade civil**. Brasília-DF: CFM/CRM-PI, 2012. Ebook. Disponível em: https://portal.cfm.org.br/images/stories/biblioteca/erromedicoresponsabilidadecivil.pdf. Acesso em: 06 jan. 2023.

VAIDOTAS, Marina; YOKOTA, Paula; NEGRINI, Neila; LEIDERMAN, Dafne; SOUZA, Valéria; SANTOS, Oscar. **Erros de medicação em unidades de pronto atendimento: prontuário eletrônico, barreira eficaz?** Einstein (São Paulo). 2019;17 (4):eGS4282. http://dx.doi.org/10.31744/einstein_journal/2019GS4282. Disponível em: https://www.scielo.br/j/eins/a/gx8BPKYrskHFLr64XFSQfXc/?format=pdf&lang=pt. Acesso em: 05 jan. 2023.

Shanafelt TD, Balch CM, Bechamps G, Russell T, Dyrbye L, Satele D, Collicott P, Novotny PJ, Sloan J, Freischlag J. **Burnout and medical errors among American surgeons**. Ann Surg. 2010 Jun;251 (6):995-1000. doi: 10.1097/SLA.0b013e3181bfdab3. PMID: 19934755.

DE VALÉCIO, Marcelo. **Governo gasta mais R$ 250 milhões para distribuir hidroxicloroquina em farmácias populares.** Disponível em: https://ictq.com.br/politica-farmaceutica/2388-governo-gasta-mais-r-250-milhoes-para-distribuir-hidroxicloroquina-em-farmacias-populares. Acesso em: 8 jan. 2023

JÚNIOR,C. et al. **Expansão de vagas e qualidade dos cursos de Medicina no Brasil: "Em que pé estamos?"**. Revista Brasileira de Educação Médica: RBEM, Alagoas, v.45, n.2, fev.;2021. Disponível em: https://doi.org/10.1590/1981-5271v45.2-20200523. Acesso em: 8 jan. 2023.

capítulo 20

# Omissão de Socorro

Aldo da Silva Oliveira
Ana Carolina Vegas Pena
Ítalo David da Silva
Lis dos Reis dos Santos

A omissão de socorro é um delito sujeito à punição há séculos, de modo que tais formas de penalidade passaram por adaptações que contemplavam suas respectivas sociedades, mas mantendo a premissa de não negar assistência em casos de perigo à vida. A exemplo disso tem-se o código de Manu, um dos textos jurídicos conhecidos mais antigos, que regula condutas da sociedade hindu, o direito egípicio (que punia aquele que, podendo salvar uma vida, não o fazia), além dos romanos e do código sardo-italiano (DE ALVARENGA, 2017). Essa tendência não se perdeu no tempo, tendo as legislações modernas a propensão crescente de se socializarem, transferindo aspectos legais particulares de uma cultura para outra, ou ainda sendo moldes para que, no fim, um ato funcional seja aplicado universalmente, salvaguardando, é claro, as características próprias de cada sociedade (DE FRANÇA, 2013).

Nesse sentido, o sentimento de assistência recíproca, tutelado pela tendência de solidariedade humana, é um exemplo nítido desse processo de socialização de jurisprudências, existindo, porém, não totalmente na forma de lei; mas sim intrinsecamente e de maneira coercitiva à existência e à perpetuação da espécie humana. Algumas legislações, não obstante, entendem que a violação desse sentimento é crime, ao passo que outras interpretam-na apenas como uma contravenção (DE FRANÇA, 2013). No Brasil, a primeira e restrita manifestação jurídica no que tange à omissão de socorro foi em 1890, em o que o código penal estabelecia como infração a omissão de ajuda a recém-nascidos expostos e aos menores de sete anos (DE FRANÇA, 2017).

O código penal vigente, de 1940, aumentou a abrangência do delito de omissão de socorro, além de enquadrá-lo entre os crimes de periclitação da vida e estimular a colaboração entre os homens (DE FRANÇA, 2013). Sendo assim, de acordo com o artigo 135 do Código Penal, para população geral a omissão de socorro se caracteriza por deixar de prestar assistência, quando for possível realizá-la sem que ofereça risco pessoal, a alguma criança extraviada ou abandonada, ou a uma pessoa inválida, ferida ou em grave e iminente perigo de vida. Enquadra-se, também, nessa mesma infração: não pedir socorro à autoridade pública, em caso de impossibilidade de oferecer ajuda por risco próprio (CROCE e JÚNIOR, 2010).

Apesar de o Código Penal instituir a ressalva a respeito do risco pessoal, deve-se pontuar, por outro lado, que a ausência de prestação de socorro não se prende a pequenos danos, bem como comporte-se de forma ligeiramente diferente a depender da natureza profissional de quem presta o auxílio. Ainda que a legislação não exija que o homem transforme-se na personificação do *bom samaritano*, entende-se que algumas ocupações, dado o próprio caráter eventualmente periclitante, acarretam a existência de riscos, como é o caso de salva-vidas, policiais e bombeiros (DE FRANÇA, 2013).

Para a comunidade médica, no entanto, além das leis previstas para a população, há o acréscimo de normas regidas pelo Código de Ética Médica. Nesse mesmo código, o artigo 47 dita que o médico não é obrigado por lei a atender ao paciente que procure seus cuidados profissionais em situações convencionais, porém cumpre-lhe fazê-lo em casos de urgência ou quando não haja na localidade alguém ou algum serviço em condições de prestar a assistência necessária. O médico, por característica da profissão, tem o dever de atender casos de gravidade e urgência onde ele seja o único capaz de auxiliar (CROCE e JÚNIOR, 2010).

Quando a intervenção do médico é necessária para avaliar a gravidade de risco à vítima, mesmo que o profissional esteja distante do local de atendimento, sendo ele o único capacitado para avaliar esse risco, a sua recusa em se deslocar e prestar assistência, sem se assegurar quanto ao perigo, se era ou não de intervenção imediata, configura o delito. O médico, ainda que seja um profissional liberal, quando se encontra na presença de um enfermo em situação grave ou em iminente perigo, haja ou não recursos, não pode se recusar a prestar assistência (nem mesmo alegando estar de folga ou pela falta de pagamento de honorário antecipado) quando não há outro profissional na localidade (CROCE e JÚNIOR, 2010).

Ademais, configura-se o delito de omissão de socorro, a recusa do médico em atender a pessoa reconhecidamente doente, sob a alegação de não ser grave o perigo que corria e de não necessitar de urgente atendimento. Além de receitar remédio a distância, que embora simule uma forma de socorro, não o é, dando margem para que a lei configure como abstenção. Esse procedimento não será considerado ato negligente quando, em virtude de ter consultado o enfermo na véspera, já conhecia o seu estado geral. Ademais, o médico que, viajando, não socorre, na estrada, vítima de acidente de cuja ocorrência tem conhecimento, ou recusa transportá-la em seu veículo ao hospital, incorre como qualquer cidadão no ilícito, porém sua profissão serve para agravar moralmente a situação. A recusa de transporte só não configura o delito caso o enfermo já esteja sendo socorrido por policial ou outra pessoa que pode levá-lo ao hospital (CROCE e JÚNIOR, 2010).

Observa-se que em determinadas circunstâncias é praticamente impossível tolerar a interferência de normas em uma área profissional que demanda fortemente de posicionamentos pessoais e muitas vezes ditados pelas situações da ocasião, tal como a profissão médica o é. Desse modo, nem sempre é fácil entender os processos administrativos referentes ao trabalho e competências médicas. Não são poucas as oportunidades em que as leis e a ética entram em conflito com a consciência e as normas que se personificam na pessoa do administrador e do médico, fazendo com que a profissão seja um local de entraves constantes de dilemas dessa natureza (DE FRANÇA, 2013). Chega a existir ocasiões em que o único moderador dessa crise de conceitos e valores passa a ser o próprio médico que se vê na necessidade de compreender e decidir até onde uma determinada conduta pode proporcionar benefícios para o doente, de modo que, recorrendo apenas ao seu interior e ignorando muitas vezes os preceitos estabelecidos nas normas vigentes, ele age. Instala-se então um direito que a lei não é capaz de outorgar: o direito de salvar.

Considerando que a vida humana é dotada de valor absoluto e admitindo que a missão primordial do profissional médico é salvar vidas humanas, quando sua intervenção é extremamente fundamental e indispensável pode ele se valer dos métodos e técnicas que se fizerem necessários, incluindo seus conhecimentos empíricos e até recursos que venham a contrariar o próprio direito. Nesse sentido, permitir que a lei seja aplicada puramente sem nenhuma consideração excepcional deixando que as normas administrativas sejam aplicadas com frieza absoluta é, definitivamente, omissão de socorro, cabendo ao profissional médico responder legalmente por tal ausência de intervenção (DE FRANÇA, 2013). Proteger um direito ou um bem, ainda que se opondo a uma norma, é compreensível e passível de justificação desde que se objetive protegê-lo de um perigo real que seja iminente e inadiável.

Faz parte do cotidiano do médico a presença de pessoas em potencial risco de vida, sendo tal situação considerada trivial ou recorrente; esse cenário, no entanto, é extremamente raro para um leigo. Apesar de opostas, essas situações não apresentam quaisquer distinções para a lei. Desse modo, ao se deparar em uma situação na qual esteja alguém precisando de ajuda por se encontrar em iminente perigo de vida, as atribuições dada ao profissional médico são idênticas àquelas atribuídas para qualquer outra pessoa. Nas situações em que o profissional médico é solicitado e o perigo iminente de vida é informado por terceiros, a capacidade de estimar a real gravidade da situação fica comprometida na grande maioria das vezes. Os familiares, ao se encontrarem nervosos e em estado de choque, podem exagerar ao relatar a situação, seja por culpa, seja como mecanismo de acelerar a ida do médico até o local em que se encontra o paciente (DE FRANÇA, 2013). Assim, é possível que ocorram fatos considerados gravíssimos para o paciente, mas que sejam despercebidos para os familiares ou outros que, ainda que visivelmente possam assustar, não se caracterizam risco de vida iminente e são potencializados pela vítima guiada por um psiquismo aflorado ou dos membros que estejam presentes. O fato é que nas ocorrências guiadas por desespero e nervosismo, nem sempre é justificável a emergência do chamado; cabendo ao profissional médico ponderar a consciência do perigo.

É pertinente observar, nesse contexto, a atitude do médico assim que lhe é comunicada a ocorrência de um chamado. Debate-se se é nesse instante que ele toma a decisão de ponderar a magnitude do perigo, tendo consciência prévia de que as consequências subsequentes não irão justificar se o perigo era real ou apenas potencial. Consideram-se apenas o preciso instante do chamado e a necessidade de uma intervenção. É mandatório, segundo a lógica, que o médico vá imediatamente socorrer o paciente, com o objetivo de ter uma noção mais precisa do real perigo de vida, visto que, sob nenhuma circunstância, os parentes da vítima teriam condições de descrever com detalhes suficientes e confiáveis as condições clínicas do paciente, seja pela eventual falta de conhecimento técnico para tal ou mesmo pela tendência ao exagero visando a apressarem o momento do socorro.

A pandemia de COVID-19 potencializou os desafios éticos relacionados à omissão de socorro, no que se refere à decisão médica pela assistência imediata. É lógico pensar que, em razão da falta de conhecimento sobre o cenário catastrófico que impunha perigo à vida também do profissional, o Código Penal resguardava o médico da responsabilidade da condução do socorro. Apesar disso, e não estando a periclitância necessariamente arraigada à medicina, é de se pensar que a consciência profissional tenha conduzido o médico ao atendimento de seus semelhantes. Entretanto, a ausência de condições mínimas de trabalho em algumas localidades – percebida pela falta ou ineficiência dos EPIs – fez valer a prerrogativa do texto do artigo 135, fundamentando a negativa do atendimento sem entendê-la como omissão de socorro (DE CARVALHO e AGUIAR, 2020).

## REFERÊNCIAS BIBLIOGRÁFICAS

CROCE, Delton; JÚNIOR, Delton Crone. **Manual de medicina legal**. 8. ed. São Paulo: Saraiva, 2010.

DE ALVARENGA, L. F. C. A Importância Histórica e as Principais Características dos Códigos de Hamurabi e de Manu. **Revista Jurídica Eletrônica da Universidade do Rio Verde**. 2017.

DE CARVALHO, Salo; AGUIAR, Lucas Albuquerque. Limites da responsabilidade na omissão de socorro às vítimas da covid-19. 2020.

DE FRANÇA, G. V. **Direito Médico.** 12. ed. Rio de Janeiro. Grupo Gen-Editora Forense, 2013.

DE FRANÇA, G. V. **Medicina Legal.** 11. ed. Rio de Janeiro. Grupo Gen-Guanabara Koogan, 2017.

capítulo 21

# O Ensino de Ética Médica e Bioética nas Escolas Médicas

NELSON TENÓRIO COSTA
PEDRO HENRIQUE VIANA TEIXEIRA DA ROCHA

**INTRODUÇÃO**

No século XXI, em coadunação com a Organização das Nações Unidas para a Educação, a Ciência e a Cultura (Unesco), a formação acadêmica voltada para uma dimensão humanística, expandindo além do conhecimento técnico dos profissionais de saúde, é a principal prioridade das escolas médicas ao redor do mundo[2]. Tal direcionamento tende a formar um elo entre a ideia hipocrática de estudar a doença para compreender o doente e o atual exercício da medicina, o qual, lamentavelmente, é fruto antigo de uma herança de um modelo educacional preso a parâmetros de eficácia, rentabilidade econômica e voltada para uma quase exclusividade dos aspectos técnicos do estudo da patologia, desvinculando-se, assim, das estruturas sociais e psíquicas do paciente[2].

Sob a óptica de André Hellegers, primeiro diretor do Instituto Kennedy de Bioética no início da década de 70, a ordem de problemas, nos anos subsequentes, apresentaria uma natureza predominantemente ética e cada vez menos de ordem de natureza técnica. Nesse sentido, a importância do entendimento sobre o ensino das disciplinas de ética médica e bioética se tornou primordial para a compreensão e enfrentamento dessas questões impostas ao longo da vida dos profissionais da saúde[4].

**DIFERENÇA ENTRE BIOÉTICA E ÉTICA MÉDICA**

De modo inicial, é fundamental compreender a diferença entre os conceitos de bioética e ética médica no contexto médico para se discutir o seu ensino. Bioética é um termo que surgiu na década de 1970, por Van Rensselaer Potter II, um docente norte americano e pesquisador na área de oncologia que procurou e criou uma terminologia que integrasse a ciência com a ética, caracterizado por uma interdisciplinaridade intrínseca que enfocam as questões referentes à vida humana[9]. Hoje ela abrange as ideias, discursos e práticas que questionam os avanços das técnicas biomédicas, sendo forjada envolvendo valores e princípios morais. Ainda existe muita discussão a respeito dos métodos e objetivos da bioética. Por outro lado, a ética médica é uma parte da ética direcionada aos dilemas morais decorrentes da prática médica, podendo ser apresentada de forma reduzida à deontologia, ou mais restritamente, à deontologia codificada. A deontologia está mais voltada à prática do profissional da saúde, ou seja, os deveres que o médico tem com o paciente, colegas de profissão e a sociedade em geral[7]. Enquanto que a bioética, por ser consequência e resultado dos avanços tecnológicos, filosóficos e culturais, detém uma abrangência maior, tal qual uma filosofia autônoma, referente às todas as manifestações das cogitações éticas que se passam nas ciências da vida, sendo elas no âmbito profissional ou não[1].

## SITUAÇÃO DO ENSINO NAS ESCOLAS MÉDICAS DO BRASIL

Os conhecimentos pertinentes ao ensino da ética médica em território brasileiro datam do final do século XIX com nomes de personagens importantes nos anais da medicina legal/deontologia como Flamínio Fávero, Oscar Freire e outros, que argumentavam sobre as particularidades e atributos morais que o médico necessitaria apresentar para exercitar sua carreira na medicina[2]. A disciplina da ética médica, dentro do curso de medicina, foi inicialmente lecionada na cadeira de medicina legal, com a alegação da relação intrínseca entre a lei e o exercício profissional, que possui caráter deontológico[2].

O início do ensino de ética médica nas faculdades de medicina foi gradual e com número de horas/aula reduzido. Nesse sentido, no Brasil, apenas em 1969, com a Resolução 08/1969 do Conselho Federal de Educação se tornou obrigatório o ensino da deontologia no curso médico, sendo esse o marco inicial de processo sólido de inclusão do tema na formação acadêmica, tendo o intuito de amenizar a desproporção entre o ensino técnico e a ética[6]. Todavia, até perante os dias atuais, o ensino da cadeira de ética médica em sua grande totalidade ainda é associado em conjunto a outras disciplinas, principalmente à, já citada, Medicina Legal, com uma abordagem voltada para a deontologia e o futuro exercício profissional, não enriquecendo a crítica sobre valores e nem a formação de novos médicos humanizados. Portanto, tendo como decorrência desses fatores, a falta de um padrão adequado no ensino, a baixa carga horária envolvida, o desdém dos alunos à temática, além do enfraquecimento consequencial da relação substancial médico-paciente[2,5].

No tocante à bioética, apesar do termo ter a origem histórica vinculada à Potter no início dos anos de 1970. O primórdio das discussões sobre o tema no Brasil se deu, não precisamente, no período de redemocratização política do país, juntamente com a reconquista dos direitos políticos, morais e civis, agregando um elemento revitalizador e adicional para o ensino da temática nas escolas médicas brasileiras, até então restrita majoritariamente ao cumprimento das determinações configuradas e impostas no antigo Código de Ética Médica[8]. Neste momento é estabelecido à medicina, de maneira enfática, o aprofundamento de demandas humanísticas, já que o fator de humanidade deve estar sempre ligado ao respeito e ao conhecimento técnico da arte de ser médico[2].

Algumas instituições adaptam a bioética como uma previsível sucessora da deontologia e ética médica, justamente por proporcionar uma visão mais abrangente, autônoma, do exercício profissional. No entanto, a bioética, hoje, pode ser ratificada mais no tocante a uma complementaridade da disciplina de ética médica[2].

Nessa perspectiva, através da disciplina de Bioética Médica, é estimulada a formação de juízo de valor por parte dos acadêmicos do curso de medicina diante dos dilemas éticos, do avanço tecnológico e suas implicações na sociedade, além de proporcionar discussões e reflexões acerca dos princípios básicos que consolidam a prática profissional do médico[7].

O modelo adotado para o ensino da temática nas escolas médicas brasileiras ainda é marcado pelo predomínio de aulas teóricas que, hoje, vão de encontro à expansão do ensino baseado na prática e na experiência clínica[7]. Nesse viés, esse modo de administração das aulas pode explicar o motivo dos alunos terem a disciplina mais precocemente durante a graduação, renunciando situações reais durante o exercício da medicina, ou mesmo por meio de casos clínicos[7]. Esse fato pode ser um grande responsável pelo desinteresse que os alunos da graduação de medicina têm pela referida disciplina[7]. Esse desinteresse dos alunos contribui para a formação de médicos menos humanizados no futuro, com conhecimento restrito à sua área técnica de formação[7].

A soma desses fatos enraizados no ensino brasileiro reflete diretamente no modo de interação médico-paciente, e observando como consequência, uma fragilização considerável desse vínculo[7].

A fim de entender de maneira mais aprofundada a realidade atual do ensino da ética médica e bioética nos cursos de medicina do Brasil, um estudo realizado em 2016 fez um levantamento de dados disponibilizados nos sites do Ministério da Educação (MEC), da Associação Brasileira de Educação Médica (Abem), das escolas médicas do Brasil e Instituições de ensino superior (IES) que tinham curso em medicina no Brasil com conceitos 4 e 5 no Enade. Por meio dessas informações, conclui-se que, apesar de não terem sido analisadas todas as faculdades de medicina no país, houve um aumento das disciplinas de bioética como disciplina autônoma e também sua incorporação a outras disciplinas associadas, apesar de supor que suas características sejam distintas. Além disso, observou-se que as temáticas bioéticas ainda estão ligadas aos conteúdos de disciplinas normativas como ética médica e deontologia, voltadas para o aspecto técnico da profissão, sem valorizar a formação ética dos futuros médicos[6].

Portanto, observa-se que a partir desse estudo são ratificadas as exposições apresentadas ao longo deste capítulo no que diz respeito à maneira como as disciplinas de ética médica e bioética, apesar de avanços inegáveis, necessitam de mudanças paradigmáticas. É preciso realizar a incorporação por parte dos professores e alunos de novas atitudes diante do conhecimento e à transmissão de valores a fim de formar profissionais cada vez mais preparados para lidar com os dilemas éticos da profissão[4].

## REFERÊNCIAS BIBLIOGRÁFICAS

1. ALMEIDA, A. M. et al. Conhecimento e interesse em ética médica e bioética na graduação médica. **Revista Brasileira de Educação Médica**, v. 32, n. 4, pp. 437-444, 2008.
2. CARAMICO, H. J.; ZAHER, V. L.; ROSITO, M. M. B. Ensino da bioética nas faculdades de medicina do Brasil. **Bioethikos**, v. 1, n. 1, p. 76-90, 2007.
3. DANTAS, F. et al. Ensino da deontologia, ética médica e bioética nas escolas médicas Brasileiras: uma revisão sistemática. **Revista Brasileira de Educação Médica**, v. 32, n. 4, pp. 507-517, 2008.
4. DE SIQUEIRA, J. E. O ensino da ética no curso de medicina. **O Mundo da Saúde**, v. 33, n. 1, p. 8-20, 2009.
5. FERRARI, A. G. et al. Ensino de bioética nas escolas de medicina da América Latina. **Revista Bioética [online]**. v. 26, n. 2, pp. 228-234, 2018.
6. NEVES, W. A. et al. Ensino de bioética nas faculdades de medicina no Brasil. **Revista Bioética**, v. 24, n. 1, pp. 98-107, 2016.
7. OLIVEIRA, G. B.; GUAIUMI, T. J.; CIPULLO, J. P. Avaliação do ensino de Bioética nas faculdades de medicina do estado de São Paulo. **Arq. ciênc. saúde**, p. 125-131, 2008.
8. REGO, S. O Ensino da Ética. In: **A formação ética dos médicos: saindo da adolescência com a vida (dos outros) nas mãos**. Rio de Janeiro: Editora FIOCRUZ, pp. 103-121, 2003.
9. ZANELLA, D. C. et al. Humanidades e ciência: uma leitura a partir da Bioética de Van Rensselaer (V. R.) Potter. **Interface – Comunicação, Saúde, Educação**, v. 22, n. 65, pp. 473-480, 2018.

capítulo 22

# Bioética: Definição e Princípios Fundamentais

Voney Fernando Mendes Malta
Paulo Henrique Alves da Silva

## DEFINIÇÃO HISTÓRICA DA BIOÉTICA

A bioética tem seu surgimento em um contexto de pós-segunda guerra mundial, quando foram revelados ao mundo as atrocidades cometidas à humanos em "nome da ciência" pelo regime nazista alemão, havendo, consequentemente, o julgamento de Nurembergue e a criação do código de Nurembergue, que limitou a forma de realizar estes estudos em humanos. Assim, é cristalizada a ideia de que o desenvolvimento científico não é mais importante que o próprio homem. Além disso, nas décadas seguintes, houveram novos desenvolvimentos científicos que aumentaram ainda mais a importância e a discussão do tema – como a descoberta da estrutura do DNA, o primeiro transplante renal, a criação da pílula anticoncepcional, o primeiro transplante cardíaco e o nascimento do primeiro "bebê de proveta" (CREMERJ, 2006).

Desse modo, o termo "*Bioethics*" (Bioética) é criado em 1971 por Potter, sendo caracterizada pelo mesmo como um método de enfatizar o conhecimento biológico e os valores humanos como fundamentais para atingir um novo e necessário tipo de sabedoria. Neste momento, esta bioética era sobretudo uma "ciência da sobrevivência", almejando uma ética global entre o ser humano e o meio ambiente, com a preservação da biosfera. Entretanto, também adquiriu um segundo significado, o da ética aplicada ao campo biomédico, como foi utilizada pelo Kennedy Institute for Study of Human Reproduction and Bioethics (CREMERJ, 2006; REGO e PALÁCIOS, 2012)

Com isso, pode-se dizer que a bioética, além de ser um ramo da filosofia com definições diversas, possui três funções básicas: a de descrever conflitos; a de criar normas e estabelecer comportamentos reprováveis ou não frente a esses conflitos; e a de proteger os indivíduos, sobretudo os mais fracos, envolvidos em tais conflitos (CREMERJ, 2006).

Em 1979, com a publicação do livro Principles of Biomedical Ethics, Beauchamp e Childress introduzem o "principialismo" à bioética, que agora incorpora quatro princípios "prima-facie" (iguais em importância, devendo ser respeitados em princípio, mas não de maneira absoluta, podendo existir justificativas válidas para seu descumprimento): a "autonomia", a "beneficência", a "não maleficência" e a "justiça" (REGO e PALÁCIOS, 2012).

Embora inicialmente pareça estar restrita a polêmicas do campo médico – como o aborto, a eutanásia, a clonagem e as novas tecnologias que surgirão -, o conceito da bioética se extende por toda prática médica, principalmente quando a "sacralidade" absoluto da vida é afastada do campo médico. Por isso pode ser definida, conforme a *Encyclopedia of Bioethics*, como um estudo sistemático, por meio de metodologias éticas e interdisciplinares, das dimensões morais das ciências da vida e da atenção à saúde (REICH, 1995).

## PRINCÍPIOS FUNDAMENTAIS DA BIOÉTICA

Os autores Tom Beauchamp e James Childress, já citados anteriormente, envolvidos na orientação principialista para entender a bioética, propuseram que a análise ética de cada caso envolvido na clínica e na pesquisa (ou seja, para todos aqueles que se ocupam da saúde das pessoas) seja feita a partir da avaliação de quatro princípios éticos, os quais são: Respeito à autonomia; Beneficência; Não maleficência; e Justiça (CONSELHO FEDERAL DE MEDICINA, 1998; CREMERJ, 2006; REGO e PALÁCIOS, 2012).

Os mesmo autores ainda destacam que esses quatro princípios não devem ser considerados como absolutos e que não deve haver hierarquização deles, a menos que entrem em conflito. Dessa maneira, no caso de conflito entre princípios, o agente moral deve hierarquizá-los, procurando equilíbrio entre o certo e o errado (CONSELHO FEDERAL DE MEDICINA, 1998; REGO e PALÁCIOS, 2012).

### RESPEITO À AUTONOMIA

Para entender o que o princípio de respeito à autonomia abrange, deve-se relembrar alguns conceitos que atingem o respeito pela pessoa e refletir sobre eles.

Assim, a definição de autonomia gira em torno da autodeterminação, do autogoverno, do poder de cada indivíduo tomar decisões que afetem diversos pontos de sua vida, como saúde, integridade físico-psíquica, relações sociais, entre outros (CREMERJ, 2006; REGO e PALÁCIOS, 2012).

Já o indivíduo autônomo é aquele que possui diversas liberdades, como liberdade de pensamento, de decidir, de optar, de ação. O indivíduo possui liberdade de pensamento e de decidir/optar quando é livre para escolher entre as alternativas que lhe são apresentadas sem interferências internas ou externas, livre da influência de outras pessoas. Com isso, é possível perceber que para uma ação autônoma existir, é imprescindível a presença de alternativas de ação, visto que se houver apenas uma alternativa de ação, apenas uma direção a ser seguida, não há exercício da autonomia (CONSELHO FEDERAL DE MEDICINA, 1998; REGO e PALÁCIOS, 2012).

Ademais, a liberdade de ação requer que a pessoa seja capaz de agir conforme as escolhas feitas e as decisões tomadas. A partir desse conceito, entende-se que, em uma pesquisa, o respeito à autonomia dos indivíduos envolve desenvolver condições adequadas para que eles possam escolher livremente entre consentir ou recusar-se a participar da pesquisa (REGO e PALÁCIOS, 2012).

Sendo assim, o princípio de respeito à autonomia engloba reconhecer que é o indivíduo quem deve pensar e fazer suas escolhas de forma autônoma, seguindo seus pontos de vista, seu próprio plano de vida e ação, embasado em crenças, aspirações e valores próprios, independentemente se estão de acordo ou não com o que a sociedade preconiza (CREMERJ, 2006; REGO e PALÁCIOS, 2012).

Além disso, esse mesmo princípio também abrange a necessidade ética de proteção das pessoas que não são autônomas, têm sua autonomia diminuída ou que não podem exercer sua autonomia; protegendo-as contra danos e abusos (CREMERJ, 2006; REGO e PALÁCIOS, 2012).

## BENEFICÊNCIA

O princípio da beneficência visa orientar a ação ética através da promoção do bem estar das pessoas, requerendo ações de natureza positiva objetificando fazer o bem. Um exemplo da prática desse princípio é garantir que os indivíduos e comunidades que participaram de uma pesquisa tenham acesso aos benefícios obtidos por meio dessa pesquisa, ou seja, comunicar o (s) benefício (s) resultante (s) da pesquisa às pessoas e/ou comunidades (CONSELHO FEDERAL DE MEDICINA, 1998; REGO e PALÁCIOS, 2012).

Esses benefícios podem ser de diversas maneiras, como retorno social, acesso aos procedimentos, produtos ou agentes da pesquisa, entre outros (REGO e PALÁCIOS, 2012).

Além da garantia do acesso aos benefícios, o princípio de beneficência também estipula que se faça um balanço ético entre os benefícios e os inconvenientes/danos/riscos atuais e potenciais da pesquisa, sejam eles individuais ou coletivos, procurando estabelecer o balanço mais favorável possível. Assim, deve-se possuir o compromisso de maximizar os benefícios e minimizar os danos; bem como de evitar os danos previsíveis (CREMERJ, 2006; REGO e PALÁCIOS, 2012).

## NÃO MALEFICÊNCIA

O conceito que abarca o princípio de não maleficência é de não causar dano ao outro intencionalmente, evitando o mal. Esse princípio é considerado como tarefa mínima e prioritária da ética (CONSELHO FEDERAL DE MEDICINA, 1998; CREMERJ, 2006; REGO e PALÁCIOS, 2012).

Esse princípio não se restringe a todos os danos, mas somente aos que prejudicam direitos e interesses fundamentais dos indivíduos; um exemplo de dano não abarcado são os procedimentos cirúrgicos médicos, os quais causam danos aos pacientes, mas são validados pelo consentimento dos indivíduos e pelo objetivos benéficos que são procurados, ou seja, Só há justificativa para se causar um dano se estiver em jogo um bem maior e se, em decorrência dele, houver um benefício para o indivíduo (CREMERJ, 2006; REGO e PALÁCIOS, 2012).

## JUSTIÇA/EQUIDADE

O princípio da justiça está voltado ao ato de dar a cada indivíduo o que lhe é devido, com igualdade de tratamento, sempre cuidando de cada pessoa de acordo com o que é moralmente adequado, ou seja, refere-se a equidade na distribuição e no acesso (CONSELHO FEDERAL DE MEDICINA, 1998; CREMERJ, 2006).

A equidade representa dar a cada pessoa o que lhe é devido segundo suas necessidades. A partir desse conceito, incorpora-se a ideia de que as pessoas são diferentes e que, portanto, as suas necessidades também são diferentes (CONSELHO FEDERAL DE MEDICINA, 1988; CREMERJ, 2006).

Dessa maneira, esse princípio prega o respeito ao direito de cada um com imparcialidade (CONSELHO FEDERAL DE MEDICINA, 1998).

Após o entendimento dos quatro princípios, percebe-se que eles são um molde para a atuação ética nas condutas humanas dentro da sociedade, ajudando a moldá-la (CONSELHO FEDERAL DE MEDICINA, 1998; CREMERJ, 2006).

## REFERÊNCIAS BIBLIOGRÁFICAS

CONSELHO FEDERAL DE MEDICINA. **Iniciação à bioética.** Brasília: Conselho Federal de Medicina, 1998.

CONSELHO REGIONAL DE MEDICINA DO ESTADO DO RIO DE JANEIRO (CREMERJ). **Bioética e medicina.** Rio de Janeiro: Navegantes Editora e Gráfica, 2006.

REICH, W. T. **Encyclopedia of Bioethics.** 2 ed. New York: MacMillan, 1995.

REGO, S.; PALÁCIOS, M. **Comitês de ética em pesquisa:** teoria e prática. Rio de Janeiro: Fiocruz, 2012.

capítulo 23

# Princípios Bioéticos e Atividade Médica

José Pedro Cassemiro Micheleto
Karin Araujo Melo
Marcelo Matumoto Shiniti Saito
Leonardo Unzer Massarico Zanotto

## INTRODUÇÃO

A Bioética ("ética da vida") consiste na ciência "que tem como objetivo indicar os limites e as finalidades da intervenção do homem sobre a vida, identificar os valores de referência racionalmente proponíveis, denunciar os riscos das possíveis aplicações" (LEONE; PRIVITERA; CUNHA, 2001).

A Bioética tem como objetivo facilitar o enfrentamento de questões éticas/bioéticas que surgirão na vida profissional (JUNQUEIRA, 2012). Além disso, a bioética tem como função fornecer subsídios para que as pessoas possam refletir e saber como se comportar em relação às diversas situações da vida profissional em que surgem os conflitos éticos.

Existem diversas propostas para estabelecer quais são os critérios (o fundamento, a base) que devem nos orientar nos processos de decisão com os quais podemos nos deparar na nossa vida profissional. Para nós, o fundamento ético é como se fosse a estrutura de um prédio. A fundação do prédio é a estrutura de concreto ou de metal que permite que a construção seja feita e que o prédio permaneça em pé (JUNQUEIRA, 2012). Se esse fundamento não está bem entendido, corremos o risco de não enfrentar de maneira adequada os desafios éticos que a nossa profissão pode trazer (JUNQUEIRA, 2012).

## PRINCÍPIOS DA BIOÉTICA

Os princípios bioéticos foram estendidos à prática médica por Beauchamps e Childress, em *Principles of biomedical ethics* (JUNQUEIRA, 2012).

O primeiro princípio a ser considerado na prática médica é o de beneficência/ não maleficência. A beneficência significa "fazer o bem", e não maleficência significa "evitar o mal". Assim, todo tratamento proposto ou sugerido ao paciente deve reconhecer a totalidade e dignidade do paciente, ou seja, respeitando tanto a técnica quanto o reconhecimento das necessidades físicas, psicológicas ou sociais. Um profissional deve, acima de tudo, desejar o melhor para o seu paciente, para restabelecer sua saúde, para prevenir um agravo, ou para promover sua saúde (JUNQUEIRA, 2012).

Autonomia expressa a capacidade humana de dar-se suas próprias leis, ou ainda, "poder exercido com absoluta independência do sujeito" (SILVA, REZENDE, 2017). Portanto, a autonomia é a capacidade de autodeterminação de uma pessoa, ou seja, o quanto ela pode gerenciar sua própria vontade, livre da influência de outras pessoas. Todavia, para que o princípio da autonomia seja respeitado, é necessário que a liberdade e a informação sejam respeitadas. No caso de dificuldade de expressão da liberdade, é dita que a pessoa possui autonomia limitada.

O princípio da justiça refere-se à igualdade de tratamento e correta distribuição das verbas de estado à saúde e outros setores. Segundo Junqueira (2012), é comum acrescentar outro conceito ao de justiça: o conceito de equidade que representa dar a cada pessoa o que lhe é devido segundo suas necessidades. Assim, é necessário respeitar imparcialmente o direito dos indivíduos. Além disso, a objeção de consciência representa o direito do profissional de recusar o atendimento ou procedimento, mesmo este sendo aceito pelo paciente ou legalizado.

Por fim, vale ressaltar que os princípios bioéticos explanados acima, Beneficência, Autonomia e Justiça devem ser julgadas respectivamente ordem apresentada. Diante de um processo de decisão, devemos primeiro nos lembrar do reconhecimento do valor da pessoa, em seguida, deve-se buscar fazer o bem para aquela pessoa e respeitar suas escolhas (autonomia), por fim, devemos ser justos (JUNQUEIRA, 2012).

## RELAÇÃO ENTRE O PRINCÍPIO DA AUTONOMIA E PRINCÍPIO DA BENEFICÊNCIA

A autonomia se refere "à capacidade que tem a racionalidade humana de fazer leis para si mesma. Significa a capacidade de a pessoa governar-se a si mesma, ou a capacidade de se autogovernar, escolher, dividir, avaliar; sem restrições internas ou externas" (CORREIA, 2002). A autonomia do paciente deve ser considerada como princípio basilar da conduta ética dos profissionais da área da saúde humana, devem estes profissionais respeitar a pessoa do paciente (FORTES, 1998). Portanto, na assistência à saúde, o princípio da autonomia necessita que o indivíduo, sadio ou doente, não se entregue inteiramente aos profissionais de saúde, não renuncie a uma parcela sempre maior de sua liberdade em troca de uma parcela menor de sua própria saúde, ou seja, cabe ao indivíduo acatar ou não a decisão médica. Assim, o respeito a pessoa autônoma pressupõe a aceitação do pluralismo ético-social, além de reconhecer que cada pessoa possui visões e expectativas quanto à própria vida, e que é ela quem deve tomar as decisões seguindo suas convicções, sejam elas orientadas por crenças, aspirações e valores próprios, mesmo quando os valores sejam divergentes dos valores dos profissionais de saúde ou dos majoritários socialmente.

O princípio da beneficência se assenta no reconhecimento do valor moral do outro, e leva em consideração que maximizar o bem do outro, supõe reduzir o mal (SILVA, REZENDE, 2017). Em se tratando da bioética médica, este princípio estabelece que o profissional de saúde deve comprometer-se a avaliar os riscos e os benefícios potenciais – sejam individuais ou coletivos – e sempre perseguir o máximo de benefícios, reduzindo ao mínimo os possíveis danos e risco (SILVA, REZENDE, 2017).

Necessariamente o princípio da autonomia deve ser o critério de maior peso a ser levado em conta na bioética médica. De forma que deve ser assegurado ao usuário dos serviços de saúde sua autonomia, a fim de que seja o critério informador da conduta moral inserida no processo de decisão médica. O profissional da saúde deve tomar consciência de que quanto mais esclarecimentos e orientações foram passadas aos seus pacientes, a escolha destes será realmente racional, livre e consciente (SILVA, REZENDE, 2017). Portanto, a conduta e o tratamento resultam de uma escolha compartilhada, no qual tanto o médico quanto o paciente assumem a responsabilidade pelo procedimento adotado. Um exemplo do compartilhamento de decisão ocorre quando o paciente é diagnosticado com Hipertensão Arterial sistêmica e o médico propõe o tratamento medicamentoso e explica das possíveis complicações do não tratamento medicamentoso e também dos efeitos colaterais das medicações, assim, caso o paciente opte pelo tratamento medicamentoso, ele está ciente das possíveis consequências da Hipertensão Arterial não tratada e também dos efeitos adversos dos fármacos utilizados. Assim, o indivíduo após consultar o profissional da área da saúde, obtidas as orientações e esclarecimentos, não deixa de agir de maneira autônoma e a partir disto, tomar sua decisão de forma livre e esclarecida (SILVA, REZENDE, 2017).

## PRINCÍPIOS BIOÉTICOS E HUMANIZAÇÃO NA FASE FINAL DA VIDA (EUTANÁSIA E CUIDADOS PALIATIVOS)

O processo de humanização em saúde busca resgatar o respeito à vida, incluídas as diversas circunstâncias envolvidas na vida dos indivíduos. O paciente, fora da expectativa de cura, ou seja, em fase terminal, apresenta-se frágil e com limitações de natureza psicossocial, espiritual e física (OLIVEIRA, 2011). Nessa circunstância, a partir do que prescrevem a legislação, os estudos e as pesquisas médicas, surgem várias condutas paliativas. São propostas condutas que podem ser oferecidas, visando, agora, ao alívio da dor e diminuição do desconforto, mas, sobretudo, à possibilidade de situar-se frente ao momento do fim da vida (OLIVEIRA, 2011). Segundo Castro (2001), para que o princípio de autonomia exista na relação paciente-profissional é necessária a independência, vontade e ação do paciente, o que significa controle de sua capacidade ética. Esse princípio depende da revelação cuidadosa da verdade sobre o diagnóstico, estado de saúde, opções de conduta, planejamento e tratamento – e também sobre as expectativas futuras (OLIVEIRA, 2011).

Para Martin (2006), a medicina utiliza sofisticada tecnologia e subestima o confronto do enfermo terminal, impondo-lhe longa e sofrida agonia. Nos pacientes sem possibilidade de recuperação, a utilização de medidas curativas acaba sendo grande complicador nos cuidados paliativos, além de onerosas e sem benefícios, gerando apenas dor e sofrimento, sendo ogrande desafio definir qual paciente se beneficiará do suporte tecnológico, ou seja, distinguir quem tem situação potencialmente curável e aqueles para os quais, em vista da irreversibilidade do processo, as medidas terapêuticas são inócuas (MARTIN, 2006). Dessa forma, deve-se utilizar os princípios bioéticos para nortear qual o cuidado deve ser aplicado ao paciente terminal. Portanto, os cuidados paliativos consistem-se na aplicação de técnicas para maximizar a qualidade de vida do paciente (mesmo em estado terminal), moldadas em conjunto com os princípios da bioética, o que fortalece a relação médico-paciente e família (OLIVEIRA, 2011).

## REFERÊNCIAS BIBLIOGRÁFICAS

LEONE, S.; PRIVITERA, S.; CUNHA, J.T. Dicionário de bioética. Aparecida: Editorial Perpétuo Socorro/Santuário, 2001.

JUNQUEIRA, Cilene Rennó et al. Bioética. 2012.

SILVA, Adriana Campos; REZENDE, Daniela. A relação entre o princípio da autonomia e o princípio da beneficência (e não-maleficência) na bioética médica. Revista Brasileira de Estudos Políticos, v. 115, 2017.

CORREIA, Francisco de Assis. Alguns desafios atuais da bioética. In: PESSINI, Léo; BARCHIFONTAINE, Christian de Paul de (org.). Fundamentos da bioética. 2. ed., São Paulo: Paulus, 2002.

FORTES, Paulo Antônio de Carvalho. Ética e saúde: questões éticas, deontológicas e legais: tomada de decisões, autonomia e direitos do paciente. Estudo de casos. São Paulo: EPU, 1998.

OLIVEIRA, Fernando Toledo et al. Bioética e humanização na fase final da vida: visão de médicos. Revista bioética, v. 19, n. 1, 2011.

Castro DAC. Psicologia e ética em cuidados paliativos. Psicol Cienc Prof. 2001;21 (4):44-51.

Martin LM. A ética e a humanização hospitalar. In: Pessini L, Bertachini L, organizadores. Humanização e cuidados paliativos. 3ª ed. São Paulo: Loyola, Centro Universitário São Camilo; 2006:31-50.

capítulo 24

# Bioética Clínica: a Complexidade da Medicina e os Aspectos Éticos

Ângela Maria Moreira Canuto Mendonça
Gerson Odilon Pereira

A complexidade da Medicina advém dos vários problemas éticos, sobretudo no que diz respeito a relação médico-paciente. Na verdade, tanto a ciência como a organização da saúde e a tecnologia, assim como a formação didática tem como objetivo oferecer aos profissionais da Medicina e dos seus colaboradores o apoio ao doente, quer prevenindo ou curando a patologia, quer reabilitando o paciente ou assistindo-os com cuidados paliativos (SGRECCIA, 2019).

É evidente que a realidade da Medicina na atualidade assume questões não suscitadas no passado. O progresso das especializações foi célere de meados do século passado aos dias de hoje. O que, provavelmente, pode comprometer a visão global do paciente com subvalorização de sua história pessoal. Daí, a bioética clínica surge pela premência em discutir dilemas éticos relacionados a prática médica no contexto saúde e doença, assim como da vida e da morte. A bioética clínica deve ter um longo espaço transversal nos currículos não apenas da Medicina, mas de todas as áreas de saúde. A judicialização de problemas na relação médico-paciente, inclusive com dificuldade de comunicação urge pelo conhecimento e aplicação da bioética. Também, bioeticistas latino-americanos reclamam a necessidade de uma reflexão profunda sobre a vulnerabilidade dos povos subdesenvolvidos, em condições de vida, muitas vezes, inaceitáveis, fazendo um apelo pela relevância da ética social.

Dessa forma, um dos problemas éticos jurídicos que suscitam a discussão na América Latina sobre os Direitos Humanos é o seu caráter universalista, ou relativista que não consideram as especificidades culturais da região. A construção eurocêntrica não permitiria que outras culturas encontrassem a melhor proteção da pessoa humana. Assim, a produção em bioética tanto na Europa Continental tanto quanto na América Latina tende a estabelecer uma aproximação teórica e normativa mais fortalecida com o marco dos Direitos Humanos. Nessa perspectiva, a bioética é pertinente com os Direitos Humanos posto que se insere em questões relacionadas com a saúde, o meio ambiente e o desenvolvimento científico. Deste modo, na área dos dilemas morais as condições que provocam a existência da desigualdade e vulnerabilidade social também se relacionam com o público, quer dizer com as decisões tomadas pelo Estado (BISCIONI el al., 2023).

Em resumo, os autores BISCIONI et al. (2023) ao considerar as especificidades históricas e políticas que contribuem para os conflitos da bioética na América Latina indicam uma lista explicativa e que não se propõe a englobar a totalidade, mas os problemas teóricos e práticos que devem merecer atenção nas futuras investigações, quais sejam: ausência de leis nacionais especialmente voltadas a defesa dos direitos humanos; a predominância de uma visão consumista nos cuidados em saúde; a hegemonia da teoria principialista; resolução de conflitos na bioética clínica em detrimento dos Direitos humanos; excesso de paternalismo médico associado a cultura autoritária; ausência de participação de pacientes nas deliberações coletivas e individuais que afetam a sua saúde; ausência de medidas de proteção de dados e intimidade de pacientes frente as novas estruturas tecnológicas.

A história da bioética clínica coincide com a dos direitos humanos intensificada após as atrocidades nos campos de concentração e no pós Segunda Guerra Mundial, com a violação total de qualquer direito. Inúmeras experiências em nome da ciência foram feitas em pessoas, com o sacrifício da própria vida. Também, o bombardeio atômico dos Estados Unidos sobre as cidades de Nagasaki e Hiroschima no Japão evidenciou o poder do conhecimento sobre o extermínio humano. Desse modo, os Direitos Humanos se estabeleceram como forma de gerar obrigações para os estados com o objetivo de manter as suas leis e a dignidade. Já a bioética surgiu, inserida no campo científico, com o intento de proteger a pessoa humana frente aos riscos derivados do desenvolvimento científico e tecnológico (ARCHER L., 2006)

Os Direitos humanos foram pactuados mundialmente mediante consensos que se encontram na DECLARAÇÃO UNIVERSAL DE DIREITOS HUMANOS das Nações Unidas (1948) e se especificam nos Pactos Internacionais (1966) de Direitos Civis e Políticos e dos Direitos Sociais, Econômicos e Culturais. Os últimos debates sobre a validade dos Direitos Humanos pode situar-se nos seguintes fundamentos: filisóficos, morais, jurinaturalistas, positivistas, individualistas, utilitaristas e dialógicos (BISCIONI el al., 2023).

As questões contemporâneas, muitas, produzidas pelo intenso desenvolvimento científico, geram, constantemente, a necessidade de uma tomada de decisão, em geral, complicada. No entanto faz-se necessário que o médico tenha sido preparado para lidar com elas. Assim, são os casos de interrupção da gestação em caso de anencefalia, morte encefálica, possibilidade da gestação a fim de gerar um filho para ser compatível com o outro que tem uma patologia e necessita de transplante, possibilidade da escolha genética por filhos saudáveis, o destino dos embriões excedentes em pesquisas com células tronco, gravidez na adolescência, possibilidade de gestação utilizando o sêmen de companheiro já falecido entre outras tantas situações.

## GESTAÇÃO COM FETO ANENCÉFALO

Uma gravidez de anencéfalo é uma descoberta traumática para a família, principalmente para a gestante. A discussão ética sobre a interrupção ou manutenção da gestação em casos de fetos anencéfalos passou para âmbito jurídico no país, e, apenas em 2012, foi votado no Supremo Tribunal Federal que o aborto do feto anencéfalo não constitui crime. Após essa votação, o Conselho Federal de Medicina, por meio da Resolução CFM 1.989/2012, regulamentou a importância de um diagnóstico preciso, por meio de exame ultrassonográfico após 12 semanas de gravidez e laudo assinado por dois médicos capacitados, garantindo, portanto, o direito da gestante de interromper a gestação a qualquer momento ou de mantê-la até o termo, com acompanhamento pré-natal de alto risco (CONSELHO FEDERAL DE MEDICINA, 2012).

A gestação de um feto anencéfalo traz sérias consequências a mulher pois a gestação é de alto risco, devido ao desenvolvimento de polidrâmio, que acomete 30 a 50 % desses casos. A polidramnia está associada ao descolamento prematuro da placenta, a hemorragias no pós-parto por atonia uterina e a embolia de líquido amniótico, bem como outras condições que elevam o risco da morbimortalidade materna. Além de a gestação levar a riscos, a exposição a um parto, sendo ele vaginal ou cesariana se associa a complicações. Além disso, são consideradas as taxas demasiado elevadas de mortalidade intraútero além do sofrimento da mulher e de sua rede de apoio (BORGES JÚNIOR et al., 2022).

## DIGNÓSTICO GENÉTICO PRÉ-IMPLANTACIONAL

Permite uma análise antecipada das características do embrião e da sua possível viabilidade. Consiste na seleção de embriões com fins terapêuticos, ou seja, na

escolha de embriões hígidos e que apresentem compatibilidade genética com um irmão acometido de doença de difícil resolução terapêutica. Essa técnica é conhecida popularmente como "bebê medicamento". Este procedimento gera inúmeras discussões a respeito da responsabilidade familiar e da dignidade da pessoa humana e suscita vários questionamentos: os genitores estariam agindo conforme esses princípios? A criança não tem autonomia de escolha? No Brasil não há uma legislação específica para esses casos. Já o Conselho Federal de Medicina, diante dessas questões, antecipou-se através da Resolução n. 2.168/2017, que permite o uso do Diagnóstico Genético Pré-Implantacional no Brasil, ou seja, a seleção de embriões compatíveis para casais com filho já nascido e acometido de doenças genéticas, com o objetivo de
transplante de células-tronco e doação de órgãos. Ressalta-se que o uso da técnica é proíbida para a sexagem de embriões, visando a escolha do sexo para fins não medicinais (CONSELHO FEDERAL DE MEDICINA, 2017) (PAHL. DA SILVA VIEIRA, 2023)

## SELEÇÃO DE EMBRIÕES

Considerada como um dos maiores avanços da ciência nos últimos anos, a técnica de edição gênica, conhecida pela sigla CRISPR/Cas9 (clustered regularly interspaced short palindromic repeats), garantiu, de forma simples, acessível, rápida e eficiente a manipulação do DNA humano, possibilitando assim maior conhecimento das doenças genéticas no que diz respeito ao diagnóstico, prevenção e proposta de novas alternativas terapêuticas. Dessa forma, ela constitui ferramenta revolucionária no mapeamento de doenças graves, de caráter hereditário e, na maioria das vezes, incurável.

Seu papel não se limita às doenças hereditárias, mas é muito mais abrangente uma vez que a edição gênica pode interferir na resistência do sistema imunológico favorecendo o combate aos agentes etiológicos de diferentes doenças infecciosas graves. Inicialmente restrita à linhagem de células somáticas (sem potencial para gerar gametas), a edição gênica, a partir de 2015, tem também sido considerada na linhagem germinativa possibilitando manipulação de sequências do DNA de embriões humanos. Esse processo impacta não só o indivíduo como seus descendentes o que faz avultar, ainda mais, as implicações de caráter biomédico, bioético e legais. Sua contribuição para a compreensão da gênese das doenças genéticas e do desenvolvimento embrionário humano é inquestionável. Com os avanços tecnológicos ela tende a ser conduzida de maneira cada vez mais segura, gerando riscos aceitáveis e gerenciáveis, garantindo benefícios que superam os danos. Desse modo, alterações indesejáveis como o mosaicismo e as mutações "off – target", deverão ser abolidas ou cada vez menos frequentes. Embora ainda não exista consenso global no sentido de não se permitir a modificação gênica de células germinativas humanas, o progresso inquestionável da ciência nessa área tem potencial para superar as inúmeras adversidades impostas pelas limitações e restrições que o tema impõe. Sua proibição representa um retrocesso inquestionável. Argumentos teóricos devem ser considerados, respeitados e avaliados dentro de valores éticos bem fundamentados mas não devem constituir empecilhos incontornáveis. Diálogos interdisciplinares serão sempre necessários e desejáveis no sentido de ponderar as regras já existentes, delineando e estabelecendo novos paradigmas objetivando promover as adequações pertinentes (Actualidad Jurídica Iberoamericana Nº 9, agosto 2018, ISSN: 2386-4567, pp. 202-223. TRINDADE, G. – Modulação gênica em embriões humanos)

## EMBRIÕES EXCEDENTÁRIOS

No Brasil, assim como no mundo de uma maneira geral surgem as questões do início da vida e do descarte de embriões. Da mesma forma que a ciência abre novas possibilidades com a fertilização artificial novos dilemas éticos são enfrentados no dia a dia de médicos e profissionais da saúde. Referente ao embrião excedentário, aquele que não foi implantado no útero materno, a Resolução do Conselho Federal de Medicina nº 1.358/92 veda o seu descarte, apresentando a limitação da fecundação de embrião ou a sua adoção, como possíveis soluções. A Lei brasileira de Biossegurança n 11.105/05, em seu artigo 5º, permite que para fins de pesquisa que, aqueles embriões não utilizados, desde que sejam inviáveis, ou que estejam congelados há mais de três anos, mesmo que não haja permissão, também não há expressa vedação ao descarte de embriões humanos excedentários ou não. O Supremo Tribunal Federal, na ADI 3510, julgou constitucional a Lei de Biossegurança supra referida permitindo as pesquisas com células-tronco embrionárias. Há um prazo estipulado para a conservação desses embriões ditos excedentários. O prazo é de três anos e, pode ser prorrogados por mais três. Sendo que quando os embriões humanos não forem doados eles podem ser destruídos, isso viola as normas Constitucionais de Portugal, do Brasil e do Direito Internacional Comunitário. No entanto, se for considerado o fato de que a pessoa é o único ser que tem capacidade de se auto determinar, pois em cada genoma humano há uma alma, conforme preconiza Estela Barbas, ao afirmar que o ser humano sofre uma permanente construção que transcende a si próprio, goza de autonomia, liberdade, racionalidade, poder de se autodeterminar, como um ser único, indivisível e irrepetível, um todo e não um meio para atingir um fim, uma realidade transcendente para o Direito, a Economia, a Política, a Ciência e a Historia, onde a integridade do genoma humano participa na dignidade da pessoa. Daí emerge a pergunta: poderia o embrião humano ser classificado ou considerado excedentário? (BARBAS, S. M. de A.N., 2007)

O congelamento de embriões humanos por longo tempo, e até mesmo por tempo indeterminado, bem como sua destinação para pesquisas cientificas ou puro descarte, além de ser um pensamento e uma prática abortista, causam graves e sérias consequências jurídicas, morais, criando um descompasso entre a ciência e a justiça ao permitir a fecundação de embriões excedentários. A questão atinge de fato não só Portugal e o Brasil, mas o direito de milhares de embriões fere o direito à vida, nosso bem maior a ser tutelado juridicamente, provocando a fertilização in vitro um massacre com a morte de inúmeros embriões humanos, e contribuindo como causa de aborto embrionário em números jamais atingidos (O DESCARTE DE EMBRIÕES HUMANOS EXCEDENTÁRIOS Dissertação para a obtenção do grau de Mestre em Ciências Jurídicas Orientador: Professor Doutor Diogo José Paredes Leite de Campos. Autor: Jucélia Geraldo Andrighi Número do Candidato: 20151530. Mestre em Direito, especialidade Ciências Jurídicas, pela Universidade Autónoma de Lisboa, Abril, 2018)

## GRAVIDEZ NA ADOLESCÊNCIA

O país pleno de desigualdades sociais e que, ainda, não conseguiu progredir muito diante desse grave problema que atinge as mulheres adolescentes, é o mesmo que distribui verbas públicas para os milionários Fundos Partidários. De acordo com ABERA et al (2021) a gravidez na adolescência é um problema social. A maior parte de vítimas de violência sexual são crianças, adolescentes e mulheres em países em desenvolvimento. A violência sexual está associada a determinantes sociais, como má governança, normas culturais, sociais e de gênero, desemprego, baixa renda, desigualdade de gênero e oportunidades educacionais limitadas. Fatores como a ausência de um ou ambos os pais ou ser criado por um padrasto, conflitos parentais, adversidade familiar, falta de controle parental têm sido associadas a um maior risco de abuso sexual na adolescência. O estupro resulta em aproximadamente 32.000 gravidezes indesejadas a cada ano

No estudo realizado no Rio de Janeiro-Brasil houve predominância de gestação na adolescência em mulheres que fizeram pré-natal no serviço público. Pesquisas afirmam que a assistência pré-natal proporciona melhores resultados da gravidez em todas as mulheres de qualquer faixa etária, e, principalmente, na adolescência. As adolescentes, geralmente, possuem cuidados pré-natais inadequados, pelo tempo tardio de procurar assistência e comparecimento em menos consultas. As consultas necessitam de um olhar holístico e individual a fim de reconhecer e responder às necessidades díspares das adolescentes grávidas (PONTES, B.; BAPTISTA QUITETE, J.; DE CARVALHO CASTRO, R.; CORDEIRO FERNANDES, G.; DE JESUS, L.; CARDOSO TEIXEIRA, R.). Factors related to pregnancy in adolescence: reproductive profile of a group of pregnant women/ Fatores relacionados a gravidez na adolescência: perfil reprodutivo de um grupo de gestantes. Dados do Sistema de Informações sobre Nascidos Vivos (Sinasc) revelam a evolução da cobertura da atenção pré-natal no Brasil refletindo na importância do Sistema Único de Saúde (SUS) (WONG SHEE A. et al., 2021)

## POSSIBILIDADE DE GESTAÇÃO UTILIZANDO O SÊMEN DE COMPANHEIRO JÁ FALECIDO

A medida que a ciência avança novos desejos, aspirações, dilema, e conflitos também surgem e novas concepções, soluções, enfrentamentos a luz da bioética e do biodireito também são suscitadas. No Brasil, a despeito de não haver legislação específica sobre o tema, percebe-se claramente que o Código Civil admite a possibilidade, ao prever a presunção de paternidade no caso de reprodução homóloga e heteróloga póstuma. Seguindo essa linha, o Conselho Federal de Medicina, pela Resolução n. 2.168/2017, deixa claro que a reprodução post mortem somente é possível se houver a autorização expressa do cônjuge/companheiro, que pode até ser verbal, diante da omissão legislativa sobre, deixando o problema da demonstração de sua existência para a prova se houver questionamento judicial a respeito disso. De toda forma, ainda que exista a manifestação de vontade expressa no sentido de se autorizar a reprodução após a morte, o fato é que, tal como está hoje na Lei e regulamentos, não há qualquer limite de validade para essa declaração de vontade, o que também pode se tornar fonte de problemas do ponto de vista bioético e de direito. Interessante notar, que, no campo dos negócios jurídicos, principalmente das obrigações, a manifestação de vontade não pode ser considerada eterna ou perpétua, havendo sempre um limite temporal para a produção dos seus efeitos. Seja como for, temos, que havendo essa autorização expressa, a reprodução post mortem é permitida, tanto na modalidade homóloga, quanto na heteróloga (RIBEIRO, J. de O. X. et al 2021) E, consequentemente, gerará a presunção de paternidade, na forma do art. 1.597, incisos III, IV e V, do Código Civil, com a consequente lavratura do registro da criança (BRASIL. Conselho Federal de Medicina. Resolução n. 2.168, de 21 de setembro de 2017). Adota as normas éticas para a utilização das técnicas de reprodução assistida – sempre em defesa do aperfeiçoamento das práticas e da observância aos princípios éticos e bioéticos que ajudam a trazer maior segurança e eficácia a tratamentos e procedimentos médicos –, tornando-se o dispositivo deontológico a ser seguido pelos médicos brasileiros e revogando a Resolução CFM nº 2.121 (DIÁRIO OFICIAL [DA] REPÚBLICA FEDERATIVA DO BRASIL, BRASÍLIA, 10 NOV. 2017. BRASIL. LEI FEDERAL N. 10.406, DE 10 DE JANEIRO DE 2002. INSTITUI O CÓDIGO CIVIL. DIÁRIO OFICIAL [DA] REPÚBLICA FEDERATIVA DO BRASIL, BRASÍLIA, 11 JAN. 2002. BRASIL. LEI FEDERAL N. 11.105, DE 24 DE MARÇO DE 2005). Regulamenta os incisos II, IV e V do § 1º do art. 225 da Constituição Federal, estabelece normas de segurança e mecanismos de fiscalização de atividades que envolvam organismos geneticamente modificados – OGM e seus derivados, cria o Conselho Nacional de Biossegurança – CNBS, reestrutura a Comissão Técnica Nacional de Biossegurança – CTNBio, dispõe sobre a Política Nacional de Biossegurança – PNB, revoga a Lei nº 8.974, de 5 de janeiro de 1995, e a Medida Provisória nº 2.191-9, de 23 de agosto de 2001, e os arts. 5º, 6º, 7º, 8º, 9º, 10 e 16 da Lei nº 10.814, de 15 de dezembro de 2003, e dá outras providências (DIÁRIO OFICIAL [DA] REPÚBLICA FEDERATIVA DO BRASIL, BRASÍLIA, 28 MAR., 2005).

Ao se relacionar todas as questões, advindas em sua maioria, das descobertas tecnológicas e científicas. Assim, depreende-se a necessidade de se fomentar e desenvolver a bioética no Brasil e no mundo. Desde conflitos aterradores como a guerra da Síria e da Rússia-Ucrânia até o entendimento real de uma situação conflituosa junto ao paciente e aos familiares, o aprimoramento dos conhecimentos em bioética, certamente, se não for a solução para todos os dilemas da humanidade, será o caminho para uma vida menos desigual e mais salutar para todos os seres vivos.

## REFERÊNCIAS BIBLIOGRÁFICAS

ABERA L, ALIYE A, TADESSE K, GUTA A. Magnitude of child sexual abuse and its associated factors among high school female students in Dire Dawa, Eastern Ethiopia: a cross-sectional study. Reprod Health. [Internet]. 2021 [cited 2023 mar 05]; 18 (224). Available from: https://dx.doi.org/10.1186/s12978-021-01277-7

AMARAL,W.N.Revista Bioética Cremego [recurso eletrônico]/Conselho Regional de Medicina do Estado de Goiás. – Vol. 4, no. 2 (2022). – Goiânia: Cremego, 2022

BARBAS, S. M. de A. N. – Direito ao Genoma Humano (1ª ed.), 2007.

ARCHER, L. Da Genética a Bioética.Associação Portuguesa de Bioética. Serviço de Bioética e Ética Médica. Gráfica de Coimbra, LDA, 2006.

BISCIONI, D. N.; ROCHA DA CUNHA, T..; ALBUQUERQUE, A. Bioética y Derechos Humanos en una mirada latinoamericana. **Revista de Bioética y Derecho**, *[S. l.]*, n. 57, p. 227–241, 2023. DOI: 10.1344/rbd2022.55.37449. Disponível em: https://revistes.ub.edu/index.php/RBD/article/view/37449. Acesso em: 5 mar. 2023.

BRASIL. Diário Oficial [da] República Federativa do Brasil, Brasília, 10 nov. 2017.

BRASIL. Lei Federal n. 10.406, de 10 de janeiro de 2002. Institui o Código Civil. Diário Oficial [da] República Federativa do Brasil, Brasília, 11 jan. 2002. BRASIL. Lei Federal n. 11.105, de 24 de março de 2005.

BRASIL. CONSTITUIÇÃO FEDERAL 1988. Regulamenta os incisos II, IV e V do § 1º do art. 225.

BRASIL. Diário Oficial [da] República Federativa do Brasil, Brasília, 28 mar. 2005.

CONSELHO FEDERAL DE MEDICINA. RESOLUÇÃO CFM nº 1.358/1992.

CONSELHO FEDERAL DE MEDICINA. Resolução CFM nº 1.989 de 14 de maio de 2012.

CONSELHO FEDERAL DE MEDICINA. A Resolução CFM nº 2.168/2017.

O DESCARTE DE EMBRIÕES HUMANOS EXCEDENTÁRIOS. Dissertação para a obtenção do grau de Mestre em Ciências Jurídicas Orientador: Professor Doutor Diogo José Paredes Leite de Campos. Autor: Jucélia Geraldo Andrighi Número do Candidato: 20151530. Mestre em Direito, especialidade Ciências Jurídicas, pela Universidade Autónoma de Lisboa, Abril, 2018)

PAHL, M.; DA SILVA VIEIRA, I. P. "Bebê medicamento" e os conflitos éticos a respeito do Diagnóstico Genético Pré-Implantacional com base na Resolução do Conselho Federal de Medicina n. 2.168/2017. **Monumenta – Revista de Estudos Interdisciplinares**, v. 3, n. 5, p. 188-215, 18 jan. 2023.

WONG SHEE A, FRAWLEY N, ROBERTSON C, MCKENZIE A, LODGE J, VERSACE V, NAGLE C. Accessing and engaging with antenatal care: an interview study of teenage women. BMC pregnancy childbirth. [Internet]. 2021 [cited 2023 mar 04];10 (1). Available from: 10.1186/s12884-021-04137-1.)

RIBEIRO, J. de O. X..; HORVATH JÚNIOR, M..; MARCHETTI FILHO, G. F.. REPRODUÇÃO HUMANA ASSISTIDA POST MORTEM: UMA BREVE DISCUSSÃO SOBRE SEUS ASPECTOS BIOÉTICOS, JURÍDICOS E PREVIDENCIÁRIOS. **Revista Direitos Fundamentais & Democracia**, [S. l.], v. 27, n. 3, p. 170–196, 2022. DOI: 10.25192/issn.1982-0496.rdfd.v27i32189. Disponível em: https://revistaeletronicardfd.unibrasil.com.br/index.php/rdfd/article/view/2189. Acesso em: 3 mar. 2023.)

SGRECCIA, E. Manual de Bioética, Fundamentos e Ética Biomédica. 1 ed. Principia, Cascais, 2009.

TRINDADE, G. Modulação Gênica. Actualidad Jurídica Iberoamericana Nº 9, agosto 2018, ISSN: 2386-4567, pp. 202-223.

capítulo 25

# Ética Médica e a Formação do Médico

ALLANA BANDEIRA CARRILHO
HÉLEN RODRIGUES DA ROCHA
ISABELLA ELIZIARIO DA SILVA NOBRE
VITÓRIA MARIA FERREIRA DA SILVA

## RESUMO

Ser ético diz respeito à disposição de um comportamento guiado por princípios de integridade, dignidade e respeito humano no exercício da sua profissão. Na medicina, a ética na prática diz respeito à humanização no atendimento, bem como ao cumprimento dos limites legais que regulamentam a profissão, os quais estão especificados no Código de Ética Médica. O médico generalista necessita de um perfil pautado em princípios éticos, de maneira a possuir atitudes críticas e humanísticas que estejam orientadas para o respeito ao paciente e exercício da cidadania. Assim, a população é melhor assistida por médicos conscientes de suas responsabilidades durante os atendimentos (CAMARGO; ALMEIDA; MORITA, 2014).

## INTRODUÇÃO

A ética pode ser definida como a teoria, investigação ou explicação de um tipo de experiência humana. Nesse sentido, questões éticas têm sido cada vez mais debatidas, seja na filosofia, economia, política ou na formação e atuação das mais diversas profissões, pois estas são um reflexo da complexidade que envolve as relações sociais, culturais e ideológicas.

Na prática médica, a ética abrange as relações sociais com ênfase em três aspectos essenciais: a relação médico-paciente, a relação dos médicos com os profissionais que atuam com ele e com a sociedade. Nesse viés, o relacionamento mais discutido e que gera conflitos é entre aquele que cuida (o médico) e aquele que precisa de cuidados (o paciente). Isso se deve, em parte, pelo equilíbrio que o médico precisa encontrar entre o princípio de não prejudicar, ou seja, harmonizar os limites entre utilidade, benefício, risco e dispêndio; de preservar a equidade na relação ao ser capaz de distinguir e tratar de maneira desigual aqueles que vivem em desigualdade na sociedade; de manter a autonomia do paciente frente a suas escolhas de tratamento e encontrar formas de amenizar o sofrimento mediante a isso; o sigilo e o respeito à vida.

No Brasil, diversos fatores trouxeram à tona a importância da ética na formação do médico. No entanto, o mais marcante foi a criação do Sistema único de Saúde (SUS) que pôs em evidência a necessidade de uma formação ética para a classe médica que fosse capaz de atender os princípios da universalidade, integralidade e equidade de maneira que valorizasse as características socioculturais de cada indivíduo de modo humanizado. Em contrapartida, a reforma universitária que ocorreu no Brasil em 1968 sofreu grande influência do modelo flexneriano. Em síntese, a proposta do educador estadunidense, Adam Flexner, preconizava uma medicina biologicista voltada exclusivamente para a doença sem considerar os aspectos sociais da saúde, uma formação laboratorial no ciclo básico e hospitalar no ciclo clínico, estímulo a disciplinaridade, ou seja, um modelo de educação massificador, reducionista, hospitalocêntrico, passivo e individualista. Assim, mesmo após a instituição do SUS, a formação ética médica ainda tem resquícios de um ideal de saúde que não atende as necessidades da população e forma médicos que não estão preparados para lidar com as mais diversas questões éticas que podem encontrar devido a uma grade curricular que supervaloriza a formação biológica em detrimento da social.

## METODOLOGIA

O presente estudo, trata-se de uma revisão de literatura realizada através da base de dados scielo, utilizando as palavras-chaves: ética, formação médica e profissional médico, associadas ao operador booleano AND. Foram incluídos no estudo, os periódicos com conteúdo gratuito e dos últimos dez anos, e descartados aqueles em que o título, resumo e texto completo, não estavam relacionados com o objetivo da pesquisa.

## RESULTADOS

Em 1º de maio de 2019 entrou em vigor o novo Código de Ética Médica (CEM) por meio da Resolução CFM 2.217/2018, o qual traz a regulamentação do conjunto de normas a serem seguidas pelo profissional médico a partir de respaldo moral e legislativo, resguardando os seus direitos e deveres. Os Conselhos Regionais de Medicina são responsáveis pela fiscalização da atuação ética do profissional médico. Desse modo, as condutas que vão de encontro às normas vigentes estão sujeitas à imputação punitiva prevista em lei. Nesse sentido, é válido salientar a importância da leitura e discussão do CEM, bem como sua interpretação e aplicação (SANCHEZ; FRAIZ, 2022).

Diante disso, a necessidade de bom amparo curricular é essencial para o estudante de medicina, o qual precisa ser orientado sobre como agir em casos de conflitos éticos, e para isso precisa conhecer as leis e regras que ditam sua profissão. Dessa forma, durante a formação médica é importante interpretar e aplicar os conhecimentos regidos pelo CEM. Entretanto, o elevado número de denúncias contra médicos recebidos pelos Conselhos Regionais de Medicina revela um reflexo da deficiência educacional durante a graduação, a qual possui uma carga horária restrita que limita a capacidade do médico de tratar o paciente em sua totalidade, de maneira a reduzi-lo à técnica (CAMARGO; ALMEIDA; MORITA, 2014).

A estrutura curricular do curso de medicina não aborda de forma satisfatória o conteúdo relacionado a ética, haja vista a carga horária insuficiente, e abordagem muitas vezes maçante e monótona do tema, não estimulando o aluno a buscar o aprofundamento no assunto. Além disso, na maioria das escolas médicas no Brasil há a falta de uma disciplina independente, sendo muitas vezes parte da disciplina de Medicina Legal, ou de Saúde Coletiva. A partir disso, associado a metodologia inadequada aplicada nas universidades, soma-se a ausência de interesse por parte dos estudantes de pesquisar de maneira extracurricular em eventos, congressos, publicações científicas e meios de comunicação digital, o que restringe o seu conhecimento sobre o importante tema (CAMARGO; ALMEIDA; MORITA, 2014).

Os ensinamentos éticos ensinados no decorrer da formação médica influenciam e impactam a prática profissional. Durante a faculdade, os assuntos extensos e densos das matérias consomem muito tempo dos estudantes, e dessa forma, a disciplina relacionada à ética é trabalhada com tempo reduzido. Ou seja, para a execução da atuação médica com qualidade, o estudante precisa, na maioria das vezes, se aprofundar por conta própria no assunto e procurar atualizações, o que se não for feito pode resultar em má prática e, inclusive, processos relacionados ao erro médico (SANCHEZ; FRAIZ, 2022).

O Ministério da Educação (MEC) institui as Diretrizes Curriculares Nacionais do Curso de Graduação em Medicina, de forma a explicar as determinações da formação do médico generalista, em que determinam em seu Artigo 3 que o médico deve possuir uma formação geral, humanista, crítica, reflexiva e ética, sendo capaz de trabalhar nos distintos níveis de atenção à saúde, promovendo ações de promoção, prevenção, recuperação e reabilitação da saúde, possuindo sobretudo responsabilidade social e defesa da saúde integral do ser humano. Ou seja, além do conhecimento sobre as condutas e saber se posicionar em cada caso, a abordagem ética também se inclui na função do médico, que deve desempenhar seu trabalho com responsabilidade social, tendo como fim o bem-estar do paciente (BRASIL, 2014). As diretrizes curriculares, no entanto, constituem-se apenas em uma indicação, uma recomendação, já que, no Brasil, as universidades gozam de autonomia que é definida na Lei de Diretrizes e Bases da Educação Nacional (OLIVEIRA, 2010).

Embora seja dever das organizações de ensino propiciar um ambiente favorável ao desenvolvimento moral, a forma tradicional de ensino desestimula e impede o pleno desenvolvimento da formação ética e moral dos estudantes, não formando profissionais capacitados o suficiente para enfrentar dilemas éticos, entre outros desafios da carreira profissional. Ou seja, tais lacunas na formação médica são prejudiciais e carecem de uma reforma ou reestruturação da grade horária curricular de graduação, em que possibilite novas abordagens de propostas baseadas nos princípios éticos (CASTRO; PEREIRA; BATAGLIA, 2022).

## CONSIDERAÇÕES FINAIS

Conclui-se que a ética é a porta de entrada para formação de profissionais médicos mais solidários e humanos. Contudo, através da leitura dos artigos para esta revisão de literatura, foi avaliada que mesmo a matéria ética compondo a carga horária do curso de medicina, ainda é inversamente proporcional a formação de médicos que não conhecem o Código de Ética Médica ou que agem de forma negligente e imprudente.

Logo, é necessário que a disciplina Ética na formação médica seja aplicada de forma mais prolongada e mais didática no curso de medicina a fim de instruir profissionais médicos com uma visão mais humanística na relação médico-paciente e conduzir a não só olhar a doença, mas o paciente como todo.

Com isso, os médicos devem ser competentes na realização do atendimento e acompanhamento dos indivíduos. Pois para o doente seguir o tratamento prescrito, é fundamental que ele compreenda o diagnóstico e o tratamento, e execute as orientações do profissional. Dessa forma, é de suma relevância que o médico esteja ciente de suas atribuições, principalmente para evitar conflitos na relação médico-paciente com consequente judicialização da saúde, pois é indispensável para o profissional ter conhecimento do Código de Ética Médica para garantir um posicionamento adequado e um manejo correto do paciente (PARENTE, 2022).

Segundo Paulo Freire, somos seres condicionados e não determinados, ou seja, é possível incentivar o conhecimento e prática médica na disciplina ética no curso de medicina, mediante constituição de um espaço de estudo nas faculdades de medicina que promovam a reflexão sobre valores, decisões, responsabilidade da prática médica, visto que uma forma mais didática contribui para uma maior adesão dos estudantes, além de favorecer mudanças na responsabilidade social do médico e das instituições médicas.

## REFERÊNCIAS BIBLIOGRÁFICAS

BRASIL. Institui Diretrizes Curriculares Nacionais do Curso de Graduação em Medicina e dá outras providências. **Resolução nº 3, de 20 de junho de 2014**, p. 8-11, 2014.

CAMARGO, Aline; ALMEIDA, Margareth Aparecida Santini de; MORITA, Ione. Ética e bioética: o que os alunos do sexto ano médico têm a dizer. **Revista Brasileira de Educação Médica**, v. 38, p. 182-189, 2014.

CASTRO, Marcio Rodrigues de; PEREIRA, Alexandre de Araújo; BATAGLIA, Patrícia Unger Raphael. Competencia moral y educación médica en la contemporaneidad: un estudio brasileño. **Revista Bioética**, v. 30, p. 575-588, 2022.

GOMES, Annatália Meneses de Amorim; MOURA, Escolástica Rejane Ferreira; AMORIM, Rosendo Freitas. O lugar da ética e bioética nos currículos de formação médica. **Revista Brasileira de Educação Médica**, v. 30, p. 56-65, 2006.

OLIVEIRA, Ana Maria de. Bioética e as diretrizes curriculares nacionais do curso de medicina. **Revista Brasileira de Saúde Materno Infantil**, v. 10, p. s303-s309, 2010.

PARENTE, Natália Campos et al. Profissionalismo médico como competência formativa: evidências no currículo e nos significados atribuídos por alunos do internato em Saúde da Família. **Revista de APS**, v. 25, 2022.

SANCHEZ, Thays Helena Barbosa; FRAIZ, Ipojucan Calixto. Ética médica e formação do médico. **Revista Bioética**, v. 30, p. 284-299, 2022.

capítulo 26

# Ética na Relação com os Colegas e com a Equipe de Saúde

Aryane Vitória Emídio Gomes
Dayane da Silva Santos
Emilly Stéphanie Pereira Feijó

## INTRODUÇÃO

Uma relação ética entre os profissionais de saúde é importante não só para o convívio harmônico entre eles, mas também para a realização de um melhor desempenho e conduta terapêutica para o paciente. A presença de regras e normas, bem como a hierarquia e o respeito entre os profissionais, quando seguidas de maneira racional, têm o poder de evitar diversos conflitos. No entanto, um dos maiores desafios nessas relações é a falta de diálogo e de confiança entre as diversas categorias profissionais (PIMENTEL, 2017).

## LIDERANÇA NA EQUIPE DE SAÚDE

Embora tenha sido reconhecida a importância da ética entre os prestadores de cuidados da saúde para que se tenha uma correta prestação de serviço, pouco ainda se discute sobre esse tema na literatura. Uma maior atenção foi dada às relações profissionais no ambiente de trabalho após a chamada revolução técnico--científica, a qual fez surgir um novo olhar sobre como essas relações são premissas básicas para uma oferta de serviço de maior qualidade em diversas áreas (PIMENTEL, 2017).

As equipes de saúde são instigadas a seguir regras e normas, bem como a obedecer às hierarquias e lideranças. Essa liderança, quando apta a compreender os desejos e necessidades dos diversos profissionais, é também capaz de evitar conflitos. Esses conflitos podem surgir por diversos motivos, como por exemplo de forma destrutiva, quando pessoas desejam seu cargo ou apenas destituir o poder do líder. Tais ações requerem um controle maior dessas relações entre profissionais para que o respeito entre as diferenças continue preservados (PIMENTEL, 2017).

## RELAÇÃO ÉTICA ENTRE MÉDICOS

Referente à relação entre médicos, a melhor estratégia para se manter uma relação harmônica com os demais colegas é aplicar aquilo de que gostaria para si. Durante a década de 50, atender um colega médico, um estudante de medicina, um enfermeiro ou seu familiar era um prestígio. Porém, no presente não é bem assim, pois os contatos tornaram-se superficiais ou inexistentes e nem sempre se consegue manter uma relação de confiança (PIMENTEL, 2017).

Há, atualmente, muitas falhas na comunicação entre médicos. Isso acontece, por exemplo, entre cirurgiões e anestesistas durante uma avaliação pré-operatória. Além disso, há médicos que não se sentem obrigados a agradecer pelo atendimento prestado pelo colega ou, ainda, estudantes que são cobrados pelos professores nas consultas, ferindo os ensinamentos hipocráticos e criando uma nova forma de atuar pautada em desrespeito e desconsideração entre colegas, favorecendo, inclusive, o julgamento de colegas baseados em normas próprias (PIMENTEL, 2017).

Portanto, é notória a necessidade de se estimular a comunicação e habilidades interpessoais, uma vez que para um atendimento de excelência é fundamental tanto a interação médico-paciente quanto a relação entre a equipe (PIMENTEL, 2017).

## RELAÇÃO ÉTICA ENTRE MÉDICOS E ENFERMEIROS

A existência de uma relação ética entre os profissionais da saúde, principalmente entre médicos e enfermeiros é importante para o trabalho em equipe no atendimento ao paciente, refletindo diretamente no desempenho e na condução terapêutica para o processo de cura de seus pacientes. A relação médico-enfermeiro é determinante na qualidade do atendimento, sendo crucial a comunicação, a colaboração, o respeito e a confiança entre esses profissionais (PIMENTEL, 2017).

O principal fator para a dificuldade no relacionamento interprofissional é devido à falta de habilidade e confiança entre eles (ZOBOLI, 2004). Por muito tempo o trabalho dos enfermeiros esteve preso ao dos médicos, pois dependiam de sua autorização, nos tempos atuais, os enfermeiros têm autonomia em diversos aspectos para realizar alguns trabalhos sem a obrigatoriedade da autorização ou presença médica. No entanto, a forte presença da ideologia hierárquica da medicina tradicional faz com que médicos se sintam superiores aos enfermeiros, impedindo o diálogo entre a equipe de saúde (PIMENTEL, 2017).

Com a falta de diálogo, muitos médicos desenvolvem uma baixa tolerância a críticas sobre sua conduta ética e profissional; além disso, sentem-se ameaçados e temem ser percebidos como incompetentes e perderem sua autoridade profissional. Por esse motivo, não é raro ver relatos de alguns exercendo seu papel de forma tirana e abusiva, com ofensas verbais e palavras de conotação sexual, sobretudo porque há a predominância da questão de gênero entre os homens médicos e as mulheres enfermeiras (PIMENTEL, 2017).

## RELAÇÃO ENTRE PROFISSIONAIS NA ESTRATÉGIA SAÚDE DA FAMÍLIA (ESF)

A prática na Estratégia Saúde da Família (ESF) deve ser compreendida como uma unidade, cujos acontecimentos são compartilhados pelos diversos componentes da equipe (FERRAZ, 2022). Isso é importante não só por se tratar de uma estratégia para garantir a eficácia do serviço ofertado, mas também para aumentar o grau de satisfação e produtividade entre a equipe multiprofissional (FRANCISCHINI, 2008).

Porém, a execução de tais preceitos ainda é um desafio, visto que a ESF é formada por diferentes categorias profissionais, cada uma com seus bens internos específicos. Portanto, essa unidade deve ser considerada pelo ponto de vista tanto individual de cada categoria, quanto pela prática multidisciplinar (FERRAZ, 2022).

A organização do trabalho representa, muitas vezes, um risco para o desenvolvimento da prática de excelência. Por esse motivo, para que se tenha um cuidado centrado na pessoa, é imprescindível que se conjugue o conhecimento científico, as habilidades técnicas e as normas legais das profissões às relações interpessoais (FERRAZ, 2022).

## PROPOSTAS PARA MELHORAR AS RELAÇÕES ENTRE PROFISSIONAIS

Pacientes necessitam de uma equipe multiprofissional ética, humana e consciente de modo que a forma com que o processo terapêutico é conduzido se torna determinante para a sua efetividade. Quando há redução dos conflitos entre os profissionais, os pacientes apresentam maior probabilidade de melhora e são menos suscetíveis à morte, tendo em vista que a equipe passa a atingir um nível de colaboração focado no cuidado e na busca de uma solução mais assertiva para o paciente (PIMENTEL, 2017).

Para que esse objetivo seja alcançado, a comunicação entre a equipe aliada ao controle das emoções por cada componente exerce um papel fundamental. Os profissionais, principalmente médicos, que muitas vezes passam a acreditar serem superiores à equipe, precisam melhorar a forma como se comunicam com os outros profissionais, de forma com que todos se ouçam, respeitem as diferentes opiniões, dialoguem e busquem em conjunto a melhor conduta para o paciente (PIMENTEL, 2017).

Sugere-se, então, criar nas unidades de saúde momentos destinados à escuta e às discussões sobre dificuldades na prática, com o intuito de possibilitar a fala das diversas categorias profissionais sobre emoções, valores morais e sentimentos, a fim de reduzir os obstáculos para um atendimento de excelência, bem como para um ambiente harmônico de trabalho pautados na ética (FERRAZ, 2022).

## CONCLUSÃO

Portanto, a prática das equipes de saúde sob a ótica ética permite identificar que os profissionais são agentes morais pautados em valores e virtudes na busca pelo bem interno individual, como também por uma prática harmônica com os demais prestadores de cuidados. Para isso, deve-se estimular o diálogo, reconhecimento, respeito e gratidão entre as diferentes categorias profissionais, como forma de fortalecimento da equipe e, consequentemente, uma melhor prestação de serviço e conduta terapêutica, a qual resulta em maior satisfação tanto para os profissionais, quanto para o usuário.

## REFERÊNCIAS BIBLIOGRÁFICAS

1. FERRAZ, C.M.; CARAM, C.S.; BRITO M.J. A ética da virtude na prática da equipe de saúde da família. **Acta Paul Enferm.** 2022. DOI: http://dx.doi.org/10.37689/acta-ape/2022AO02831.

2. FRANCISCHINI, Ana Cristina; MOURA, Sônia Dalva Ribeiro Peres; CHINELLATO, Magda. **A importância do trabalho em equipe no programa saúde da família**. Investigação, v. 8, n. 1-3, 2008. DOI: https://doi.org/10.26843/investigacao.v8i1-3.62.

3. PIMENTEL, Déborah. **Relações e conflitos éticos na prática de médicos e enfermeiros**. Conselho Federal de Medicina, 2017.

4. ZOBOLI, Elma Lourdes Campos Pavone; FORTES, Paulo Antonio de Carvalho. Bioética e atenção básica: um perfil dos problemas éticos vividos por enfermeiros e médicos do Programa Saúde da Família, São Paulo. **Cadernos de Saúde Pública**, v. 20, p. 1690-1699, 2004. DOI: https://doi.org/10.1590/S0102-311X2004000600028.

capítulo 27

# A Ética Médica e as Novas Tecnologias na Área da Saúde

Hapitaglo Rian da Silva
José Carlos dos Santos Valentim
Lissane de Oliveira Vanderlei
Monica Martins de Souza

## RESUMO

A inovação em saúde significa encontrar novas formas de trabalhar, prestar serviços ou adotar tecnologias, cuja finalidade é melhorar a qualidade do sistema de saúde, ao mesmo tempo que se reduzem os desperdícios e os custos. Assim, o objetivo do texto, através de autores selecionados no campo da Filosofia e da Sociologia, é mostrar os aspectos filosóficos e éticos da falta de acesso de alguns pacientes a novas tecnologias, além da importância de se analisar os meios utilizados para esse avanço tecnológico, o que prejudica a qualidade e a efetividade de tais métodos de saúde hodiernos.

**PALAVRAS-CHAVE:** Ética; Acesso; Tecnologia em saúde.

## INTRODUÇÃO

A sociedade atual é marcada pela característica de possuir desenvolvimento tecnológico sem precedentes, corroborando com o fato de haver uma demarcação das tecnologias em diversos marcos históricos e fases vividas pela humanidade. Essa realidade deriva da elaboração de técnicas novas e do aperfeiçoamento de técnicas já existentes. Dessa forma, surgiram ferramentas do contexto cotidiano, tais quais o automóvel e os computadores, assim como ferramentas que auxiliam na manutenção da saúde dos indivíduos, entre elas estão as vacinas, fármacos e próteses. Assim, o modo como o homem interage com o seu meio é impactado pelos meios tecnológicos, pois eles o ajudam diminuindo os esforços e ajudando a solucionar dificuldades que não poderiam ser resolvidas ou teriam solução difícil.

A saúde, entendida como o estado de bem-estar completo do indivíduo, não somente a ausência de enfermidades, conta com a finitude biológica e da fragilidade humana, gerando um efeito de procura por alternativas para prolongamento da vida e cura de doenças. Devido a isso, são observados investimentos maciços na área da saúde, que vão desde a facilitação de acesso à informação e comunicação, até à criação de robôs cirúrgicos e máquinas que auxiliam em procedimentos médicos.

Um dos exemplos que marcam o uso de tecnologias no âmbito da saúde é o de telemedicina, marcada pela execução da profissão médica com o uso de ferramentas audiovisuais de comunicação interpessoal em situações em que a distância ou a possibilidade de contágio por certas patologias seja um fator em que o contato direto é preponderantemente negativo, superando a necessidade de haver contato entre o médico e o paciente. A telemedicina inclui teletriagem, teleconsulta, telediagnóstico, telecirurgiagia, *telescreening* e telemonitoramento, sendo um mecanismo que facilita os meios de cuidado, todavia, também está condicionada ao acesso e à manipulação correta das redes tecnológicas pela população, além de fatores como segurança das plataformas digitais em relação à confidencialidade das informações compartilhadas durantes as sessões.

Entretanto, a produção científica que fornece meios de facilitar a execução de atividades e fornecer melhor qualidade de vida para a população não atinge todas as camadas sociais e povos da mesma forma, criando um contexto de desigualdade de acesso e de problematização que repercute na promoção de saúde populacional, assim, surgindo a necessidade de um olhar mais crítico para o campo da avaliação tecnológica.

## METODOLOGIA

Tal estudo utiliza como fonte de referência a base de dados disponibilizada pelo Google Acadêmico, em que foram utilizadas as palavras- chaves: "aspectos éticos, falta de acesso e tecnologia em saúde" sem o uso de um conectivo ou booleano para título de pesquisa. No presente material estão presentes informações de cunho gratuito referentes a artigos publicados entre o ano de 2000 e 2020 relacionados com o tema do capítulo e que foram redigidos por instituições públicas brasileiras.

## RESULTADOS

A ciência e a tecnologia são ferramentas indispensáveis para o progresso e para a transformação do mundo, das relações e dos costumes. No campo das ciências da saúde, as inovações tecnológicas facilitam a comunicação entre profissionais, com os pacientes, bem como permite intervenções à distância e provê melhorias nas técnicas diagnósticas e de cura.

A ética é uma proposta a favor do bem-comum. Dessa forma, não pode ser destoante das necessidades individuais e coletivas. Conforme FRANÇA, as novas tecnologias em saúde necessitam de uma ordem ditada pela deontologia e moldada em regras de conduta que balizem os deveres e obrigações dos seus agentes, principalmente quando esta nova ordem permitiu uma mudança nunca imaginável.

O incremento das inovações tecnológicas vem sendo feito de uma forma pouco crítica quanto ao acesso que a população em geral terá a elas, como o caso da Telemedicina. De acordo com SCHRAMM & ESCOSTEGUY (2000), uma questão relevante no campo da saúde diz respeito a como alocar de maneira justa os recursos disponíveis. A tecnologia propicia melhorias nos processos de saúde, porém também torna os procedimentos caros e complexos. De fato, tais avanços não estão disponíveis de forma universal, pois os serviços estão restritos a uma parcela dos que precisam. Dessa forma, há um embate baseado no princípio da justiça de o que fornecer e para quem, visto que problemas morais sérios surgem quando os objetivos não são alcançados devido aos conflitos de interesses que impedem o acesso às tecnologias a amplas camadas populacionais, tornando-o assim uma fonte de injustiças.

Ademais, outro tema relevante a ser discutido é a questão da qualidade da avaliação tecnológica. Nesse contexto, segundo GOODMAN (1992), muitos métodos que podem ser empregados para avaliação tecnológica – tais como: ensaios clínicos randomizados, estudos observacionais, metanálise, avaliação de efetividade, estudos de variação de práticas, análises de custo-efetividade, cenários futuros, desenvolvimento de consensos, análise de decisão, simulação e análise de impacto social – têm se qualificado, de forma inadequada e com baixo poder explicativo, como avaliação tecnológica. Afinal, para o mesmo autor, embora o papel dos ensaios clínicos constitua o método padrão para avaliar a eficácia de tecnologias em saúde (por apresentar menor possibilidade de vieses), eles são insuficientes para uma avaliação tecnológica consistente, logo, para uma tomada de decisão socialmente sustentável.

Para exemplificar isso, para DONABEDIAN (1988), *o campo da avaliação tecnológica tem se confundido com o da avaliação de qualidade*, pois, apesar que haja muito em comum entre os dois campos, devido aos evidentes impactos da tecnologia sobre a "qualidade" amplamente entendida, em sentido mais técnico, a avaliação tecnológica visa avaliar a performance da tecnologia, ao passo que a avaliação de qualidade refere-se à extensão do campo definido pelas várias situações em que a tecnologia é usada. Isso porque, para LIBERATI (1997), a avaliação tecnológica em saúde está preocupada com o impacto e as consequências da assistência e das decisões das políticas sanitárias, no caso de tecnologias novas esta ponderação se dá em situação de incerteza, visto que os dados são incompletos.

Consequentemente, opta-se, muitas vezes, por avaliar as consequências da assistência por inferência a partir das tecnologias em saúde vigentes. Todavia, tal procedimento tem sofrido numerosas críticas por ser frequentemente influenciado por considerações políticas e econômicas, que interferem na isenção da avaliação. Assim, é indubitável que, devido às interfaces com a avaliação da qualidade, a avaliação tecnológica deve simultaneamente garantir a fidedignidade dos dados, a fim de poder explicitar o nível de evidência que existe por trás de cada conclusão e recomendação, e responder às necessidades das partes interessadas nos efeitos da tecnologia em pauta, ponderando os conflitos de interesses em jogo e os efeitos sociais da tecnologia.

Em síntese, para SCHAWARTZ (2007), as inovações provocaram mudanças profundas nas atividades de trabalho e nas categorias socioprofissionais, ao passo que alteraram-se competências criando novas exigências, novos problemas de compatibilidade, de tradução técnica e jurídica, problemas institucionais e econômicos. Desse modo, criou-se a necessidade de conhecimentos relativos ao funcionamento, à técnicas de produção, à regulação do trabalho e à formulação de normas, acompanhados de estudos eficientes, adaptação e regulação.

## CONSIDERAÇÕES FINAIS

Portanto, corroborando com os fatos supracitados, o desenvolvimento de novas tecnologias ou até o aperfeiçoamento das estruturas mais arcaicas pelo homem, objetivando melhorar o desempenho dos seus serviços no âmbito da saúde e, assim, permitir uma maior qualidade de vida, não é disponibilizado de maneira igualitária para todos os membros da sociedade. Isso porque não são todas as classes sociais que conseguem ter acesso aos mesmos recursos ou acompanhar as inovações tecnológicas projetadas no meio científico. Desse modo, visando atingir os preceitos éticos, faz-se necessário que a aplicação da modernização na área médica seja estruturada por diretrizes baseadas na Deontologia, de forma que a justiça e a equidade estejam presentes.

Além disso, é notório que até mesmo o processo da criação tecnológica muitas vezes abre margem para ruptura da ética médica, uma vez que a avaliação de parte dessas ferramentas conta com testes clínicos de limitado potencial para provar seus benefícios, possíveis malefícios e efetividade, sobretudo a longo prazo. Desta forma, a prática "pura e santa" predita no juramento de Hipócrates e que rege a ética médica fica a mercê da casualidade das consequências futuras dessas tecnologias. Por conseguinte, métodos mais eficientes para verificar a praticabilidade e indubitabilidade desses novos artifícios médicos são constantemente requeridos.

## REFERÊNCIAS BIBLIOGRÁFICAS

DE FRANÇA, Genival Veloso. Ética e tecnologia em ações de saúde.

SCHRAMM, Fermin Roland; ESCOSTEGUY, Claudia Caminha. Bioética e avaliação tecnológica em saúde. **Cadernos de Saúde Pública**, v. 16, p. 951-961, 2000.

SCHAWARTZ, Y, Durrive L. Trabalho e ergologia – conversas sobre a atividade humana. Niterói (RJ): EdUFF; 2007.

GOODMAN, C., 1992. It's time to rethink health care technology assessment. *International Journal of Technology Assessment in Health Care*, 8:335-358.

DONABEDIAN, A., 1988. The assessment of technology and quality. A comparative study of certainties and ambiguities. *International Journal of Technology Assessment in Health Care*, 4:487-496.

Tecnologia, inovação tecnológica e saúde: uma reflexão necessária. Jorge Lorenzetti, Letícia de Lima Trindade, Denise Elvira Pires de Pires, Flávia Regina Souza Ramos.

# capítulo 28

# Ética em Ginecologia

Catarine Fortunato Ferraz
Rayane Oliveira do Nascimento
Amanda Karoline da Silva Pedrosa

A Ginecologia é a segunda especialidade mais exercida no Brasil. A área trata das fases mais significativas da vida (crescimento, reprodução e envelhecimento), desta forma, tende a enfrentar dilemas éticos imprevistos em cada avanço do conhecimento médico, e, por conseguinte, é alvo de muitas denúncias. Quando a formação médica é insuficiente, certamente os riscos aumentam, uma vez que a obtenção do diploma não caracteriza o final do estágio de aprendizagem, sendo necessários três anos de residência médica e, em seguida, o concurso para obtenção do Título de Especialista (BOYACIYAN, 2018).

Os estudos acerca da saúde da mulher e seu desenvolvimento envolvem o universo da ginecologia. A partir dessa área, os aspectos éticos e bioéticos são de suma relevância para o âmbito acadêmico, haja vista que pesquisas sobre assuntos potencialmente polêmicos, provocam vários questionamentos. As implicações referentes à ética e à bioética na área ginecológica protegem os princípios gerados pela Declaração Universal sobre Bioética e Direitos Humanos. Entretanto, ainda há a necessidade de serem discutidos os aspectos inerentes à bioética e à ética nessas áreas, a fim de garantir a proteção integral da saúde humana feminina (VIEIRA et al, 2020).

Dentre os princípios fundamentais para uma boa relação médico paciente estão a autonomia a qual delibera sobre o direito das pessoas decidirem acerca de questões que envolvam o seu corpo, munidas de informações prestadas pelo médico o qual deve informar e esclarecer sobre as opções existentes para quaisquer tratamento (MUNÕZ, D.R.; FORTES, P.A.C, 1998); a beneficência, na qual o médico deve garantir que o ato médico será benéfico para o paciente aliada ao princípio da não-maleficência que visa reduzir os danos e os efeitos adversos no tratamento e, por fim, a Justiça garantindo o acesso das pessoas aos serviços de saúde (CREMESP et al, 2018). Com isso, o médico deve apresentar a competência profissional, ser sincero com as pacientes, obedecer ao sigilo profissional (privacidade/confidencialidade), manter apropriado relacionamento, destinar tempo adequado às consultas, facilitar o acesso de pacientes, atualizar continuamente os conhecimentos, ser transparente nos conflitos de interesse e, acima de tudo, ter responsabilidade profissional (CREMESP et al, 2018).

Todos esses princípios éticos e bioéticos, bem como a responsabilidade do profissional médico, devem ser efetivamente aplicados em todas as etapas da vida da mulher, incluindo a adolescência, que tem seu início marcado pela menacme. A OMS, afirma que atender bem uma adolescente, é sinônimo de criar uma nova geração de mulheres sadias física e psicologicamente e, consequentemente, bem integradas na sociedade. É nessa fase que o profissional tem papel fundamental nas orientações a respeito de relações sexuais, métodos contraceptivos, Infecções Sexualmente Transmissíveis, mudanças corporais e sobre assuntos sobre assédio e consentimento. É fundamental que a paciente esteja envolvida em todos os assuntos e estabeleça uma relação médico – paciente sólida, de modo que a confiança seja o ponto principal da mesma (CREMESP et al, 2018).

A Ginecologia é uma das especialidades médicas com maior número denúncias e processos contra a má prática médica, então, fica evidente a importância da responsabilidade médica nessa área. Situações de plena normalidade podem se transformar rapidamente em quadros graves, colocando em risco a vida do paciente. Os erros em Ginecologia ocorrem em proporções geométricas, é uma conduta ou diagnóstico pouco adequada pode gerar situações alarmantes e de difícil controle.

Segundo dados obtidos pelo CREMESP em 2018, mais de 40% de todas as queixas ginecológicas referem-se a crimes sexuais. Esses crimes são registrados na forma de assédio sexual, onde o médico obtém vantagem da hierarquia ali estabelecida, utilizando da confiança depositada pela paciente no profissional e da prática de procedimentos clínicos para obter vantagens sexuais, ferindo, dessa forma, tanto a integridade física e moral da mulher quanto o comprometimento da relação médico-paciente do caso em questão e de outros atendimentos. Os casos, se complicam ainda mais visto que muitas denúncias não costumam ocorrer ou quando ocorrem acabam não sendo devidamente reconhecidas, muito pelo status do profissional na sociedade e fortalecidas pela diversas formas de discriminação e violência praticadas contra as mulheres (CREMESP, 2011).

É importante lembrar que, além dessa queixa principal citada acima, a cobrança de honorários médicos indevida ou exorbitante e a quebra da relação médico paciente, também ocupam os índices mais altos. O mais chocante nesses dados é que, de todos os casos concluídos e julgados, em média, apenas 18% sofreram alguma condenação, dentre elas censura pública e cassação (CREMESP et al, 2018).

Para além da relação médico – paciente, também é necessário ressaltar a importância do cumprimento de ética pessoal por parte do profissional, acerca da realização de procedimentos que devem ser feitos exclusivamente pelos médicos e não delegados a outros profissionais, no cumprimento dos seus horários de trabalho, visto que em determinados hospitais a especialidade de ginecologia por vezes é solicitada na forma de urgência e emergência desses locais (CREMESP et al, 2018).

Considerando as discussões fica claro que os profissionais de saúde devem se guiar pelos princípios bioéticos da beneficência e não maleficência, destacando a importância de sempre estarem atualizados sobres as principais implicações éticas e sociais discorridas em nível nacional e internacional. Desta forma, todos os direitos das pacientes serão preservados.

Para minimizar o risco, todo especialista deve investir na relação médico-paciente sendo fundamental dar atenção e principalmente ouvir o doente, adotando um caráter mais vulnerável. Por fim, vale lembrar os desígnios de Hipócrates "de acordo com meu poder e discernimento, promoverei práticas para o benefício do doente e evitarei o prejudicial e o errado" (CREMESP et al, 2018).

## REFERÊNCIAS BIBLIOGRÁFICAS

Boyaciyan, Krikor. Ética e Ginecologia e Obstetrícia. In: Ética e Ginecologia e Obstetrícia. 2018. p. 352-352.

Cremesp, Cadernos. Ética em ginecologia e obstetrícia. 2018.

Vieira, Lorena Tassara Quirino et al. Ética em ginecologia e obstetrícia. Revista Bioética Cremego, v. 2, n. 2, p. 25-29, 2020.

Muñoz Dr, Fortes, PAC. O Princípio da Autonomia e o Consentimento Livre e Esclarecido. In: Costa SIF, Oselka G, Garrafa V, organizadores. Iniciação à Bioética. Brasília, DF: Conselho Federal de Medicina; 1998. p. 53

Ética em ginecologia e obstetrícia. 5ª edição/Organização de Krikor Boyaciyan. São Paulo: Conselho Regional de Medicina do Estado de São Paulo, 2018.

Conselho Regional de Medicina do Estado de São Paulo. Estatísticas da Seção de Denúncias de Janeiro de 1995 a Março de 2002. São Paulo. 2002.

Ética em ginecologia e obstetrícia. 4ª edição/Organização de Krikor Boyaciyan. São Paulo: Conselho Regional de Medicina do Estado de São Paulo, 2011. 300 p.

capítulo 29

# Ética em Obstetrícia

Igor Fernando de Melo Cavalcante
Lethícia de Oliveira Carvalho
Mariana de Souza Pordeus
Marília Rocha Lira Pereira

## PRINCÍPIOS BIOÉTICOS

Na busca de superar alguns dilemas existentes na área de Saúde, surgiu um modelo de análise bioética de grande aplicação da área clínica: o "Principialista", o qual propõe quatro princípios bioéticos fundamentais, que são a Autonomia, Beneficência, Não-Maleficência e Justiça.

O princípio de Autonomia requer que indivíduos aptos a deliberar sobre suas escolhas pessoais devam ser tratados com respeito pela sua capacidade de decisão. Assim, quaisquer condutas médicas precisam ser autorizadas pelo paciente. No que se refere às mulheres, o princípio da Autonomia enfatiza o importante papel que devem adotar na tomada de decisões quanto aos cuidados de sua própria saúde. Neste ponto, os médicos deverão observar a vulnerabilidade feminina, questionando expressamente sobre suas escolhas e respeitando suas opiniões.

Quanto ao princípio de Beneficência refere-se à obrigação ética de maximizar o benefício e minimizar o prejuízo. Este princípio se assemelha ao da Não--Maleficência, o qual estabelece que a ação do médico deva levar ao menor prejuízo ou agravos à saúde do paciente (ação de não fazer mal). Por fim, o princípio da Justiça estabelece como condição fundamental a equidade, obrigação ética de tratar cada indivíduo conforme o que é moralmente correto e adequado (BOYACIYAN, 2018).

## DIREITOS DA GESTANTE

De modo a garantir um envolvimento que considere aspectos emocionais, humanos e culturais no processo gestacional, a integralização do cuidado com a gestante e a criança objetiva o acompanhamento detalhado. Como garantia de atenção às gestantes, as leis surgem como suporte de forma a manter o cuidado assistencial alinhado com o bem-estar durante toda a gestação. Além disso, a legislação mostra-se de maneira informativa a fim de garantir a autonomia da gestante frente às práticas ditas como proscritas ao permitir que reivindiquem boas práticas gestacionais (Ministério da Saúde, 2013).

Antes do parto, a gestante deve ser acolhida com respeito e dignidade sem discriminação de cor, orientação sexual, religião, idade ou condição social. É garantido também o acesso ao teste de gravidez, com garantia de confidencialidade, e a, no mínimo, seis consultas de pré-natal, devendo receber o cartão da gestante com aconselhamento sobre orientações e cuidados essenciais durante essa nova fase, como a importância de não consumir bebidas alcoólicas, tabaco e outras drogas (BOYACIYAN, 2018).

Durante o parto, toda gestante tem direito a receber a assistência humanizada de modo a garantir a segurança durante o decorrer do parto, assim como a restrição da adoção de medidas apenas quando necessárias de forma a ter como preferência a utilização de métodos menos invasivos, mas também deve-se conferir a oportunidade de escolha dos métodos natais por parte da parturiente, para garantir maior conforto e segurança. Outras medidas práticas que conferem a humanização do parto são consentir: que a mulher adote a posição de preferência, a presença de acompanhante, métodos analgésicos (massagens, banhos quentes, anestesia), o contato pele a pele com a criança e o estímulo a amamentação. Após o nascimento, a mãe também deve ser orientada sobre a consulta de pós parto dela e do bebê.

É válido o conhecimento sobre os procedimentos que devem ser evitados e não praticados rotineiramente, sendo eles: episiotomia, uso de ocitocina, cesariana, manobra de Kristeller (pressiona-se o útero para ajudar na expulsão da criança), uso de fórceps, lavagem intestinal e raspagem de pelos pubianos, rompimento da bolsa amniótica e corte precoce do cordão umbilical.

Para além deste aspecto, as gestantes possuem direitos sociais e trabalhistas que permitem acessibilidade durante este período. São esses: atendimento prioritário, assento preferencial em transportes. Ademais, em seu trabalho não poderá ser demitida sem justa causa até cinco meses após o parto, assim como poderá mudar de função caso a mesma ofereça risco além de possuir direito à licença-maternidade com duração de 120 dias (ABRINQ, 2022).

## RELAÇÃO MÉDICO-PACIENTE

A relação médico-paciente é fundamentada em confiança e deve levar em consideração o bem-estar do paciente, de acordo com a justiça social e o respeito à sua autonomia. O profissional deve apresentar competência técnica, clareza, além de seguir os princípios éticos e respeitar a confidencialidade e privacidade do paciente. É imprescindível manter uma relação coerente, com acessibilidade ao paciente, tempo adequado destinado ao atendimento e transparência.

Existem diversos fatores que podem comprometer a relação médico-paciente. O atendimento pode ocorrer em emergências, ambulatórios ou enfermarias, e o profissional dependerá das condições oferecidas em cada estabelecimento. A ocorrência de inadequações pode comprometer a relação médico-paciente. O diagnóstico de malformações fetais é um dos fatores que pode corroborar com o afastamento da gestante, uma vez que a notícia é impactante para os familiares. Portanto, é essencial o acompanhamento multiprofissional de uma equipe especialista em Medicina Fetal, para uma melhor coordenação do cuidado à gestação.

A presença do acompanhante é defendida pela Lei Federal nº 11.108/054. Esta é garantida durante a realização de todos os procedimentos médicos, desde consultas de rotina até o momento do parto. Essa condição gera uma compreensão adicional por parte do profissional como também fica livre à gestante decidir pela entrada ou não de um acompanhante (BOYACIYAN, 2018).

É imprescindível garantir:

1. Dignidade à autonomia da paciente;
2. Dignidade no atendimento prestado;
3. Direito ao respeito;
4. Direito à uma segunda opinião;
5. Direto à informação;
6. Direito ao prontuário;
7. Direito ao sigilo médico-paciente.

## ASSISTÊNCIA AO PARTO E VIOLÊNCIA OBSTÉTRICA

Não é sempre que o desfecho da gravidez é satisfatório e compatível com a plena manutenção da saúde materna e fetal para os envolvidos no processo do parto. Várias intercorrências intraparto podem surgir e exigir pronta intervenção da equipe de saúde que nem sempre é bem vista pela paciente e familiares, sobretudo quando o resultado final não é esperado – nesse contexto, surgem o grande número de questionamentos e denúncias referentes à assistência ao parto que, fortemente, sugere-se que seja feita em ambiente hospitalar e que a paciente tenha um acompanhante de sua escolha.

Há um crescente movimento social pela humanização no atendimento ao parto que respeite a fisiologia e o protagonismo da mulher nesse processo. Todas as recomendações disponíveis devem ser previamente discutidas com a paciente e, sempre que possível, a sua vontade deve ser respeitada (BOYACIYAN, 2018) a fim de evitar situações que exemplifiquem violência obstétrica que pode ocorrer durante a gestação, parto e pós-parto e trata-se do desrespeito à mulher, à sua autonomia, ao seu corpo e aos seus processos reprodutivos, manifestando-se por violência verbal, física ou sexual e por intervenções ou procedimentos não necessários e/ou que não possuem evidências científicas. Afeta significativamente a qualidade de vida das mulheres, já que possui como principais consequências: abalos emocionais, traumas, depressão, dificuldades na vida sexual, entre outros (SES, 2021).

Nesse viés, caso a paciente apresente seu plano de parto, este deve ser discutido detalhadamente e o médico assistente deverá orientá-la a respeito das intercorrências inerentes a tais solicitações, evidenciando o que pode ser acatado e o que sugere ser revisto (BOYACIYAN, 2018). A participação de doula escolhida pela parturiente possui amparo legal e auxilia no bem-estar físico e emocional da mulher durante o parto, ainda que não executem procedimento técnico (SES, 2021). Em relação à anestesia em parturientes, é relevante afirmar que a indicação da analgesia deve ser decisão médica, depois da obtenção do consentimento da paciente, e sempre baseada em critérios técnicos e seguros.

Durante a assistência ao parto, assim como em todo ato médico, o obstetra precisa ter atenção aos preceitos da Beneficência e da Não-Maleficência. Condutas que estão fundamentadas e respaldadas em evidências científicas sérias devem ser valorizadas e, portanto, adotadas. Além disso, o relacionamento entre obstetra e outros profissionais da saúde precisa ser cordial e ético. Por fim, faz-se necessário algumas considerações sobre parto ultimado com auxílio do fórcipe ou da vácuo-extração; o delivramento fetal por via vaginal, em certas circunstâncias, pode precisar de intervenções obstétricas e do emprego desses equipamentos, mas tal aplicabilidade deve sempre respeitar as reais indicações e condições, passando por avaliação do obstetra e sua experiência para tornar a prática segura e direcionada aos melhores resultados (BOYACIYAN, 2018).

## **REFERÊNCIAS BIBLIOGRÁFICAS**

1. Ética em ginecologia e obstetrícia. 5ª edição/Organização de Krikor Boyaciyan. São Paulo: Conselho Regional de Medicina do Estado de São Paulo, 2018.

2. Fundação ABRINQ. **Cartilha Da Gestante** Vol. 1, Ana Patrícia Alves da Silva, Cíntia da Cunha Otoni, 2022, pp. 1–40, www.fadc.org.br/sites/default/files/2022-05/Cartilha-da-gestante-Fundacao-Abrinq_0.pdf. Acesso em 10 de janeiro de 2023.

3. Secretaria de Estado de Saúde, **Gravidez, parto e nascimento com saúde, qualidade de vida e bem-estar**/Ministério da Saúde, Secretaria de Atenção à Saúde, Departamento de Ações Programáticas Estratégicas, Área Técnica de Saúde da Criança e Aleitamento Materno. Área Técnica de Saúde da Mulher. – Brasília: Editora do Ministério da Saúde, 2013.

4. Secretaria de Estado de Saúde – SES/MS. **Violência Obstétrica**. Vol. 1, Coordenadoria de Redes de Atenção à Saúde, 2021, pp. 1–8, www.as.saude.ms.gov.br/wp-content/uploads/2021/06/livreto_violencia_obstetrica-2-1. Acesso em 10 de janeiro de 2023.

capítulo 30

# Ética em Neonatologia e Pediatria

Maria Eduarda Rech Ferreira
Mariana Aparecida da Silva Carvalho

O conceito de bioética surgiu na segunda metade do século XX, período marcado por mobilizações sociais relacionadas ao sentimento de justiça e igualdade em busca da garantia dos direitos pessoais. O bioquímico Van Rensselaer Potter foi o responsável por introduzir o termo bioética na língua inglesa e o definiu como o campo de estudo que utiliza saberes na promoção da qualidade de vida e morte dos seres biológicos e que possui como pilares o conhecimento biológico e os valores humanos (CONTI; SOUZA, 2021). No campo da atuação médica, há três pontos fundamentais de inserção ética: a relação médico-paciente, o relacionamento dos médicos entre si e o relacionamento com a sociedade (MONTE, 2002). Monte (2002) ressalta a soberania do interesse dos pacientes em relação ao do médico, sendo importante a compreensão e o consentimento desses em relação aos atos médicos para o exercício da medicina.

A bioética envolve a reflexão sobre dilemas morais referentes ao processo de morrer, às pesquisas com seres vivos e a biotecnologia, à atenção primária em saúde, aos recursos na Saúde Pública e à preocupação ecológica (MOTTA; VIDAL; SIQUEIRA-BATISTA, 2012). Dentre seus paradigmas teóricos, a ética biomédica pode ser exercida conforme o modelo principialista proposto por Tom Beauchamp e James Childress. Tal modelo teórico adota quatro princípios – respeito à autonomia, beneficência, não maleficência e justiça – que são utilizados como embasamento na busca constante pela resolução de conflitos éticos (CONTI; SOUZA, 2021).

Nos estudos e pesquisas de saúde, os termos "vulnerabilidade" e "vulnerável" são utilizados para indicar a susceptibilidade das pessoas a problemas e danos de saúde, tendo como referência aqueles que possuem qualquer alteração daquilo considerado normal biologicamente, no seu ciclo de vida ou na sua condição social, sendo, dessa forma, prejudicados na sua qualidade de vida. Dentre os considerados vulneráveis, tem-se crianças, mulheres grávidas ou que estão amamentando, idosos, sem-teto, aqueles que estão sujeitos à doenças e deficiências nutricionais e os quais a possibilidade de escolha é severamente limitada, sujeitas à coerção em suas decisões (NICHIATA et al., 2008). A partir disso, pode-se inferir que fetos, neonatos e recém-nascidos estão incluídos no grupo dos considerados vulneráveis, sendo importante que a família participe das tomadas de decisões e esteja sempre bem esclarecida quanto às situações, como escolha sobre não ofertar ou retirar suporte vital, ou deliberar não reanimação (ALVES; SILVA, 2016).

A bioética define ser mais plausível retirar a terapia do que não a iniciar, pelo fato de oferecer a chance do benefício da dúvida ao paciente. Apesar de ainda permanecerem dúvidas sobre quando não iniciar ou interromper a terapia intensiva no neonato, situações como prematuridade extrema, malformações congênitas múltiplas (que podem ser incompatíveis com a vida) e doenças crônicas sem possibilidades terapêuticas são aquelas consideradas de maior risco. No caso dos recém-nascidos prematuros extremos, as estimativas prognósticas sobre a chance de sobreviver são baseadas no peso ao nascer e na idade gestacional, sendo que, quanto menores o peso ao nascer e a idade gestacional, menores as taxas de sobrevivência (ALVES; SILVA, 2016).

Os princípios éticos e o cuidado na terminalidade da vida são explicitados pelas Comissões Hospitalares de Bioética Clínica, e amparam as equipes de saúde, os pacientes e as famílias sobre as decisões, os princípios de beneficência e não maleficência e os cuidados paliativos (MORITZ et al., 2008). De acordo com a Organização Mundial da Saúde (1998), os cuidados paliativos são definidos como o cuidado ativo e total do corpo da criança, mente e espírito, envolvendo suporte à família, com início ao diagnóstico e mantido durante todo o tratamento. Em neonatos, a terapia paliativa é considerada nos casos de nascimentos no limite da viabilidade extrauterina, nas reanimações com complicações secundárias irreversíveis e em situações inesperadas, como asfixia perinatal grave ou malformações congênitas graves que não foram diagnosticadas durante o pré-natal, sendo sempre acompanhada por uma abordagem interdisciplinar que tenham como objetivo dar suporte ao recém-nascido e à sua família (ALVES; SILVA, 2016).

Em relação à infância, o princípio bioético da autonomia se destaca devido aos dilemas que o cercam, uma vez que as decisões envolvem os pais ou responsáveis legais, porém é necessário considerar a participação do paciente nas escolhas a serem tomadas nas consultas pediátricas a depender do nível do desenvolvimento cognitivo e psicossocial da criança. Nesse sentido, evidencia-se a situação de vulnerabilidade apresentada pela faixa etária pediátrica de tal forma que a adoção de condutas em um atendimento integral advém da aquisição e aplicação de conhecimentos éticos por parte dos profissionais médicos (BRITO; SILVA; SIQUEIRA-BATISTA, 2021). Segundo Madeira (2011), no atendimento a essa população, há limites que impedem a aplicabilidade plena do princípio da autonomia, sendo necessário adaptar a quantidade e a forma das informações a serem compartilhadas com a criança sobre o seu estado de saúde.

No que tange os adolescentes, a Sociedade Brasileira de Pediatria divide a consulta em três momentos. No primeiro, o adolescente e sua família são atendidos, posteriormente há um atendimento apenas com o adolescente em que são esclarecidos seus direitos, incluindo o sigilo médico com respaldo ético e legal. No terceiro momento que compreende a explanação das hipóteses diagnósticas e a elaboração da conduta, o profissional de saúde deve estar em conjunto com o paciente e seus responsáveis. Há situações em que essas etapas podem não ser seguidas devido ao risco no qual o paciente adolescente está exposto, sendo necessário a quebra do sigilo médico. A título de exemplo tem-se os casos de gravidez na adolescência, diagnósticos de doenças graves, não adesão a tratamentos e outras circunstâncias que representam risco à vida do paciente ou a terceiros (SOCIEDADE BRASILEIRA DE PEDIATRIA, 2019).

Guedert (2012) identificou a presença de problemas éticos relacionados à faixa etária de atendimento pediátrico não apenas nas tomadas de decisões, mas também na comunicação entre o profissional de saúde, o paciente e seus familiares, especialmente em revelações de más notícias e de erros médicos e na requisição emocional de lidar com situações irreversíveis e morte eminente. A autora destaca, ainda, a dificuldade de um suporte bioético nos atendimentos tanto devido à falta de conhecimento dos próprios profissionais da saúde, quanto pela inexistência de tal apoio por parte dos serviços de saúde (GUEDERT, 2012).

O Estatuto da Criança e do Adolescente é um instrumento legal que assegura a proteção da criança e do adolescente e afirma o dever de todos em relação a evitar qualquer tratamento desumano, violento, aterrorizante, vexatório ou constrangedor (BRASIL, 1990). Cabe salientar que é responsabilidade do pediatra a realização do atendimento apoiado nos princípios bioéticos, considerando os limites relacionados à faixa etária das crianças, a fim de precaver-se da instalação de conflitos (MADEIRA, 2011). Contudo, segundo o Estatuto da Criança e do Adolescente (1990), na presença de impasses, o Comitê de Bioética, o Conselho Tutelar, ou, ainda, o Juizado da Infância e da Adolescência, deve ser acionado.

Assim sendo, a bioética é uma forma de proporcionar uma convivência pacífica e segura tanto aos pacientes quanto aos profissionais de saúde, por meio de normas para o cuidado com a saúde (MONTE, 2002). No campo da neonatologia, ressalta-se a importância da ética médica principalmente para a tomada de decisões relacionadas ao neonato, sempre buscando esclarecer e envolver a família, além de trazer apoio e conforto em momentos delicados. No campo da pediatria, destaca-se a autonomia das crianças e dos adolescentes, que passam a ter maior participação nas questões relacionadas à própria saúde. Contudo, nestes casos, o profissional médico deve adequar o quanto deverá ser compartilhado com o paciente, pois existem certos limites que obstruem o princípio da autonomia nessa faixa etária. Dessa forma, cabe ao profissional de saúde buscar o atendimento neonatal e pediátrico baseado nos princípios da bioética, assegurando a segurança e a boa comunicação entre o paciente e seus familiares.

## REFERÊNCIAS BIBLIOGRÁFICAS

Alves, R; Silva, V. R. Dilemas bioéticos em neonatologia. **Residência Pediátrica**, v. 6, n. 1, 2016.

Brasil. **Estatuto da Criança e do Adolescente. Lei nº 8.069 de 13 de julho de 1990.**

Brito, M. P; Silva, E; Siqueira-Batista, R. Cuidado à criança na atenção primária à saúde: conflitos (bio)éticos. **Revista bioética**, v. 29, n. 3, jul-set, 2021.

Conti, P. H. B; Souza, P. V. S. Bioética e seus paradigmas teóricos. **Revista Bioética**, v. 29, n. 4, out-dez, 2021.

Guedert, J. M. **Vivência de problemas éticos em pediatria e sua interface com a educação médica.** Tese (Doutorado) – Universidade Federal de Santa Catarina, Centro de Ciências da Saúde. Programa de Pós-Graduação em Ciências Médicas, Florianópolis, 2012.

Madeira, I. R. A bioética pediátrica e a autonomia da criança. **Residência Pediátrica**, v. 1, n. 1, 2011.

Monte, F. Q. A ética na prática médica. **Bioética**, v. 10, n. 2, 2002.

Moritz, R. D. et al. Terminalidade e cuidados paliativos na unidade de terapia intensiva. Rev **Bras Ter Intensiva**, v. 20, n. 4, 2008.

Motta, L. C. S; Vidal, S. V; Siqueira-Batista, R. Bioética: afinal, o que é isto?. **Revista Brasileira Clinica** Médica, v. 10, n. 5, set-out, 2012.

Nichiata, L. Y. I; Bertolozzi, M. R; Takahashi R. F; Fracolli, L. A. A utilização do conceito "vulnerabilidade" pela enfermagem. **Rev Latino-Am Enfermagem**, v. 16, n. 5, 2008.

Sociedade Brasileira de Pediatria. **Consulta do adolescente: abordagem clínica, orientações éticas e legais como instrumentos ao pediatra.** Rio de Janeiro: SBP, 2019.

World Health Organization. **Cancer pain relief and palliative care in children.** Geneva: World Health Organization; 1998.

capítulo 31

# Ética e a Pandemia da Covid-19

JAMILLE CERQUEIRA PEDROSA CAVALCANTE SARMENTO
PEDRO AFONSO DE VASCONCELOS BRANDÃO
RAMON GUILHERME DE OLIVEIRA
THALLYSSON HEBERT DA SILVA

## INTRODUÇÃO

O desencadeamento de guerras, revoluções e crises econômicas ao longo da história da humanidade são um importante fator para a progressão da evolução social, da mesma forma que desenvolvimento de pandemias, como a da COVID-19, pois, durante esses períodos, padrões éticos podem ser alterados pela necessidade de equilíbrio entre justiça e benefício coletivo.

As pandemias são sempre desafios para as sociedades, mas a dimensão da pandemia da COVID-19 demonstrou a importância da atenção para com as questões políticas, econômicas e dos direitos humanos. A falta de atenção da sociedade faz com que a compreensão sobre a ética e a moral fiquem distorcidas.

A ética não é individual e existem várias virtudes que norteiam as condutas éticas, tais como prudência, responsabilidade, sigilo, empatia, responsabilidade, entre outros. Na filosofia deontológica, a premissa discutida tem que valer para todos, caso não seja assim a ética não está sendo aplicada, pois não atende à norma universal.

Nesse sentido, é demonstrada a importante da busca de normas para auxiliar no norteamento das virtudes e atitudes, algo que se aplica perfeitamente no cenário da pandemia da COVID-19, pois a medida que determinado indivíduo

143

identifica sintomas que corroborem para uma possível infecção, o mesmo deve buscar ajuda médica, realizar a testagem e, caso teste positivo, o mesmo deve respeitar o isolamento.

Pode-se dizer que a discussão ética em tempos de pandemia seja uma das mais dramáticas, pois norteiam a sua possibilidade de comportamento que afeta o coletivo de forma rigorosa, trazendo consigo diversos aspectos intrínsecos que são trazidos da própria individualidade.

## MEDO DO DESCONHECIDO

Em 31 de dezembro do ano de 2019, a Organização Mundial de Saúde (OMS) foi notificada sobre muitos casos de pessoas com sintomas respiratórios gripais resultando em pneumonia, na cidade chinesa de Wuhan. A informação notificada de uma nova cepa de coronavírus e as imagens de vários pacientes falecidos publicadas em vários meios de comunicação mundiais despertou, não só na sociedade leiga, como também na comunidade científica, o medo.

O novo coronavírus, inicialmente chamado de 2019-nCoV e mais tarde de SARS-Cov-2, causou na comunidade científica uma necessidade de rapidez pelo conhecimento do vírus, como ele afeta as pessoas que se contaminaram e, principalmente, como tratar. Com tantos casos diariamente notificados pelo mundo, a OMS, por meio do diretor-geral e do Comitê de Emergências do Regulamento Sanitário Internacional, declarou Emergência de Saúde Pública de Importância Internacional (ESPII), à luz do Regulamento Sanitário Internacional. Destarte, tal medida tem como objetivo organizar medidas que promovam a interrupção da disseminação do vírus, caracterizando o fator preventivo, e medidas para responder aos graves riscos de saúde pública que tem o potencial de atravessar fronteiras e ameaçar a população mundial.

Em março de 2020, a COVID-19 foi caracterizada pela OMS como uma pandemia, reconhecendo que existem surtos da doença ocorrendo em diversos países e regiões do mundo e, concomitantemente, impactando os sistemas públicos e privados de saúde de países desenvolvidos, em desenvolvimento e os não desenvolvidos. Por certo, se manifestou o despreparo estrutural e de recursos humanos dos hospitais e o desconhecimento dos profissionais acerca de uma pandemia dessa natureza, suscitou, então, temor em todas as sociedades. A carência de informações sobre o vírus deixou os profissionais de saúde e a sociedade à mercê das medidas preventivas básicas de não contaminação, em escala global, caracterizadas por lavagem de mãos, uso de máscaras e distanciamento social, este último pela adoção de isolamento social.

De acordo com o cenário apresentado, inevitavelmente vários pacientes deram entrada nos serviços de saúde, distantes de suas famílias e muitos sem expectativa de vê-los novamente. Os casos mais graves necessitados de Unidades de Terapia Intensiva (UTIs) e as várias classes, gêneros e idades deixaram os hospitais sobrecarregados e os Equipamentos de Proteção Individual (EPIs) tornaram-se escassos.

Logo, médicos, enfermeiros e técnicos foram expostos e pressionados por dilemas éticos: Quem poderá receber respiradores eletrônicos? Quem necessita de atendimento imediato? Quem merece o leito? Quais recursos e procedimentos podem ser aplicados no paciente?... Essas e outras questões foram levantadas frente a um futuro distante sem estudos conclusivos sobre a doença, sem um imunizante e a lenta adaptação e criação de leitos em comparação aos números crescentes de infectados e mortos, assim como a continuidade da percepção amedrontada dos povos à doença.

É natural o medo pela doença ou qualquer fato desconhecido, mas o pavor induzido deve ser analisado com atenção. O cérebro humano, por meio de experiências passadas, seleciona momentos e conclui, para as próximas exposições, os riscos que devem ser evitados. No caso da Covid-19, a população foi a todo o momento exposto a notícias de mortes de pacientes e profissionais, de várias hospitalizações, falta de EPIs e de falta de recursos humanos, isso gerou uma percepção de extremo perigo, constatado, até mesmo, pela omissão de seu próprio socorro com medo do diagnóstico ou comportamentos de estoque de alimentos e de máscaras de proteção.

## DILEMAS ÉTICOS ENFRENTADOS POR PROFISSIONAIS DE SAÚDE

Muito se tem discutido, recentemente, acerca dos aspectos éticos relacionados aos profissionais da saúde. Vale ressaltar, que essa reflexão está fundamentada no Código de Ética Médica (CEM), através dos seus princípios bioéticos: Beneficência, Não Maleficência, Autonomia e Justiça. O capítulo I desse mesmo código diz: "A medicina é uma profissão a serviço da saúde do ser humano e da coletividade e será exercida sem discriminação de nenhuma natureza. O alvo de toda a atenção do médico é a saúde do ser humano, em benefício da qual deverá agir com o máximo de zelo e o melhor de sua capacidade profissional". Entretanto, no que tange ao combate à COVID-19, diversos impasses contribuíram para que tais princípios fossem colocados em dúvida, no que concerne ao seu cumprimento integral.

Dentre eles, pode-se destacar a falta de conhecimento da sociedade médica, no início da pandemia, sobre o novo coronavírus, no que se refere a conduta e tratamento correto para aqueles pacientes infectados pelo vírus. E também a dualidade de pensamentos sobre a melhor forma de reduzir a disseminação viral na população, uma vez que alguns segmentos da sociedade defendiam o completo distanciamento social e uso de máscaras, outros argumentavam que a melhor solução seria a "imunidade de grupo (ou rebanho)". Diante disso, ficava evidente a urgência de se criar uma união tanto no âmbito nacional, como no internacional de compartilhar evidências científicas sólidas recém descobertas, que de uma certa maneira contribuiria para se fazer prevalecer os princípios éticos.

Todavia, a convergência de ideias relacionadas ao combate a COVID-19, tanto no âmbito da área política quanto da saúde não obteve um sucesso desejado. Tendo como consequência, por exemplo, um dos grandes dilemas éticos enfrentados pelos profissionais da saúde: prescrever ou não o tratamento precoce da COVID-19, o qual foi repugnado por algumas instituições científicas na época, mas veementemente defendido por alguns médicos. Diante disso, abrem-se caminhos para a discussão sobre a dificuldade de manter o equilíbrio entre a autonomia médica e a do paciente, ambas previstas na CEM.

Ademais, com o decorrer da pandemia outros empecilhos que influenciam os princípios éticos surgiram. Dentre eles, a precariedade do sistema de saúde pública para atender uma demanda crescente de pacientes infectados pelo COVID-19, tal instabilidade muitas vezes motivada por mecanismos de corrupção por parte do poder público. Dessa forma, os profissionais de saúde tiveram que lidar com a falta de recursos hospitalares como, por exemplo, número insuficiente de leitos de Unidade de Terapia Intensiva (UTI). Por conseguinte, a decisão de para qual paciente fornecer um leito com respirador mecânico cabe a uma reflexão ética por parte desses profissionais da saúde, que avaliando os princípios éticos pode ser até mesmo irrespondível.

Portanto, outro dilema enfrentado por esses profissionais diz respeito a sua saúde mental, os quais infiltrados em um ambiente hospitalar estressante, com alto risco de contaminação viral e condições precárias de trabalhos, contribuíram para o surgimento de sintomas como medo, angústia, ansiedade e sentimento de impotência. Em meio a um contexto de pandemia, o desgaste mental e físico, coloca-se em conflito a capacidade de agir com responsabilidade e ética em meio a tantas adversidades e sobrecargas.

## DILEMAS ÉTICOS ENFRENTADOS POR PACIENTES E FAMILIARES

Diante do quadro pandêmico perpassado pelo mundo, muitas realidades tiveram que ser recriadas, ao passo que as normas e condutas pré-existentes não abarcavam, em sua completude, todas as situações e todos os dilemas éticos que estariam por vir ante o novo contexto. Sendo assim, é extremamente relevante que haja um discernimento capaz de compreender melhor as necessidades oriundas dos pacientes e dos familiares dentro dos parâmetros de moralidade e ética, contemplando um atendimento de forma holística, abarcando todos os âmbitos da saúde, trazendo um atendimento mais completo aos assistidos.

A COVID-19 trouxe à baila, para pessoas comuns, a competência para a tomada de importantes decisões, no âmbito da própria saúde, bem como de seus familiares. Ao passo que decidir sobre fatos novos e desconhecidos, com pouca evidência científica tornou-se algo comum, numa realidade em que grande parte das famílias foram atingidas, de alguma forma, pela doença e se viram sem o suporte necessário para a adoção de medidas, seja no tocante à desinformação, seja quanto à inexistência de dados oficiais ante o quadro novo, na oportunidade.

Para além, a população se viu numa situação em que não sabia como se comportar, bem como teve os seus preceitos rompidos, tal como o acompanhamento de um familiar enfermo ou, ainda, a interrupção das tradições de velório e sepultamento que se tornaram mitigadas ante a necessidade da coletividade no controle da transmissão da doença. Com isso, surgiu a necessidade da criação de novas estratégias para lidar com a doença, a morte e o luto (LIMA; SILVA; GUIMARÃES, 2022).

Vale ressaltar, que a ética, no âmbito de uma pandemia, não pode ser considerada num contexto individual, ela deve permear suas nuances no pensamento da coletividade, uma vez que, quando um cidadão adota um posicionamento contrário à necessidade geral, como a não utilização do uso da máscara ou o desrespeito à quantidade de dias em isolamento, ele trará consequências negativas para o todo e não apenas para si. Por isso, cada ação, como o simples ato de sair de casa tornou-se um dilema ético para o paciente e para seus familiares.

Por fim, ante os contornos fáticos perpassados, é evidente que a população precisa ser consciente em seus comportamentos, bem como agir de forma ética, respeitando o melhor para a coletividade. De outro lado, devem ser implementadas, por parte dos agentes públicos, políticas educacionais, no sentido de promover a difusão das informações eivadas de comprovação científica, bem como a capacitação dos profissionais de saúde, em atenção às necessidades dos pacientes e familiares decorrentes de todo medo e sequelas acarretados pela COVID- 19 e seus dilemas éticos.

## CONCLUSÃO

Decidir sobre algo ainda desconhecido, decidir sem as informações suficientes, decidir com base na evidência, decidir com base no viés político. Enfim, decidir sobre o futuro próximo nunca foi tão difícil e tudo isso impacta nas questões éticas na saúde, ocasionadas pela falta de recursos materiais, humanos e próprio medo do desconhecido. Profissionais da saúde enfrentaram dilemas éticos que suscitaram questões sobre o dever de assistir o paciente e a garantia da segurança pessoal, lidando com o desafio de agir com ética em meio à sobrecarga e ao risco diário de infecção de um vírus que poderia os levar à morte. Ademais, pacientes e seus familiares também foram afetados pelo distanciamento durante a internação e até no luto, afetando, por exemplo, o processo dos rituais de despedida dos finados. Assim, pode-se dizer que, durante o cenário de pandemia da COVID-19, nunca foi tão dolorosa a manutenção da ética pelo bem da coletividade.

## REFERÊNCIAS BIBLIOGRÁFICAS

CORONAVÍRUS E O MEDO DO DESCONHECIDO. **Centro Universitário de Viçosa**, 2020. Disponível em: <https://www.univicosa.com.br/uninoticias/noticias/coronavirus-e-o-medo--do-desconhecido>. Acesso em: 8 de jan de 2023.

Código de ética médica: resolução CFM nº 1.931, de 17 de setembro de 2009 (versão de bolso)/ **Conselho Federal de Medicina – Brasília**: Conselho Federal de Medicina, 2010.

Declaração sobre a covid-19: considerações éticas sob perspectiva global. SHS/IBC-COMEST/COVID-19 REV. Paris, 6 de abril de 2020.

FERREIRA, Sidnei. Ethics in COVID-19 times. **Residência Pediátrica**, v. 10, n. 2, 2020. Disponível em: <http://residenciapediatrica.com.br/detalhes/539/etica%20em%20tempos%20de%20covid-19>. Acesso em: 8 jan. 2023.

FREITAS, Cleide Aparecida de; ARRUDA, Gustavo Freitas Alves de; ARRUDA, Giovanna Cecília Freitas Alves de; et al. Estudantes de Medicina no enfrentamento da pandemia da Covid-19 no Brasil: reflexões éticas. **Revista Brasileira de Educação Médica**, v. 45, n. 1, p. e036, 2021.

HISTÓRICO DA PANDEMIA DE COVID-19. **Organização Pan-Americana da Saúde**. Disponível em: <https://www.paho.org/pt/covid19/historico-da-pandemia-covid-19>. Acesso em: 8 de jan. 2023.

LIMA, Ana Flávia Silva; SILVA, Eli Borges de Freitas; GUIMARÃES, Marcela das Neves; et al. Dilemas éticos durante a pandemia de covid-19. **Revista Bioética**, v. 30, n. 1, p. 19–26, 2022.

REGULAMENTO SANITÁRIO INTERNACIONAL (RSI). **Organização Pan-Americana da Saúde**. Disponível em: <https://www.paho.org/pt/regulamento-sanitario-internacional-rsi>. Acesso em: 8 de jan. de 2023.

capítulo 32

# Ética e a Saúde da População Indígena

AYARA JHULIA PALMEIRA DANTAS LIMA
DANIELLE NASCIMENTO NUNES
JORGE MATHEUS NASCIMENTO SILVA
VITÓRIA INGRYD DOS SANTOS CARDOSO

*"Prefiro virar adubo dessa terra do que parar de lutar por ela".*
**(Provérbio Indígena)**

As imposições políticas ideológicas discordantes da vontade popular, somada a outras medidas, impulsionaram no início na década de 1970 o crescimento de um movimento social generalizado, a reforma sanitária. Em 1976, foi fundado o Centro Brasileiro de Estudos em Saúde (CEBES) que junto a Associação de Saúde Coletiva (ABRASCO), criada em 1979, solidificaram as bases institucionais que impulsionaram a reforma sanitária. As bases do sistema único de saúde (SUS) e da saúde como direito de todos foram estabelecidas em 1986, com a 8ª Conferência Nacional de Saúde (CÔRTES, 2009).

O Serviço de Proteção Indígena (SPI) deu lugar a Fundação Nacional do Índio (FUNAI), que institucionalizou as análises dos levantamentos e pesquisas acerca da vida indígena. As missões religiosas também influenciaram na captação de dados populacionais indígenas que, na figura do Conselho Indígena Missionário, foi a primeira organização a produzir e publicar dados sobre a população indígena no Brasil (CARDOSO et al., 2012).

É inegável a atribuição de marginalização e discriminação quando se fala dos povos indígenas ou de minorias em geral. Esse fenômeno reflete diretamente nas iniquidades de saúde e influenciam no processo saúde-doença (GRACEY, M.;

KING, M., 2009). Na busca de um atendimento em saúde especializado e voltado às demandas indígenas foi criado, em 2010, a Secretaria Especial de Saúde Indígena (SESAI). O primeiro passo dado para implantação de um sistema de informações de situação de saúde dos povos indígenas foi a descentralização do modelo de atenção em saúde em Distritos Sanitários Especiais (DSEI), em 1999 (FUNASA, 1999).

A criação do Sistema de Informação da Atenção à Saúde Indígena (SIASI), a partir de 1999, tinha por objetivo fornecer subsídio aos gestores e órgãos de controle social no diagnóstico situacional dos problemas de saúde da comunidade indígena e, a partir disso, poder propor ações para combater o problema diagnosticado. O SIASI, até 2002, era alimentado diretamente pelos DSEI. A lógica de funcionamento do SIASI, inicialmente, é que ele funcionasse em módulos abrangendo os indicadores demográficos, de morbidade, imunização, saúde bucal, nutrição, pré-natal, recursos humanos, infraestrutura e saneamento (SOUZA; APONTES, 2020).

Ao comparar as variáveis do SIASI com a do Sistema de Informação sobre Nascidos Vivos (SINASC), percebe-se a ausência de variáveis para subsidiar a realização de intervenções necessárias, tais como as relacionadas aos aspectos do nascimento. A situação vacinal era abrangida no módulo de imunização, que fornecia subsídios para o planejamento de ações de vigilância referente à sua administração e a população vacinada e a vacinar (LANGDON, 2007; SOUZA; APONTES, 2020).

Os DSEI têm como objetivo prestar serviços de saúde conforme as particularidades político-culturais de cada etnia indígena, obedecendo aos avanços da Constituição Federal no reconhecimento destas diversidades, às discussões estabelecidas na primeira e na segunda Conferência Nacional de Saúde Indígena e à concepção de saúde-doença diferente da biomédica ocidental. A configuração atual da atenção à saúde indígena incorpora conquistas por direitos coletivos e reconhecimento cultural da Constituição Federal de 1988, procura aplicar as diretrizes e princípios do SUS para um atendimento integral com controle social (LANGDON, 2007).

O Projeto de Lei nº 3501/2015 passou a tramitar no Congresso. No entanto, o Grupo de Trabalho – Saúde Indígena, ligado à 6ª Câmara de Coordenação e Revisão do Ministério Público Federal, entende que a transferência da prestação da saúde a órgão privado que não faz parte da administração pública fere a Constituição, pois caberia ao SUS executar a saúde pública e a entes privados somente ações de complementação (LANGDON, 2007).

Em relação ao conceito de interculturalidade, ainda em construção, já representa um avanço no convívio de culturas distintas em uma mesma sociedade sem que haja relações conflitivas entre elas. O conhecimento tradicional de muitos povos indígenas constitui-se em uma importante fonte de identidade cultural, simultaneamente, em que existe uma constante busca pela aproximação entre a medicina tradicional e a ocidental (BARRETO, 2017).

Os sistemas médicos indígenas são baseados em uma abordagem holística que considera o corpo, a mente e a alma de um indivíduo como partes integrantes do todo. Eles reconhecem que a medicina convencional tem limitações, portanto, oferecem terapias que se concentram na cura do indivíduo em sua totalidade (PEDRANA et al., 2018; SCALCO; NUNES; LOUVISON, 2020).

Nesse contexto, nota-se a importância das tecnologias leves para a construção dessa prática bioética intercultural. Se por um lado as tecnologias duras permitem entender o funcionamento da fisiologia humana, por outro lado as tecnologias leves podem ajudar a perceber elementos do processo saúde-doença que estão além da materialidade do corpo do paciente (SIMÕES; PINTO; PENA, 2016).

De acordo com o Código Civil, as pessoas são presumidas capazes, salvo se comprovado o contrário. Assim, para que o consentimento para a prática de atividades médicas seja válido, é necessário que o paciente consiga compreender seu conteúdo. Esse requisito, portanto, deve ser avaliado antes da obtenção do consentimento informado (PEDRANA et al., 2018).

Os povos indígenas ainda sofrem com a falta de direitos e de autonomia em relação às suas vontades e necessidades. Eles não foram devidamente informados sobre as decisões que afetam suas vidas e isso impossibilita a livre manifestação de vontade e seu livre consentimento. Como resultado, sofrem com a falta de direitos e de autonomia, limitando o exercício da liberdade e do direito de decidir sobre suas vidas. É preciso que os meios adequados sejam criados para poderem ter acesso a informações plenas e corretas e, assim, possam exercer o seu direito de livre consentimento (PEDRANA et al., 2018).

O Estatuto do Índio, Lei nº 6.001, de 1973, teve como intuito extinguir o regime tutelar. Apenas em 1988, com o Estatuto da Criança e do Adolescente, Lei nº 8.069, que o índio foi considerado cidadão com direitos e deveres previstos na Constituição Federal, extinguindo-se desta forma o regime tutelar. Portanto, a tutela orfanológica deixou de existir, bem como a possibilidade de prática de atos nulos por estranhos à comunidade indígena (SANCHES; MANNES; CUNHA, 2018; SOUZA; APONTES, 2020).

No Brasil, a vigilância de óbitos se dá pela atuação dos comitês estaduais, regionais e municipais de prevenção do óbito materno, infantil e fetal, núcleos hospitalares de epidemiologia ou comissão de controle de infecção hospitalar e grupos técnicos de investigação. O grupo técnico visa a prevenção e o controle dos casos de óbito materno, infantil e fetal, bem como o estabelecimento de ações de educação e qualificação dos profissionais envolvidos (FUNASA, 2002).

A investigação do óbito deve ser realizada com base na Política Nacional de Vigilância e Investigação de Óbitos, a saber: identificação do óbito; coleta de informações epidemiológicas; análise de dados epidemiológicos; avaliação de risco; avaliação dos fatores de risco; análise dos dados obtidos; elaboração de relatório. A identificação dos óbitos deve ser realizada com base na Declaração de Óbito (DO). Já a coleta de informações epidemiológicas deve ser realizada em todos os óbitos ocorridos em aldeias indígenas, para permitir a identificação de fatores de risco e a verificação de possíveis agravos à saúde.

O relatório de investigação de óbito deve conter as informações epidemiológicas e os fatores de risco relacionados, bem como as possíveis falhas na prevenção, diagnóstico e tratamento da doença. Deve também indicar as medidas de vigilância e de prevenção necessárias para evitar casos semelhantes (FUNASA, 2002). Quando o óbito ocorrer em aldeias indígenas sem médico e for de causa natural, a certidão de óbito deverá ser emitida pelo cartório competente.

Quando não houver equipe multidisciplinar, o DSEI fica responsável pela emissão da DO. Nesse caso, a DO será emitida com causa desconhecida e a família não será responsabilizada, pois a decisão de não autorizar a necropsia é de livre escolha. O DSEI deverá orientar a família sobre os motivos para a realização de uma necropsia, assim como sobre os procedimentos a serem adotados para obter a DO (FUNASA, 2002).

Quando o óbito ocorrer em hospital, o registro deve ser realizado no Cartório de Registro Civil. Em relação à notificação do óbito, o fluxo da DO está formalizado nos termos da Portaria Nº 116/2009, ou seja, uma via deve ser arquivada na Secretaria Municipal de Saúde que alimenta o Sistema de Informação sobre Mortalidade (SIM), o que possibilita que o DSEI, ao tomar conhecimento do óbito, qualifique as informações de territorialidade e etnia no sistema. A segunda via deve ser arquivada no cartório e a terceira via no estabelecimento de saúde (FUNASA, 2002).

Quando o indígena reside em área urbana, o fluxo da DO segue o que é realizado pelo município para os não indígenas. Logo, uma via vai para a Secretaria Municipal de Saúde, a qual encaminha ao DSEI um relatório com informações para investigação do óbito, para que o DSEI possa realizar o estudo epidemiológico, se necessário, tomar as medidas cabíveis para prevenção de óbitos semelhantes (FUNASA, 2002).

## REFERÊNCIAS BIBLIOGRÁFICAS

BARRETO, J. P. L. Bahserikowi – Centro de Medicina Indígena da Amazônia: concepções e práticas de saúde. **Amazônica-Revista de Antropologia**, v. 9, n. 2, p. 594-612, 2017. DOI http://dx.doi.org/10.18542/amazonica.v9i2.5665. Disponível em: https://periodicos.ufpa.br/index.php/amazonica/article/view/5665. Acesso em: 19 dez. 2022.

CARDOSO, A. M. et al. Políticas públicas de saúde para os povos indígenas. **Políticas e sistema de saúde no Brasil**. 2012. p. 911-932. Disponível em: https://pesquisa.bvsalud.org/portal/resource/pt/lil-670035. Acesso em: 19 dez. 2022.

CÔRTES, S. V. Sistema Único de Saúde: espaços decisórios e a arena política de saúde. **Cadernos de Saúde Pública**, v. 25, p. 1626-1633, 2009. Disponível em: https://www.scielosp.org/article/ssm/content/raw/?resource_ssm_path=/media/assets/csp/v25n7/22.pdf. Acesso em: 19 dez. 2022.

FUNASA. Portaria. nº 852, de 30 de Setembro de 1999. **Criação dos Distritos Sanitários Especiais Indígenas-DSEI. Diário Oficial da União**, v. 30, 1999.

FUNASA. **Política nacional de atenção à saúde dos povos indígenas**. Brasília, 2002.

GRACEY, M.; KING, M. Indigenous health part 1: determinants and disease patterns. **The Lancet**, v. 374, n. 9683, p. 65-75, 2009. DOI 10.1016/S0140-6736 (09)60914-4. Disponível em: https://www.thelancet.com/journals/lancet/article/PIIS0140-6736 (09)60914-4/fulltext. Acesso em: 19 dez. 2022.

LANGDON, E. J. Diversidade cultural e os desafios da política brasileira de saúde do índio. **Saúde e Sociedade**, v. 16, p. 7-9, 2007. Disponível em: https://www.scielosp.org/article/sausoc/2007.v16n2/7-9/pt/. Acesso em: 19 dez. 2022.

PEDRANA, L. *et al.* Análise crítica da interculturalidade na Política Nacional de Atenção às Populações Indígenas no Brasil. **Revista Panamericana de Salud Pública**, v. 42, p. e178, 2018. DOI https://doi.org/10.26633/RPSP.2018.178. Disponível em: https://www.scielosp.org/article/rpsp/2018.v42/e178/. Acesso em: 19 dez. 2022.

SANCHES, M. A.; MANNES, M.; CUNHA, T. R. da. Vulnerabilidade moral: leitura das exclusões no contexto da bioética. **Rev Bioética**. 26 (1): 39-46. 2018.

SCALCO, N.; NUNES, J. A.; LOUVISON, M. Controle social no Subsistema de Atenção à Saúde Indígena: uma estrutura silenciada. **Saúde e Sociedade**, v. 29, p. e200400, 2020. DOI https://doi.org/10.1590/S0104-12902020200400. Disponível em: https://www.scielosp.org/article/sausoc/2020.v29n3/e200400/pt/. Acesso em: 19 dez. 2022.

SIMÕES, E. L. J.; PINTO, S. B.; PENA, S. F. Plano de ação da equipe de saúde para o programa Zoé. **Revista Brasileira de Linguística Antropológica**, v. 8, n. 2, p. 121-132, 2016.

SOUZA, K. L. de; APONTES, S. A. Conversando sobre novas práticas para quebrar preconceitos em relação aos povos indígenas. **Muiraquitã: Revista de Letras e Humanidades**, v. 8, n. 2, 2020.

capítulo 33

# Ética e Pacientes Testemunhas de Jeová (Aspectos e Dilemas Éticos da Hemotransfusão em Testemunhas de Jeová)

Matheus Vinicius de Mesquita Soares
Rynna Andrade Nogueira de Melo
Ytala Rodrigues Medeiros

## QUESTÕES CULTURAIS E RELIGIOSAS

Em virtude do direito de liberdade de crença, e por suas convicções religiosas, os indivíduos Testemunhas de Jeová recusam a transfusão de sangue ou o uso dos seus componentes primários. Contudo, o debate acerca disso ainda é bastante presente na esfera social, pois há vastos impasses que geram questionamentos sobre os direitos individuais e os direitos coletivos dos sujeitos e até onde eles seriam vilipendiados ou apenas cerceados em nome do bem comum.

A princípio precisa-se compreender as questões culturais e religiosas que norteiam os pacientes cuja crença é a testemunha de Jeová. Assim, sabe-se que essa religião originou-se no final do século XIX, nos Estados Unidos, embasada nas doutrinas protestantes, e atualmente está espalhada pelo mundo, em mais de 200 países. Esse grupo utiliza-se da interpretação literal da bíblia para guiar suas vidas, acreditam que se vive no fim dos tempos, devido à concretização próxima das profecias escritas no livro de apocalipse e após isso jesus cristo estabelecerá o reino de Deus. Em decorrência disso, esses fiéis são bem rígidos no cumprimento de suas crenças, como exemplo eles não comemoram festejos como o natal e a páscoa, por considerarem práticas pagãos, bem como também não utilizam drogas e tabaco pelo mesmo motivo. Além disso, há uma nítida oposição à prática sexual antes do casamento e à homossexualidade.

Dessa forma, no que tange a hemotransfusão eles se tornam bem rigorosos na defesa da crença que ela deve ser proibida, pois segundo essa tese seria pecado de acordo com algumas passagens bíblicas e suas interpretações pelo grupo religioso, a saber: "A vida de todo tipo de criatura é seu sangue." (Levítico 17:13, 14). "Não comam sangue algum." (Levítico 3:17). Diante disso, as práticas de consumação de sangue nos alimentos é condenada, bem como a sua transfusão na área médica, mesmo diante de situações graves, pois o sangue é considerado sagrado e deve ser de posse individual. É preciso salientar que os textos bíblicos são considerados palavras do próprio Jeová, e o não cumprimento de suas orientações resultam ao indivíduo à "condenação eterna". Outrossim, para as testemunhas de Jeová a transfusão sanguinea transforma os indivíduos em seres "poluídos" e, assim, estes podem sofrer com a discriminação e a exclusão do grupo religioso, incluindo a própria família.

## DILEMAS ÉTICOS E DE DIREITOS

Os pacientes testemunhas de Jeová são famosos por suas pregações e por seu esforço evangelizador, de porta em porta. Tendo nascido de um grupo de estudos bíblicos do ano de 1869, as testemunhas de Jeová ficaram conhecidas por não terem interesses civis, como assumir cargos políticos ou participar do exército. Além disso, por negarem a hemotransfusão.

Esse tema se tornou uma situação muito delicada para diversos profissionais da saúde, em especial aos médicos que devem decidir se respeitarão ou não a autonomia do paciente. Nesta discussão entram dois princípios essenciais, o direito à vida e à autonomia, qual deve ser respeitado?

Devido às dificuldades de abordar o tema, somado ao receio de sofrer com processos judiciais, vários profissionais se recusam a atender pacientes testemunha de Jeová, porém essa tendência se demonstra menos ativa entre as novas gerações de profissionais.

O Conselho Federal de Medicina adota resoluções que vão de acordo com a Lei Maior. Na resolução de nº 1021/80 ele refere que o médico deve respeitar a autonomia do paciente, caso ele seja testemunha de Jeová e não corra risco de vida o profissional da saúde deve se valer de quaisquer procedimentos que não ferem a vontade do mesmo.

Porém, em caso do paciente correr risco de vida, o médico pode realizar a hemotransfusão, mesmo que anteriormente tenha firmado acordo verbal com o paciente ou responsáveis por não hemotransfundir.

Nesse tópico, o profissional de saúde necessita de atenção, pois havendo outros meios que possam salvar a vida do paciente, porém que não sejam executados por imperícia do profissional, pode incorrer em prejuízo jurídico. Por causa disso é recomendado o estudo das condutas clínicas e alternativas para situações de risco que envolvam esses pacientes.

Do mesmo modo, documentos que o paciente tenha, manifestando o desejo de não hemotransfudir, não possuem valor legal para o caso de risco iminente à vida.

Caso haja um sangramento antes de alguma cirurgia não deve-se solicitar ao juiz pelo direito de hemotransfudir o paciente, essa decisão é do médico, está inscrita na sua autonomia.

Algumas sociedades e grupos de estudo indicam a necessidade de firmar o compromisso com esses paciente de que não será realizada a hemotransfusão durante cirurgias ou outros procedimentos, mesmo que, posteriormente, devido a sintomatologia e necessidade, o procedimento de hemotransfusão ou transfusão de hemoderivados seja realizado.

Embora os médicos tenham respaldo legal nesses casos, é dever do médico se aperfeiçoar para atender na medida do possível a autonomia do paciente, desse modo o tratamento prévio de doenças bases que podem levar à hemorragia ou demais complicações hemodinâmicas é fundamental.

## TRATAMENTOS ALTERNATIVOS À HEMOTRANSFUSÃO

O manejo de um paciente testemunha de Jeová que necessita de hemotransfusão é um desafio, sendo a motivação religiosa um obstáculo ao controle rápido e eficaz de hemorragias. Nesse aspecto, os profissionais de saúde encontram-se no dilema entre atuar para a manutenção da vida do paciente e respeitar a sua autonomia. Assim, é importante considerar tratamentos alternativos, porém o médico pode realizar a hemotransfusão caso a situação se configure como uma ameaça à vida. É válido ressaltar que o sucesso terapêutico depende de fatores como produtos administrados e a situação clínica do paciente.

Faz-se necessários cuidados em situações como manejo perioperatório e intraoperatório, perda aguda de sangue, trauma e gravidez, sendo as emergências os quadros que necessitam maior atenção. A princípio, adota-se medidas gerais, as quais incluem a prevenção da anemia e alternativas terapêuticas à hemotransfusão. Em um cenário ideal, os hospitais devem contar com Programas de Medicina e Cirurgia Sem Sangue para o fornecimento de um tratamento que respeite as crenças particulares do indivíduo caso não haja ameaça à vida. Antes da internação, preconiza-se triagem com maior riqueza de detalhes possível e tratamento para a anemia antes da cirurgia ou ainda outra intervenção precoce associada à perda de sangue. É imprescindível o profissional discutir com o paciente sobre componentes sanguíneos aceitáveis, tendo em vista a variabilidade entre os testemunhas de Jeová quanto ao que é aceito e recusado, de modo que são toleráveis em alguns casos frações de albumina e fatores de coagulação. Outrossim, os documentos que atestem os desejos do paciente devem estar anexados ao prontuário médico e, caso a instituição disponibilize, também é importante o preenchimento de um formulário contendo a constatação da recusa de sangue.

Em casos de cirurgia, a equipe de cirurgia é responsável por elaborar estratégias para abordagem intraoperatória e pós-operatória e deve-se considerar a necessidade da avaliação de um hematologista, principalmente em cirurgias em que são esperadas perdas significativas de sangue. Durante o planejamento cirúrgico, o médico deve dispor de documentação clara quanto à decisão do paciente em não receber componentes sanguíneos, a qual deve ser anexada ao prontuário e serve de respaldo para o caso de complicações advindas da não realização de transfusão de hemocomponentes. Ainda na internação, confirma-se com o paciente a permanência do seu desejo quanto à transfusão sanguínea.

Em relação às opções terapêuticas, pode-se realizar a suplementação pré-operatória de eritropoetina para cirurgias de risco intermediário e alto e de ferro. Quanto à abordagem intraoperatória, pode-se optar por anestesia local, uma vez que promove menor perda sanguínea em relação à geral. Em diversos casos, ocorre a recusa de sangue autólogo, exceto em ocasiões em que se tem um circuito fechado. Também deve ser levada em consideração a opção de ventilação, porque o aumento da pressão intratorácica pode aumentar a perda de sangue. No pós-operatório, o nível de hemoglobina pode indicar mal prognóstico e, portanto, deve-se manter em um certo limite para evitar aumento de morbimortalidade. Além disso, o volume circulatório adequado pode ser mantido por meio da administração de solução cristaloide IV ou coloide concomitante à identificação e ao tratamento da fonte de sangramento. A depender da natureza do sangramento, são indicadas opções farmacológicas distintas. Através do uso de varfarina e vitamina K oral, reverte-se coagulopatias. Para melhorar a oxigenação em estados de hipoperfusão até que a hematopoiese restaure a quantidade de hemácias, opta-se por transportadores de oxigênio baseados na hemoglobina. Todavia, esses compostos apresentam risco aumentado para isquemia do miocárdio. Agentes pré-hemostáticos são opções para sangramento refratário, sendo o ácido tranexâmico e o fator recombinante VIIa os mais utilizados na prática médica.

## **REFERÊNCIAS BIBLIOGRÁFICAS**

CAMPOS, N. F.; COSTA, L. B. Discussões sobre bioética, direito penal e pacientes testemunhas de Jeová. **Rev. Bioét.** v.30 n.2 2022.

TAKASCHIMA, A. K. K., et al. Dever ético e legal do anestesiologista frente ao paciente testemunha de Jeová: protocolo de atendimento. **Rev. Bras. Anestesiol**. v.66 n.6 p.637-641. 2016.

Crowe, E. P.; DeSimone, R. A. Transfusion support and alternatives for Jehovah's Witness patients. **Current Opinion in Hematology**, v.26 n.6 p. 473–479. 2019.

Scharman CD, Burger D, Shatzel JJ, Kim E, DeLoughery TG. Treatment of individuals who cannot receive blood products for religious or other reasons. **Am J Hematol.** 2017.

capítulo 34

# Ética e Saúde da População em Situação de Rua

Maria Eugênia Cavalcante Ferreira Santos

Partindo do pressuposto constitucional de que "A saúde é direito de todos e dever do Estado, garantido mediante políticas sociais e econômicas que visem à redução do risco de doença e de outros agravos e ao acesso universal e igualitário às ações e serviços para sua promoção, proteção e recuperação." (BRASIL, 1988, Art. 196), intuitivamente imagina-se que toda a população brasileira possui suas necessidades de saúde dignamente supridas pelo Estado, incluindo a população em situação de rua (PSR). No entanto, a realidade das ruas, becos e vielas questiona esse famigerado direito universal.

Apesar de em tese possuírem completo acesso à assistência, garantido a todo e qualquer cidadão brasileiro, pessoas que residem nas ruas vivem à margem do reconhecimento e do pertencimento como participantes da sociedade. Dessa forma, muitas vezes são privadas de seus direitos fundamentais como cidadãos e seres humanos, tendo suas vidas e seus corpos violados pela desigualdade social e econômica, ficam a mercê da vulnerabilidade de uma vida nua.

Conforme Faria e Batista (2020, pág. 630), a vida da população em situação de rua se assemelha ao conceito de *homo sacer* do filósofo Giorgio Agamben, o qual diz respeito à figura de um homem indesejado, aquém de todo modo de justiça dentro do corpo social. Por esse ponto de vista, indivíduos que vivem nas ruas assim como o *homo sacer* são seres malquistos, expostos a todo tipo de privação, estigmatização e violência, suas vidas são consideradas fardos, geram incômodo na comunidade, por isso são consideradas por muitos como descartáveis, ceifadas por qualquer um sem punições eficazes. Tal realidade pode ser facilmente exemplificada pelas chacinas impunes com justificativa higienista não raramente transmitidas pelos telejornais.

As privações anteriormente citadas perpassam por todas as garantias básicas para uma vida digna, inclusive pelo processo saúde-doença. De fato, existem políticas públicas voltadas para o atendimento a essa população que reduzem uma parcela de sua invisibilidade social, como os consultórios de rua, todavia, as estratégias propostas pelos serviços de saúde atualmente ainda são insuficientes para suprir a demanda da PSR. Ademais, existe muita dificuldade em cuidar e ver o indivíduo das ruas como um ser biopsicossocial e disponibilizar uma rede de cuidados integral e integrada para prover os recursos terapêuticos necessários de maneira individualizada. Comumente médicos e demais profissionais da saúde, como traço do modelo biomédico, tendem a fixar o olhar apenas na parte externa do indivíduo, em seus ferimentos, fome, emagrecimento, miséria, focando essencialmente na doença e não na pessoa de forma holística.

> "Seguindo essa linha, pode-se propor a existência de em um homo doentis brasileiro. Um homem doente que, por sua irracionalidade pressuposta, justifica toda e qualquer forma de tratamento. O morador de rua é transformado em um corpo doente sobre o qual toda e qualquer terapêutica justifica-se. A gestão da sua vida e de seu corpo tem justificativa legitimada pelo seu estado de adoecimento pressuposto. As discussões não estão no que se faz, mas nas estratégias relativas às possibilidades de fazer. Os planejamentos das ações de saúde coletiva são tratados em terrenos em que o homem de rua não está: na ciência ou no gabinete de governo. O que lhe é oferecido deve ser adequado por pressuposto e seu saber pode ser legitimamente desconsiderado (...) Dessa maneira, o homo doentis é tratável por todos e por qualquer um, e, portanto, a questão é saber como acessá-lo para que isso se dê. Constituinte de seu ser, a doença o define e justifica a dispensabilidade da escuta de sua racionalidade. A doença é, portanto, a instituição do homem de rua" (FARIA; BATISTA, 2020, pag. 631)

As pessoas em situação de rua destoam das normas sociais em vários níveis, muitas não possuem nem os documentos de identificação, tendo suas identidades definidas pela sociedade com apelidos e termos pejorativos. No contexto da saúde isso acaba limitando ainda mais o acesso ao SUS, uma vez que sem identificação não é possível cadastrar o indivíduo e proporcionar um atendimento contínuo. É sabido que essas burocracias são necessárias para a fluidez e organização dos serviços, no entanto, se postas em prática de forma inflexível afastam os usuários ao invés de acolhê-los, principalmente no que diz respeito a PSR, que já vive perambulando, desvinculada de cuidados por todas as partes. "Portanto, não se oferece hospitalidade ao que chega anônimo e a qualquer um que não tenha nome próprio, nem patronímico, nem família, nem estatuto social, alguém que logo seria tratado não como estrangeiro, mas como mais um bárbaro" (FARIA; BATISTA, 2020, pág. 632).

Atualmente a maior parte das políticas públicas que visa alcançar a PSR é assistencialista e compensatória, resolvendo alguns problemas momentaneamente, mas sem resolutividade a longo prazo. É preciso entender que essas pessoas não gritam por um novo sistema de saúde, todos os seus direitos já estão garantidos desde o início do SUS, pela Constituição de 1988. O que elas precisam é de um serviço que supere o modelo biomédico de fazer saúde e veja o sujeito como um todo, de forma biopsicossocial, isso se estende a todo cidadão, mas quando se trata da indivíduo em situação de rua a complexidade do processo saúde-doença é ainda maior, tendo em vista as inúmeras violências e privações pelas quais passa, e os motivos que lhe levaram a fazer das ruas uma morada.

A concepção de saúde difere de pessoa para pessoa, geralmente o povo que vive nas ruas entende a saúde como um atributo para trabalhar e ganhar o pão, seus corpos são instrumentos indispensáveis para garantir a sobrevivência. Sendo assim, as debilidades que não impossibilitam o trabalho, não possuem grande importância. Esses indivíduos normalmente buscam o sistema de saúde apenas em casos extremos de enfraquecimento e sofrimento, assim, nas unidades de urgência e emergência muitas vezes são expostos a profissionais sem preparo técnico e humano para lidar com a complexidade de suas necessidades de saúde, sendo reduzidos às suas doenças. Isso posto, fica evidente a necessidade de garantir que essa população seja englobada pela atenção básica, principalmente na promoção à saúde e prevenção de agravos, para que a busca pelas UEs seja pontual e não uma rotina.

Destarte, é fato que a população em situação de rua é um grupo historicamente excluído e privado de seus direitos sociais, até mesmo do atendimento à saúde. Nos últimos anos políticas públicas foram desenvolvidas com intuito de diminuir a segregação e proporcionar a esse povo acesso à saúde de qualidade, todavia, os recursos empregados ainda são insuficientes para tal. Evidentemente o processo para combater essa antiga e permanente desigualdade é longo e requer esforços multissetoriais, porém é possível. Com um olhar humano, acolhedor e hospitaleiro, os profissionais que fazem o sistema de saúde podem buscar compreender esses seres em suas individualidades para suprir suas necessidades por tantas vezes desprezadas. Assim, com um SUS aberto às demandas próprias dessa população ficará mais fácil a adoção de estratégias que trabalhem diretamente seus determinantes sociais de saúde, a fim de proporcionar vínculos de cuidados integrais e eficazes, e garantir um pouco de dignidade para essas vidas tão sofridas.

## REFERÊNCIAS BIBLIOGRÁFICAS

BRASIL. Constituição (1988). Constituição da República Federativa do Brasil. Brasília, DF: Senado Federal: Centro Gráfico, 1988.

BRITO, Cláudia; SILVA, Lenir Nascimento da. População em situação de rua: estigmas, preconceitos e estratégias de cuidado em saúde. **Ciência & Saúde Coletiva**. v. 27, n. 01, pp. 151-160, 2022.

FARIA, Fernanda Gomes; SIQUEIRA-BATISTA, Rodrigo (Bio)ética e população em situação de rua: entre Agamben e Derrida. **Revista Bioética**, v. 28, n. 4, pp. 628-636, 2020.

PAIVA, Irismar Karla Sarmento de.; et al.. Direito à saúde da população em situação de rua: reflexões sobre a problemática. **Ciência & Saúde Coletiva**, v. 21, n. Ciênc. saúde coletiva, 2016 21 (8), ago. 2016.

VALE, Aléxa Rodrigues do; VECCHIA, Marcelo Dalla. O cuidado à saúde de pessoas em situação de rua: possibilidades e desafios. **Estud. psicol (Natal)**, Natal, v. 24, n. 1, p. 42-51, mar. 2019.

capítulo 35

# Transplante de Órgãos e Tecidos: Tipologia e Reflexões Éticas e Legais

Danielle Lucila Fernandes de Araújo
Júlia Carvalho de Miranda
Letícia Barros Cardoso

## CONCEITO

O transplante é um procedimento cirúrgico que consiste na remoção total ou parcial de algum órgão e tecido de um indivíduo (o doador) para realocar em outro indivíduo (receptor), o doador poderá ser vivo ou morto, dependendo do tipo de órgão ou tecido que será transplantado. Tal procedimento possui o intuito de aumentar a expectativa de vida e mitigar os impactos das doenças crônicas (BRASIL, 2015).

Basicamente, o transplante é dividido a partir da origem do enxerto em: autotransplante, alotransplante e xenotransplante. Sendo o alotransplante ou transplante alogênico é a transferência do enxerto entre indivíduos da mesma espécie (ex. de humanos para humanos), que será o campo de discussão deste capítulo, xenotransplante é a transferência entre espécies diferentes e o alogênico entre o mesmo indivíduo, porém para locais diferentes, exemplo o transplante de pele. (GARCIA et al., 2015).

## CENÁRIO BRASILEIRO

O avanço no cenário brasileiro do transplante é evidente, não somente em relação ao número de transplantes realizados como também a tecnologia envolvida em seu processo, tanto que o país é considerado o segundo que mais realiza transplantes de órgãos e tecidos, ressaltando que a maioria dos procedimentos são por meio do Sistema Único de Saúde (SUS) (MAGALHÃES et al., 2017).

A partir do gráfico 1, é possível notar a predominância do transplante de rim perante os demais, sendo o segundo mais prevalente o de fígado. Além disso, no ano de 2022 houve diminuição nas taxas de doadores (8,6%) e de transplantes de rim (13,8%), fígado (11,5%), coração (12,5%), pulmão (25%), pâncreas (37,5%), córneas (7,1%) e células hematopoiéticas (12,2%) quando comparadas ao ano anterior (BRASIL, 2022).

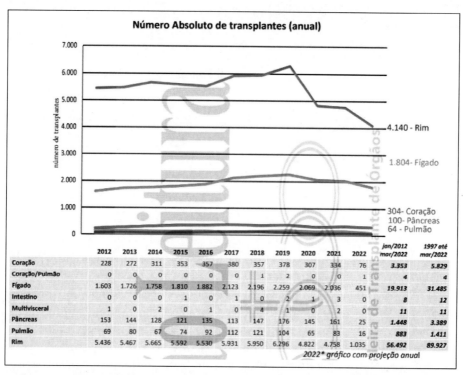

**Gráfico 1.** Número absoluto de transplante no período entre 2012 e 2022. Fonte: Registro Brasileiro de Transplante- Veículo Oficial da Associação Brasileira de Transplante de Órgãos.

## IMPACTOS ÉTICOS

Como dito anteriormente, o transplante pode ser realizado por doador vivo ou morto, e cada tipo de doador implica em vários dilemas éticos, principalmente o vivo. Em relação ao doador vivo, há o risco do procedimento cirúrgico, pois irá submeter uma pessoa saudável ao procedimento arriscado, em que não há nenhum benefício para ela, apenas para o outro. De forma que o doador vivo deve ter autonomia no processo, assim como as equipes de transplantes, para decidir a melhor forma de lidar com o processo do transplante. De maneira que não há um consenso acerca da rejeição ou aceitação da doação (GARCIA et al., 2015; Beauchamp et al., 2001).

Além disso, a utilização de órgãos provenientes de doadores vivos não parentes promove a discussão moral acerca do consentimento, possíveis riscos e também a probabilidade de rejeição, assim como a existência do comércio de órgãos, a qual projeta um meio inóspito e lucrativo, gerando diversos impactos legais e morais. Levando em consideração o doador falecido, as discussões versam a determinação da morte, sendo atualmente permitida a doação apenas em morte encefálica e circulatório, com suas especificidades definidas com base em diversos protocolos debatidos pelos médicos (GARCIA et al., 2015; Beauchamp et al., 2001).

## TIPOLOGIAS E REFLEXÕES ÉTICAS NO TRANSPLANTE DE ÓRGÃOS E TECIDOS

A Ética Médica em torno do tema "transplante de órgãos e tecidos" embasa-se por diversas tipologias, que, por consequência, lideram reflexões sobre o tema. Para tratar essas diversas perspectivas, é importante introduzir o conceito de consentimento do potencial receptor e do potencial doador de transplante de órgãos e de tecidos.

O consentimento na prática médica é uma situação bastante complexa, pois envolve diretamente a relação médico-paciente. Historicamente, a prática médica foi modelada pelo paternalismo do poder entre o enfermo e o profissional de saúde, em que o médico, por situação de detentor do conhecimento e dos recursos disponíveis, tomava as decisões baseadas na sua convicção do que era melhor para o paciente. Este não tinha poder sobre os procedimentos feitos no próprio corpo (SILVA, 2021).

Porém, essa situação sofreu mudanças, notavelmente, com o embasamento de Ética Médica por Beauchamp e Childress, que colocam a autonomia como um dos princípios regentes da bioética. O respeito à autonomia do paciente foi importante para uma revolução nesse fato. Com a mudança de paradigma e a emancipação do paciente, surgem conflitos morais e a necessidade do consentimento informado do paciente (SILVA, 2021).

O paciente deve estar ciente das implicações de não prosseguir com o transplante e as implicações dos procedimentos para que, com isso, consiga decidir entre o transplante, ou não. Por exemplo, no caso de um paciente com insuficiência renal, o suporte do órgão pode estar disponível para a diálise renal e outras formas, caso o paciente queira optar pelo não transplante, já que, com esse, poderá arriscar uma possível falha do enxerto ou doença transmitida pelo doador (RAZA e NEUBERGER, 2022, p.2).

O princípio do consentimento é aplicado tanto para o receptor e para o doador vivo, quanto para o doador morto, que, na maioria dos casos, é recorrido à família para decidir por essa questão. Nesse contexto, é necessário que haja um preparo da equipe profissional de saúde para a entrevista familiar sobre a doação de órgãos e tecidos para transplante.

No doador vivo, foi discutido o consentimento informado. Já no doador morto, o consentimento a ser discutido pode ser, além do informado – quando, em vida, o doador manifestou desejo de doar -, também presumido. O consentimento presumido pode, ainda, ser dividido em presunção fraca e forte, aplicada a depender da legislação de cada país (SANTOS e FEITO, 2018, p. 2).

Em ambos os casos de consentimento presumido, a presunção é realizada em casos em que o indivíduo, em vida, não manifestou oposição à doação. A diferença consiste em se a família é ou não consultada: na presunção fraca, a família é consultada para buscar por possíveis objeções ao transplante, fato que ocorre, por exemplo, na Itália; e, na presunção forte, a família não é consultada, a exemplo da Áustria.

No Brasil, a decisão de consentimento para doação de órgãos e tecidos é sempre realizada após consulta do cônjuge ou parentes (primeiro e segundo grau) do falecido, independentemente da presença de registros ou da manifestação de vontade do falecido (SANTOS e FEITO, 2018, p. 2)..

O contexto da entrevista familiar é essencial que se pontue aspectos éticos envolvidos no tema. É destacável alguns princípios, como: respeito à autonomia, beneficência, não maleficência e justiça. No momento da decisão, nesse sentido, é bastante comum a ponderação desses princípios, sob uma ótica principialista (SANTOS e FEITO, 2018, p. 3).

## REFERÊNCIAS BIBLIOGRÁFICAS

Beauchamp TL, Childress JF. **Principles of biomedical ethics**. 5th. New York: Oxford University Press; 2001.

BRASIL. Associação Brasileira de Transplante de Órgãos (ABTO). **Dados numéricos da doação de órgãos e transplantes realizados por estado e instituição no período: janeiro/março-2022**. Ano XXVIII n.1. Disponível em: https://site.abto.org.br/wp-content/uploads/2022/06/RBT-2022-Trimestre-1-Populacao-1.pdf. Acesso em: 15 dez. 2022.

GARCIA, Clotilde Druck (Org.); PEREIRA, Japão Dröseb (Org.); GARCIA, Valter Duro (Org.). **Doação e transplante de órgãos e tecidos**. São Paulo: Segmento Farma, 2015. 560 p. Disponível em: http://www.adote.org.br/assets/files/LivroDoacaOrgaosTecidos.pdfcesso. Acesso em: 10 nov. 2022.

MAGALHÃES, Aline Lima Pestana; LANZONI, Gabriela Marcellino de Melo; KNIHS, Neide da Silva; SILVA, Elza Lima da; ERDMANN, Alacoque Lorenzini. **Segurança do paciente no processo de doação e transplante de órgãos e tecidos**.Cogitare Enferm., Curitiba, v. 22, n. 2, 2017. Disponível em: https://revistas.ufpr.br/cogitare/article/view/45621/pdf. Acesso em: 05 dez. 2022. DOI: http://dx.doi.org/10.5380/ce.v22i1.45621.

RAZA, Farrah, NEUBERGER James. **Consent in organ transplantation: putting legal obligations and guidelines into practice**. BMC Med Ethics. 2022 Jul 5;23 (1):69.

SANTOS, Marcelo José dos, FEITO L. **Family perspectives on organ and tissue donation for transplantation: A principlist analysis**. Nurs Ethics. 2018 25 (8):1041-1050.

SILVA, Josimário. **O consentimento informado na prática médica: um instrumento legal, mas acima de tudo de caráter ético**. Rede bioética brasil. 2021.

TRIGUEIRO, Gustavo. **Doação e transplante de órgãos: conceito e legislação no âmbito médico**. 1. ed. Revista Interação Interdisciplinar: jan-jun, 2020. v. 4.

capítulo 36

# Doação de Órgãos

João Paulo Oliveira de Almeida
Mariana Maria da Silva
Myllena Vitória Bispo Santana

## INTRODUÇÃO

A doação de órgãos é definida como a ação na qual podem ser retirados órgãos ou tecidos de uma pessoa viva, ou não, sendo utilizados no tratamento de outras pessoas, os receptores (BRASIL, 2022)

Esse processo é de extrema importância, visto que possibilita ao paciente um aumento da sobrevida, além da melhora na qualidade de vida, podendo o indivíduo retornar para suas atividades diárias e laborais. Por isso, é essencial que se conheça a nomenclatura e como funciona todo o processo.

## NOMENCLATURA NO PROCESSO DE DOAÇÃO E TRANSPLANTE

No que se refere ao processo de doação e transplante, a Organização Mundial da Saúde (OMS) apresentou, em 2010, recomendações referentes a uma nomenclatura unificada. Esse sistema foi criado para unificar os termos que eram utilizados mundialmente. Assim, para os pacientes em morte encefálica, utiliza-se os seguintes termos:

a) Possível doador: paciente com lesão encefálica grave, e que está em uso de ventilação mecânica.
b) Potencial doador: ocorre após a abertura do protocolo de morte encefálica.

c) Elegível para doação: quando há a confirmação do diagnóstico de morte encefálica.
d) Doador efetivo: quando se inicia a cirurgia para a remoção de órgãos.
e) Doador com órgãos transplantados: quando ao menos um dos órgãos que foram removidos é transplantado.

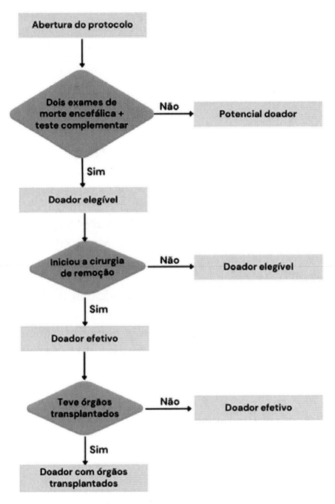

**Figura 1.** Fluxograma do processo de doação-transplante utilizando a nomenclatura recomendada pela OMS. Fonte: Doação e transplante de órgãos e tecidos, 2015.

É preferível utilizar o termo "morte encefálica" ao invés de "morte cerebral", pois para que ocorra o óbito é necessário que haja a morte de todo o encéfalo, o que inclui cérebro e tronco encefálico. A "morte cerebral" se refere somente à morte do cérebro, sem considerar o tronco encefálico.

## DOADOR VIVO

O doador vivo é aquele indivíduo juridicamente capaz, em termos legais, e que tenha a possibilidade de doar órgão ou tecido sem comprometer sua saúde e aptidões vitais.

A depender do grau de parentesco com o receptor, os doadores podem ser classificados como:

- Parentes: doador que possua parentesco até quarto grau.
- Não parentes: sem parentesco ou que possua parentesco além do quarto grau.
- Não parente cônjuge: casados ou com união estável.

## EDUCAÇÃO EM DOAÇÃO E TRANSPLANTE

A efetivação do processo de doação e transplante de órgãos é algo complexo, e a falta de conhecimento dos profissionais de saúde, familiares e da própria sociedade corrobora para isso, formando um ciclo de desinformação. Tratar da doação de órgãos como pauta da educação pública, explicando como tudo funciona e esclarecendo as principais dúvidas da população pode funcionar para reduzir a escassez de órgãos.

É de extrema importância que essa temática seja trabalhada, principalmente com os futuros profissionais, para que assim o conhecimento seja também passado para a comunidade. É preciso qualificar os alunos para que eles saibam realizar um diagnóstico correto de morte encefálica, o que fazer diante disso e como ocorre o processo de doação-transplante, como abordar e saber tratar do tema com os familiares, como lidar com a morte. Todos esses aspectos, que fomentam a construção da formação ética e moral do profissional médico, precisam ser desmistificados, para que assim, quem sabe, a doação de órgãos passe a ser algo mais naturalizado dentro do meio social.

## IMPORTÂNCIA DO PROCESSO DOAÇÃO-TRANSPLANTE

O desenvolvimento de transplantes para o tratamento de doenças terminais com certeza mudou o desfecho de inúmeros pacientes. Em decorrência desse sucesso, as indicações para o transplante de órgãos estão se tornando cada vez mais liberais, o que implica numa expansão no número de potenciais receptores. Entretanto, apesar de haver um aumento da demanda, não houve o aumento proporcional de oferta para transplante, sendo o principal obstáculo a escassez de órgãos e tecidos de doadores falecidos. Escassez essa resultada principalmente da baixa taxa de identificação de potenciais doadores e de efetivação dos potenciais doadores notificados.

Para entender melhor o motivo de haver tamanha escassez, é fundamental compreender os tipos de doadores de órgãos. Basicamente há três tipos: doador vivo, doador falecido em morte encefálica e doador falecido em morte circulatória. Desses, apenas o último não tem sido utilizado como doador no Brasil por questões legislativas e éticas, enquanto dos demais, apenas o segundo (doador falecido em morte encefálica) apresenta o melhor potencial de aproveitamento para doação de órgãos.

Assim, a identificação de potenciais doadores, além de ser o primeiro passo de todo processo de doação-transplante, torna-se a etapa que traz o maior impacto no número final de doadores de órgãos, etapa essa que o Brasil deixa a desejar. A não detecção de potenciais doadores, que abrange a não abertura do protocolo de morte encefálica, pode acontecer por vários motivos, como não disponibilidade de profissionais treinados ou capacitados por lei (neurologistas ou neurocirurgiões), falta de equipamentos para realizar o teste de apneia e documentar morte encefálica. Tudo isso, quando somado com as contraindicações médicas, problemas na manutenção do doador falecido ou, ainda, recusa familiar à doação, leva o percentual de doadores efetivos a se tornar apenas 40% dos possíveis doadores.

## SISTEMA NACIONAL DE TRANSPLANTES

O Sistema Nacional de Transplante (SNT) é o órgão responsável por coordenar em nível nacional o programa de transplantes no Brasil, atuando no processo de reconhecimento de morte encefálica, destinação dos tecidos e órgãos doados, gerenciamento da lista de receptores em todo o território nacional, indicações para a busca de órgãos e autorizações para os centros de transplantes e equipes especializadas para o fim. Sendo fundado durante a fase profissional dos transplantes, o SNT surge no momento em que o processo de doação de órgãos passou a ser regulado pelo governo federal, apresentando deliberações nas áreas consideradas pilares em uma política de transplante, como o financiamento, a legislação, a organização e a doação.

O SNT apresenta uma estrutura normatizada e hierarquizada, em que o órgão central é o Ministério da Saúde (MS) e as funções são efetuadas pela Coordenação Geral do Sistema Nacional de Transplantes (CGSNT), enquanto que nos estados e no Distrito Federal atua as Centrais de Notificação, Captação e Distribuição de Órgãos (CNCDO). Dessa forma, o SNT garante a transparência na política de doação e transplante, possibilitando um processo honesto e qualificado. Atualmente, o Brasil apresenta um modelo misto de transplantes em que a Comissão Intra-Hospitalar de Doação de Órgãos e Tecidos para Transplantes (CIHDOTT), que proporciona uma maior agilidade no processo de captação de órgãos por ter maior contato com os hospitais, trabalha em conjunto com a Organizações de Procura de Órgãos (OPO), que necessita de menos investimento financeiro e que atua nos hospitais que ainda não possui comissões intra-hospitalares próprias.

## ESTRUTURA DO SISTEMA NACIONAL DE TRANSPLANTES

Atualmente, o SNT é formado por:
- CGSNT;
- Câmaras Técnicas Nacionais (CTN);
- Grupo de Assessoramento Estratégico (GAE);
- Central Nacional de Transplantes (CNT);
- Coordenação Estadual de Transplantes por meio da CNCDO;
- OPO;
- CIHDOTT;
- Laboratórios de imunogenética;
- Equipes de transplantes.

## ÉTICA E TRANSPLANTE

Na medida em que o número de processos de transplantes aumentam, também aumenta a necessidade de uma análise criteriosa baseada na ética para que não ocorram ações ilegais e arbitrárias. Ainda que no Brasil tenha sido observada uma redução no número de pessoas na lista de espera para transplante, não é resultado do sucesso e benefício de todas as pessoas que necessitam do processo, mas sim de mudanças nos critérios de alocação e do óbito de pacientes antes de serem beneficiados. Dessa forma, ainda é necessário que as pessoas sejam encorajadas à doação, para isso necessitando de critérios bem definidos e fundamentados na ética médica e educação.

A indicação de transplante, o diagnóstico de morte encefálica, as formas de consentimento, a alocação de órgãos e o emprego de doador vivo são as principais implicações éticas dos transplantes, e na medida em que esses pontos são discutidos e regulamentados é possível combater desigualdades e situações que violam

Doação de Órgãos

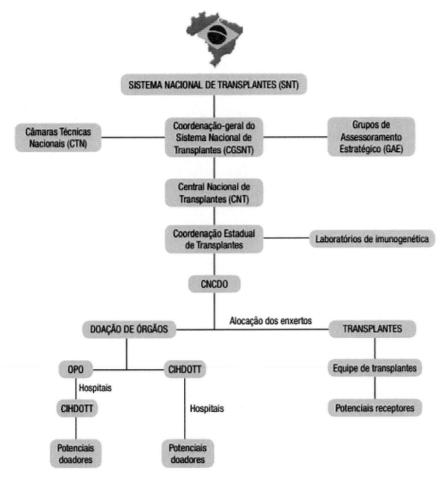

**Figura 2.** Estrutura atual do SNT. Fonte: Moura LC, Silva VS (coord). Manual do núcleo de captação de órgãos: iniciando uma Comissão Intra-Hospitalar de Doação de Órgãos e Tecidos para Transplantes: CIHDOTT. Minha Editora: Barueri, SP, 2014.

o corpo humano, como o tráfico de órgãos. Além disso, a partir do advento de novas técnicas, a discussão ética é o ponto chave para a viabilidade ou não delas, não devendo ser esquecida.

## PROBLEMAS DE DOAÇÃO NO BRASIL

Além das deficiências envolvendo a identificação e na manutenção de potenciais doadores, há entraves relacionados à gestão do sistema de doação-transplante.

Sistema esse o qual deveria manejar a lista de espera para doação – lista na qual o receptor aguarda haver o órgão disponível para doação – de maneira muito ágil, haja vista a fluidez envolvendo a entrada e saída de pacientes da lista. Na prática, entretanto, a atualização da lista pelo Ministério da Saúde se dá apenas anualmente, uma situação que denota uma clara falta de organização do sistema de doação-transplante.

É importante ressaltar que, apesar do contexto de doação de órgãos estar aquém do ideal, esforços contínuos para aumentar o número de doadores, para melhorar a gestão e para empregar atividades de educação são igualmente importantes, haja vista que impactam diretamente na cadeia de doação. Somente assim, por meio da ação conjunta entre diferentes setores, será possível afirmar que no Brasil ainda faltam doadores, mas há doação.

## REFERÊNCIAS BIBLIOGRÁFICAS

BRASIL, Ministério da Saúde. Sistema Nacional de Transplantes. 2022.

GARCIA, Clotilde Druck; PEREIRA, Japão Dröse; GARCIA, Valter Duro. Doação e transplante de órgãos e tecidos. São Paulo: Segmento Farma, 2015.

capítulo **37**

# Ética em Pesquisa Genética Médica

Nelson Araújo de Oliveira Júnior
Victória Christine de Almeida Santos

*Acadêmico(a) de Medicina na Universidade Estadual de Ciências da Saúde de Alagoas*
(UNCISAL)

## ASPECTOS POSITIVOS DA PESQUISA EM GENÉTICA MÉDICA

A pesquisa em genética médica tenciona colocar em prática a ciência da hereditariedade, com grandes benefícios para a humanidade, o que inclui a superação e alívio do sofrimento de todos os seres vivos. Ademais, se faz mister dar destaque para aquelas pesquisas e trabalhos que resolvam os problemas dos mais pobres, tanto as pesquisas que tenham efeito imediato, como as que pensam a sociedade a longo prazo, de modo a garantir uma postura eticamente igualitária (SANCHES, 2006)

Um notável exemplo foi o Projeto Genoma Humano, o maior projeto de pesquisa realizado no campo da biologia, que por meio de um esforço global para o estudo e a cura de doenças, culminou no sequenciamento do DNA humano e construiu mapas genéticos referentes ao genoma humano.

Nesse campo é possível observar-se a grande responsabilidade do ser humano em sua missão de propiciar novas possibilidades de cura de doenças e usar todo o aparato tecnocientífico da genética médica para trabalhar na superação do sofrimento. O que coaduna com Sanches et. al (2006), ao concluir que:

"A capacidade de a genética melhorar a vida humana é óbvia e é parte da mais autêntica e responsável tarefa dos seres humanos. As tecnologias genéticas reduzirão a incidência de doenças graves e providenciarão tratamento para tantas outras, e, neste sentido, elas se tornam instrumento privilegiado no compromisso daqueles que buscam eliminar o sofrimento de seus semelhantes."

Dessa forma, além de pensar no tratamento de determinada doença, como promoção coletiva de vida, somam-se as possibilidades de procurar "construir", de modo mais individual, um ser mais capaz de exercer suas capacidades humanas. Ou ainda, a busca pelo bebê perfeito, com o objetivo de fazer da vida desse bebê, uma vida melhor (BUCHANAN, 2000)

Já no campo educativo e assistencial da genética, figura como parte de um esforço em saúde pública voltado para o bem-estar individual, desde a década de 1940, nos Estados Unidos, o aconselhamento genético. Uma consulta médica cujo tema são os genes individuais ou familiares, que aborda desde a reprodução biológica, com a discussão sobre riscos e probabilidades de nascimento de crianças com determinados traços genéticos, até cuidados precoces relativos a doenças genéticas de expressão tardia. (GUEDES, 2009)

Durante o aconselhamento genético, os profissionais devem fornecer a informação genética isenta de valores pessoais ou julgamentos; devem fundamentar suas ações educativas no pressuposto de que a informação genética é um elemento central às decisões relativas ao bem-estar individual, familiar e social; devem cuidar para que as escolhas de seus pacientes sejam informadas e esclarecidas, garantida a privacidade das informações (GUEDES, 2009)

## A PESQUISA EM GENÉTICA MÉDICA NO BRASIL

O Brasil possui uma legislação social relativamente avançada na área de saúde, de modo a garantir o desenvolvimento de pesquisas em genética humana, cujo histórico é reforçado com o advento da Constituição Federal de 1988, que instituiu a Saúde como "um direito de todos e dever do Estado, garantido mediante políticas sociais e econômicas que visem à redução do risco de doença e de outros agravos e ao acesso universal e igualitário às ações e serviços para sua promoção, proteção e recuperação" (NOVOA, 2011)

Sob a égide da Constituição Cidadã, a Política Nacional de Saúde da Pessoa com Deficiência, destacada na lei 7.853/1989, visa promover "o acesso da população aos exames mais específicos para detecção de doenças genéticas que determinam deficiência, com destaque para o exame de cariótipo e pesquisa para outros erros inatos do metabolismo". Nesse sentido, a pesquisa em genética médica atua como agente de ação, por meio de programas como a triagem neonatal, implantada no Brasil, desde 2001, que prevê realização do "Teste do Pezinho" para a triagem de doenças metabólicas, genéticas e infecciosas, em todos os recém-nascidos. Duas décadas após a implementação do programa, dados do Ministério da Saúde dão conta de cerca de 2.2 milhões de testes anuais e projeta para os próximos anos, a ampliação gradual do rol de doenças diagnosticadas (fenilcetonúria e outras hiperfenilalaninemias, hipotireoidismo congênito, doença falciforme e outras hemoglobinopatias, fibrose cística, hiperplasia adrenal congênita, deficiência de biotinidase e recentemente a toxoplasmose congênita), com vistas a incluir até 50 doenças passíveis de tratamento (BRASIL, 2023)

Embora a pesquisa em genética ainda necessite uma inserção plena no Sistema Único de Saúde, atos isolados, porém de grande alcance, já permitem perceber que ela é capaz de identificar uma alteração no material genético, causadora de determinada patologia. A universalização de tais serviços, aliada a atuação de profissionais com conhecimentos de genética podem colaborar na prevenção, ao reconhecer doenças genéticas, levantar heredogramas, orientar o planejamento familiar, informar sobre a origem genética das doenças encontradas, orientar a comunidade sobre teratógenos, a maneira de evitá-los e sobre nutrientes necessários que influenciam malformações ou prejudicam o desenvolvimento, além de manter registros atualizados das doenças genéticas encontradas (NOVOA, 2011)

Rumo a essa universalização, foi instituída em 2009, a Política Nacional de Atenção Integral em Genética Clínica, na qual o aconselhamento genético foi citado como "pilar central da atenção à saúde em genética clínica", cuja atuação "deve ser garantida a todos os indivíduos e famílias sob risco de anomalia congênita ou doença genética" (BRASIL, 2009). Tal ferramenta fomenta a expectativa de permitir uma maior conexão entre a ciência e a sociedade, uma vez que é capaz de proporcionar: que as pessoas aprendam sobre si e tomem decisões que transcendem o espaço médico; que as famílias avaliem a probabilidade de ocorrência ou recorrência da doença; que possa haver uma educação a respeito de hereditariedade, exames, tratamento, prevenção, ajuda e pesquisa; ademais, que haja o aconselhamento adequado para promover escolhas conscientes e adaptação à condição de risco. Enfim, que o aconselhamento genético possa ajudar as pessoas a compreender e se adaptar às implicações médicas, psicológicas e familiares, decorrentes da contribuição genética para a enfermidade (NOVOA, 2011)

## REFLEXÕES ACERCA DA PESQUISA EM GENÉTICA MÉDICA

Quando se fala em genética médica, existem situações em que ela pode ser utilizada para questões relacionadas à seleção de raças, de características mais bem socialmente aceitas, principalmente físicas. Isso se chama eugenia e, do ponto de vista social, pode ser extremamente perigoso, uma vez que acaba por selecionar indivíduos padrões, extinguindo as diferenças e as singularidades.

Durante a Segunda Guerra Mundial, a maior representação disso foi o que ocorreu na Alemanha, com Hitler no poder e o extermínio de indivíduos com deficiência física ou mental, a fim de que uma raça considerada "pura" fosse predominante. Diante disso, práticas eugenistas podem levar à extinção de determinadas características e também podem contribuir para tornar a sociedade mais vulnerável no aspecto da sua própria existência (SANCHES, 2006)

Desse modo, quanto mais similares somos, mais propensos à extinção também seremos. Ou seja, diante das enfermidades e da capacidade de adaptação da espécie humana é que foi possível chegar até aqui. Assim, caso características sejam escolhidas, a variabilidade é perdida e mais suscetível estará o ser humano.

Nesse sentido, as pessoas que não se encaixam dentro do padrão dessas práticas estarão fadadas à exclusão e à opressão sociais. Dessa forma, a genética pode servir como arma de dominação e de perpetuação de injustiças. Isso porque a distribuição de oportunidades seria desigual, em benefício de uma parcela populacional "geneticamente melhorada" (SANCHES, 2006)

Ademais, o alto custo do aparato tecnocientífico usado em genética médica leva à necessidade de retorno financeiro por parte dos financiadores de pesquisas nessa área. A pesquisa genética, invariavelmente tende a se subordinar às leis do mercado capitalista e a prioridade deixa de ser o social. Nesse sentido, a tirania da tecnologia, associada à tirania do mercado colocam em risco a proteção da saúde como direito universal.

## CONSIDERAÇÕES FINAIS

Ainda que a Genética Médica constitua uma atividade em incipiente expansão, as diretrizes exortadas por Beauchamps et. al (2002) na forma de princípios, continuam constituindo as diretrizes gerais para julgamentos em casos específicos e que proporcionam uma orientação substantiva para o desenvolvimento de regras e políticas mais detalhadas.

Assim, é imperativo observar: o princípio da justiça, que deve ser usado para garantir um acesso ético e digno aos avanços da tecnologia, respeitando-se as desigualdades, onde as diferentes classes sociais tenham oportunidades de serem beneficiadas, promovendo uma minimização das injustiças; o princípio da beneficência, usado em benefício do próximo, imprimindo a possibilidade de cura de doenças novas e velhas; o princípio da não-maleficência, direcionado à prevenção do uso da genética médica com vistas a tornar alguém geneticamente "melhor", e em contrapartida proporcionar discriminação aos que são excluídos deste "melhoramento"; por fim, o respeito pela autonomia e pela capacidade dos profissionais envolvidos, na tarefa de selecionar pesquisas e trabalhos que tragam benefícios para a humanidade, em detrimento de tamanha reflexão em torno da pesquisa em genética médica.

## REFERÊNCIAS BIBLIOGRÁFICAS

BEAUCHAMP, Tom L.; CHILDRESS, James F. **Princípios de ética biomédica**. São Paulo: Edições Loyola, 2002.

BRASIL, Ministério da Saúde. Gabinete do Ministro. **Portaria no 81, de 20 de janeiro de 2009. Institui, no âmbito do SUS, a Política Nacional de Atenção Integral em Genética Clínica**. Diário Oficial da União, Brasília (DF), 21 jan 2009.

BRASIL. Ministério da Saúde. **Na primeira etapa da ampliação do Teste do Pezinho, Ministério da Saúde incorpora exame para toxoplasmose**. Disponível em https://www.gov.br/saude/pt-br/assuntos/noticias/2022/junho/na-primeira-etapa-da-ampliacao-do-teste-do-pezinho-ministerio-da-saude-incorpora-exame-para-toxoplasmose. Acessado em 07 jan. 2023.

BUCHANAN, A.; BROCK, D. W.; DANIELS, N. et al. **From chance to choice: genetics and justice**. Cambridge: Cambridge University, 2000.

GUEDES, Cristiano; DINIZ, Debora. A Ética no Aconselhamento Genético: um Desafio à Educação Médica. **Revista Brasileira de Educação Médica**. Brasília, v. 33, n.1, p. 247–252, 2009.

NOVOA, Maria Concepción; BURNHAM, Teresinha Fróes. Desafios para a universalização da genética clínica: o caso brasileiro. **Rev Panam Salud Publica**. v. 29, n. 1, p. 61–68, 2011.

SANCHES, Mário Antonio; FEITOSA, Gabriela Dias. O impacto ético e social da pesquisa em genética. **Revista Acadêmica Ciência Animal**, v. 4, n. 1, p. 85-97, 2006.

capítulo 38

# Ética em Psiquiatria Forense

BEATRIZ PEREIRA BRAGA
CYBELLE LAYANNE DA SILVA
ARLYSON DIOGO SOUTO BEZERRA
IZENI TEIXEIRA PIMENTEL

*"A justiça não consiste em ser neutro entre o certo e o errado, mas em descobrir o certo e sustentá-lo, onde quer que ele se encontre, contra o errado."*

(Theodore Roosevelt)

As relações humanas como um todo são regidas pelos princípios éticos, a construção das sociedades foram organizadas com grande contribuições dos pilares da ética, da moral e a partir desses espaços de convívio, o desenvolvimento humano caminhou em conformidade com as normas sociais e posteriormente jurídicas de cada localidade. Contudo, do conflito surgem algumas lides que, em particular conjugam e evocam os conhecimentos de diversas áreas do saber, e a partir da necessidade de compreensão de fenômenos sociais em análise jurídicas com particularidades que envolvem a saúde mental, é que emergem a ética forense em psiquiatria e a deontologia forense. Estas são áreas que inter-relacionam o direito e a medicina.

Como uma das principais ações especializadas do perito forense, o laudo médico psiquiátrico é um documento com valor legal que detém a apreciação do especialista auxiliando nas fases processuais jurídicas (MORAES, 2001). O parecer do médico psiquiatra, é considerado em processos jurídicos ou administrativos. A emissão dessa prova técnica é de fundamental importância nos encaminhamentos jurídicos. Nesse sentido, reafirma-se a necessidade de uma avaliação que prime pelos princípios éticos e morais conforme versa em algumas legislações e/ou tratados internacionais de direitos humanos, os padrões éticos da Constituição Federal (1988), que são princípios e regras fundamentais no ordenamento do Estado, o qual é o guardião maior da Ética. No direito, os seus operadores têm sua conduta regida pelo Código de ética e disciplina da OAB, o qual destina o seu primeiro capítulo ao conhecimento das regras deontológicas inerentes ao fazer jurídico.

São muitos os dispositivos constitucionais que demonstram esse zelo pela ética, desde o seu preâmbulo até os textos que valorizam a moralidade, a igualdade, a justiça social e a dignidade da pessoa humana (NALINI, 2004). Na prática pericial, o trato ético também não é dispensável. Beauchamp e Childress (1994) elencaram com os quatro princípios essenciais a prática médica. São eles: beneficência, não maleficência, autonomia e justiça.

Seguindo essa linha de raciocínio, a ética dentro da Psiquiatria Forense começa desde a anamnese. Pois, a semiologia psiquiátrica possui suas singularidades em relação às demais especialidades médicas. Desse modo, o interrogatório acerca de patologias pregressas, história de vida, antecedentes familiares, gatilhos, estressores entre outros compõem a riqueza de detalhes do exame mental. Nesse sentido, o paciente deve sentir confiança e acolhimento nessa relação médico-paciente para abordar suas questões pessoais. No entanto, dentro de um contexto pericial existe comprometimento nessa relação, uma vez que o paciente vê essa situação como algo que impacta no curso de seu julgamento e consequentemente sentença (ZUARDI E LOUREIRO, 1996).

Dessa forma, a ética no âmbito da psiquiatria forense se faz com criação de um vínculo de confiança entre o médico e o paciente e uma abordagem direta acerca do curso das informações prestadas. Sendo assim, o periciado sabe que o médico psiquiatra fará um parecer sobre o que vai ser observado no que se refere à sua sanidade mental, porém não deve haver dúvidas na qualidade deste parecer técnico, pois, o especialista sabe identificar simulações além de não ter conflito de interesse algum com o caso (TABORDA & BINS, 2009).

Nessa perspectiva, o conceito de agenciamento duplo é demasiadamente importante, pois significa que o médico perito deve tanto lealdade ao seu paciente quanto à instituição que solicitou a perícia. Seria o que Taborda e Bins (2009) trazem como relação triangular havendo um terceiro elemento que influencia de forma direta o exame mental. Em vista disso, os principais constituintes mobilizados nessa conjuntura são a confidencialidade, veracidade e honestidade. Logo, como foi supracitado, a condução direta da anamnese evidenciando a finalidade pericial é uma maneira de exercer a ética.

Torna-se evidente, portanto, que os impasses relacionados ao tema são antigos, sendo necessário experiência e expertise para que um trabalho adequado seja realizado. A imparcialidade e neutralidade dos principais profissionais envolvidos são essenciais ao exercício da ética. Além disso, existe pouco arcabouço teórico e legislativo sobre o agenciamento duplo, corroborando a grande valia maiores contribuições acerca disso.

## REFERÊNCIAS BIBLIOGRÁFICAS

BRASIL. Constituição da República Federativa do Brasil de 1988. Brasília, DF: Presidência da Republica. Disponível em: https://www.planalto.gov.br/ccivil_03/constituicao/constituicao.htm Acesso em: 27 de fevereiro de 2023.

BEAUCHAMP TL; CHILDRESS JF. Principles of biomedical ethics. 4ª ed. Oxford: Oxford University Press; 1994

MORAES T. Ética e psiquiatria forense. Rio de Janeiro: Ipub-Cuca; 2001.

NALINI, José Renato. Ética Geral e Profissional . São Paulo: Editora RT, 2004

TABORDA, JGV; BINS, HDDC. Ética em psiquiatria forense: antigos dilemas, novos desafios. **Revista Bioética**, v. 17, n. 2, 2009.

ZUARDI, AW; LOUREIRO, SR. Semiologia psiquiátrica. **Medicina (Ribeirão Preto)**, v. 29, n. 1, p. 44-53, 1996.

capítulo 39

# Acompanhamento Ético ao Paciente com Hanseníase

Igor Fernando de Melo Cavalcante
Lethícia de Oliveira Carvalho
Mariana de Souza Pordeus
Marília Rocha Lira Pereira

## INTRODUÇÃO

A Hanseníase é uma doença crônica e infecciosa, o que a caracteriza como um problema de saúde pública. Associada a estigmas e preconceitos, essa enfermidade pode resultar em problemas nas mais diversas esferas sociais, além de alterar as necessidades básicas do indivíduo, o que compromete a sua qualidade de vida.

O estigma voltado aos portadores de hanseníase resulta em preconceito e exclusão social, que surgem nas diversas instituições sociais, até no próprio seio familiar, o que contribui para o desenvolvimento de problemas emocionais, tornando-se a prática de esconder a doença algo relativamente comum, na tentativa de evitar a rejeição (PALMEIRA, 2020).

É destacada a negligência das questões subjetivas, quando relacionadas ao tratamento da hanseníase. Este, é voltado principalmente aos aspectos clínicos da doença, de caráter mais objetivo, que, embora também seja de extrema importância, não exclui a necessidade de se analisar os aspectos biopsicossociais, como forma de buscar oferecer uma assistência humanizada (PALMEIRA, 2020), por parte dos profissionais de saúde, no tratamento da doença e na realização de atividades que facilitem a disseminação de informações sobre a doença em sociedade e favoreçam a adesão do enfermo e familiares às condutas propostas (PINHEIRO, 2016).

## ÉTICA E BIOÉTICA

Doenças negligenciadas (DN) são definidas como um grupo de doenças crônicas e infectocontagiosas, ocasionadas por uma ampla disponibilidade de agentes etiológicos, como vírus, bactérias, fungos e parasitas, que resultam em exclusão social. Entre as principais DN está a Hanseníase.

O diagnóstico de uma DN é caracterizado pelo estigma social nas diferentes instituições sociais, incluindo ambientes hospitalares, o que acometem profissionais em plena atuação, indo de encontro ao código de ética, seja no comprometimento à vida e dignidade, no exercício da profissão, no sigilo profissional e no comportamento ético voltado ao indivíduo e a enfermidade.

As questões ao redor do cuidado e da ética envolvem a discussão e finalização do mesmo, sendo necessário entender, aceitar, disponibilizar um acolhimento ativo e empático ao enfermo, obtendo uma visão subjetiva, no contexto biopsicossocial, a fim de promover o acompanhamento da população acometida, detentora de baixos recursos financeiros, caracterizados pela desigualdade social, uma vez que o cuidado é particular e complexo e necessita da atenção ampliada da saúde.

A educação em saúde apresenta-se de forma útil no entendimento do impacto das doenças negligenciadas, principalmente no que concerne às suas formas de prevenção e transmissão. Afim de desmistificar os estigmas implantados, a introdução do planejamento das ações em saúde deve ser posta de acordo com o princípio de equidade de maneira a auxiliar na fluidez dos processos de referência e contra referência no intuito de adquirir maior adesão ao tratamento e consequentemente um melhor prognóstico (CONSOLINE, 2021).

## ESTIGMA E PRECONCEITO

Estigma é definido, de maneira geral, como um atributo depreciativo responsável por uma situação social que traduz a desqualificação de pessoas ou grupos, dando-lhes a característica de inaptos ao convívio do restante da sociedade; dentro dos principais grupos estigmatizados, destacam-se os portadores de hanseníase.

Hanseníase é uma doença que, secularmente, carrega consigo um imaginário social insultuoso e um teor preconceituoso, temeroso e associado ao pecado e à punição; além disso, a observação de seu caráter contagioso e até então incurável foi responsável pelo estigma pertinente associado à doença e a terminologia "lepra" como palavra pejorativa – o que levou os portadores da doença a dificuldades no estabelecimento de relações sociais (PINHEIRO, 2019).

De acordo com Mônica Gisele Costa Pinheiro, a estigmatização está relacionada, principalmente, às marcas corporais desenvolvidas no curso da doença e à exclusão que viveu o portador da lepra, marcado fisicamente pelas deformidades no corpo. Ademais, salienta-se que o estigma atinge pessoas que não têm a doença, como os filhos sadios de doentes de hanseníase; além disso, esse estigma também está associado à tradição religiosa que por séculos associou lepra a crenças sobre punição divina, castigo e pecado.

A associação do estigma com preconceito caracterizou-se como importante fator para exclusão social e limitações em diversas dimensões da vida. É importante ressaltar que a exclusão social que permeia a hanseníase está além da exclusão vivenciada pelo indivíduo doente, acometendo também seus familiares.

Este preconceito está associado preponderantemente ao desconhecimento de elementos relacionados à doença, como seu modo de transmissão, existência de tratamento e de cura. Consequentemente, a história do estigma e do preconceito e a falta de informação incitam medo nas pessoas desinformadas, levando à exclusão social do doente até os dias atuais (PINHEIRO, 2017).

## EQUIPE DE SAÚDE

A hanseníase apresenta diferentes aspectos no que diz respeito ao cuidado com o paciente, visto que corresponde a uma patologia multifatorial, necessitando de cuidados que vão além do tratamento medicamentoso. Para isso, a visão ética da equipe multidisciplinar torna-se imprescindível na assistência ao paciente por apresentar diferentes pontos de desbalanço que devem ser contemplados em cada ponto da atenção à saúde de forma a garantir a integralidade e a autonomia do paciente (PINHEIRO, 2017).

As necessidades apresentadas decorrentes da doença podem ser referidas como necessidades fisiológicas, de segurança, de relacionamento, de estima e de realização pessoal. A compreensão dessas é necessária para o sucesso do tratamento, visto que estão interligadas à medida que, por exemplo, dificuldades na aceitação e o sofrimento com os estigmas podem atuar como fator negativo na continuidade do tratamento, com consequências que envolvem progressão da doença e piora do quadro. Além disso, mais da maioria dos pacientes apresentam diagnóstico tardio da doença, número atribuído ao despreparo no acolhimento apesar de sinais e sintomas específicos referidos.

Portanto, o preparo da equipe torna-se ponto de partida no cuidado ético do paciente ao proporcionar a atenção às necessidades apresentadas. Para tanto faz-se necessária a intensificação das informações sobre a doença a fim de capacitar os profissionais de saúde para atuarem na desmistificação de estigmas a fim de contribuir para o diagnóstico e tratamento adequados (VIEIRA, 2018).

## CONCLUSÃO

Estigma, preconceito, exclusão e a falta de conhecimento são os principais subtemas relacionados à hanseníase e à importância do acompanhamento ético ao paciente acometido. As questões que envolvem cuidado e ética trazem à tona a discussão e a finalização do manejo frente a um quadro de doença negligenciada – o que, portanto, as tornam tão importantes no manejo do quadro da hanseníase -, sendo necessário uma série de critérios para melhor auxiliar a superação dos desafios que permeiam a vida do paciente acometido e as consequências que englobam toda a trajetória do curso da doença, como: entender, aceitar, disponibilizar um acolhimento ativo e, sobretudo, empático ao indivíduo enfermo, obtendo uma visão subjetiva, no contexto biopsicossocial, a fim de promover o acompanhamento efetivo de um público afetado que, em maioria, detém baixos recursos financeiros e é caracterizado pela desigualdade social, já que o cuidado é particular e complexo e necessita da atenção ampliada da saúde e de seus profissionais. Além disso, é importante considerar o papel da informação – por meio da educação em saúde – na desmistificação de qualquer estigma social, devendo, portanto, ser ferramenta importante de atuação frente ao preconceito relacionado à hanseníase.

## REFERÊNCIAS BIBLIOGRÁFICAS

1. Consoline, Leticia da Silva. Ética profissional frente às doenças negligenciadas: cenário pandêmico./Leticia da Silva Consoline. Ariquemes, RO: Faculdade de Educação e Meio Ambiente, 2021. Disponível em: http://repositorio.faema.edu.br:8000/jspui/handle/123456789/3056.
2. Palmeira IP, Moura JN, Epifane SG, Ferreira AMR, Boulhosa MF. **Percepção de pacientes com hanseníase sobre suas necessidades humanas básicas alteradas: indícios para o autocuidado.** Rev Fun Care Online. 2020 jan/dez; 12:319-325. DOI: http://dx.doi.org/10.9789/2175-5361.rpcfo.v12.7069.
3. Pinheiro MGC, Simpson CA, Miranda FAN, Mendes FRP. **T'sarat/hanseníase: caminhos trilhados por familiares de ex-doentes tratados em ambiente asilar.** Rev Fun Care Online. 2019 jan/mar; 11 (1):47-52. DOI: http://dx.doi.org/10.9789/2175-5361.2019.v11i1.47-52.
4. PINHEIRO, Mônica Gisele Costa; SIMPSON, Clélia Albino. **Preconceito, estigma e exclusão: vidas de parentes afetadas pelo tratamento manicomial da hanseníase/Preconceito, estigma eCON exclusão enfermedad de Hansen en asilo.** Enfermagem Uerj, v. 25, n. 1, pág. NA-NA, 2017. DOI: http://dx.doi.org/10.12957/reuerj.2017.13332.
5. VIEIRA, Nayara Figueiredo et al. **Avaliação dos atributos da atenção primária à saúde nas ações de controle da hanseníase.** 2018. DOI: http://dx.doi.org/10.12957/reuerj.2018.31925.

capítulo 40

# Acompanhamento Ético ao Paciente HIV+

Victória Christine de Almeida Santos

O atendimento médico ao paciente portador do Vírus da Imunodeficiência Humana (HIV) deve ser ético do momento do diagnóstico até a fase final da vida, passando pelo tratamento, pela Síndrome da Imunodeficiência Adquirida (AIDS), pelos cuidados paliativos e pelos prognósticos reservados diante do abandono da terapia antirretroviral (TARV). Diante desse diagnóstico, é necessário evitar julgamentos quanto à contração do vírus e sim orientar o paciente a fim de reduzir a possibilidade de que ele o transmita adiante.

Por volta dos anos 1980, foi estabelecido que a principal forma de transmissão do HIV era por via sexual. Com isso, tornou-se extremamente relevante identificar os parceiros sexuais dos soropositivos, a fim de conter a transmissão do vírus. Naquele período, era uma doença que afetava grupos de pessoas socialmente discriminadas, como os homossexuais e os usuários de drogas injetáveis (CRUZ-PIQUERAS; HORTAL-CARMONA, 2022).

Esse rastreio de parceiros sexuais levou a um conflito ético, pelo fato de adentrar a privacidade do indivíduo recém-diagnosticado, além da estigmatização do comportamento sexual, considerada consequência da imoralidade. Nesse contexto, medidas eticamente questionáveis foram implementadas nos Estados Unidos da América, como a impossibilidade de homossexuais doarem sangue, a obrigação de teste para o HIV durante a gestação a fim de receber assistência, a triagem em massa para o vírus e a negação ao tratamento para pessoas que permaneceram fazendo uso de drogas injetáveis após o diagnóstico (CRUZ-PIQUERAS; HORTAL-CARMONA, 2022). Isso foi responsável por aumentar as desigualdades entre os menos favorecidos.

Ademais, o dever de assistência aos enfermos é inerente às profissões da área da saúde. Um estudo em 1988 mostrou que até 24% dos médicos consideravam ético negar atendimento a doentes com HIV, isso devido ao medo da infecção, à discriminação e à condenação moral da pessoa infectada. Por outro lado, a história da saúde pública mostra que o sucesso das suas políticas passa pela eliminação dos juízos morais (CRUZ-PIQUERAS; HORTAL-CARMONA, 2022).

Certamente, todas essas questões envolvidas serviram de base para o aprimoramento da ética e do acompanhamento à pessoa com o vírus. Como também, a mudança no perfil epidemiológico do portador foi marcante, pois os homossexuais masculinos eram considerados responsáveis pela grande transmissão devido à sua maior efetividade via sexo anal. Porém, atualmente, o contágio tem sido frequente na população heterossexual. Por isso, não se fala mais em grupo de risco e sim em comportamento de risco, que envolva relação sexual desprotegida (BARROS, 2016).

Assim sendo, durante o período em que se desenvolve a relação médico-paciente, é importante frisar ao portador do HIV que o sigilo médico está garantido, com o objetivo de fortalecer essa relação de confiança, para que ele possa expor suas dúvidas e sua falta de informação, caso assim seja (LINS et al., 2022). Dessa forma, o momento do diagnóstico deve ser marcado pelo acolhimento, pela ação da equipe multidisciplinar, se o serviço ofertar, incluindo o acompanhamento psicológico diante da notícia de ser portador de uma doença transmissível para a qual não existe cura por enquanto (PINHEIRO et al., 2005).

A verdade é que, apesar do HIV não ser sinônimo de AIDS, é preciso alertar quanto à necessidade e à importância do tratamento para controle da carga viral do indivíduo. Portanto, deve-se comunicar e ser bastante transparente com ele a respeito do que a não adesão ao tratamento antirretroviral pode ocasionar em sua vida. E que, o desenvolvimento de doenças oportunistas que podem levar ao óbito passa a ser uma realidade. Além disso, o abandono da terapia pode ser responsável pelo desenvolvimento de sequelas permanentes.

Inicialmente, a ausência de tratamento para controle do vírus fez com que medidas de prevenção de infecções e a educação em saúde se tornassem grandes aliadas no seu combate (CRUZ-PIQUERAS; HORTAL-CARMONA, 2022). Mesmo com a existência hoje de um tratamento eficaz, que o permite ter qualidade de vida, é valoroso não desprezar esses métodos.

Nesse sentido, a má notícia pode ser exposta utilizando-se o Protocolo SPIKES. Esse protocolo possui recomendações quanto à transmissão da má notícia ao paciente, passando pelas reações emocionais do indivíduo no momento, pelas dúvidas, pela forma como a explicação do diagnóstico deve ser feita no caso dele ser leigo, respeitando sua capacidade de entendimento (BLANCKENBURG et al., 2020). Toda a exposição da notícia deve ser sempre amparada na empatia e no respeito.

É fundamental que o profissional de saúde compreenda a necessidade do cuidar, mesmo diante de uma doença tão estigmatizada. Por ser uma enfermidade crônica, o profissional precisa estar apto a acompanhar o soropositivo nos diversos momentos de manifestação da doença (PINHEIRO et al., 2005). Com isso, o acompanhamento médico regular é imprescindível, de forma a identificar em que fase do agravo ele está e também a estabelecer a melhor conduta. Desse modo, fornecer apoio diante do diagnóstico e do tratamento é essencial para que esses indivíduos possam elaborar as estratégias de enfrentamento (LINS et al., 2022).

Esse cuidado ético direcionado ao portador de HIV carece levar em consideração as suas particularidades e o estigma social. Com o objetivo de direcionar esse cuidado, foi criado o código de ética para eles. Essa preocupação com os soropositivos levou à elaboração também da Declaração de compromisso sobre o HIV/AIDS, que estabelece medidas para preservação de direitos (PINHEIRO et al., 2005).

Para melhor adaptação do indivíduo à rede de apoio multidisciplinar, é básica a elaboração do Projeto Terapêutico Singular, abordando todas as questões que envolvem a sua condição. Isso depende da interpretação dele acerca da doença, da forma como gerencia o viver com o vírus no seu contexto social e o tempo que convive com o diagnóstico. Por isso, faz-se urgente um cuidado ético em saúde que respeite a subjetividade dos soropositivos, focando no campo socioemocional e no uso da TARV (SANCA et al., 2022).

Às vezes, esses pacientes encontram dificuldade para expor seu status sorológico dentro do próprio ambiente familiar, incluindo o parceiro sexual. Isso requer um trabalho longo tanto com o paciente quanto com a sociedade, a fim de que ele se sinta confortável em comunicar a família, caso deseje. Dentro da sociedade, a educação em saúde pode ser responsável pela mudança de mentalidade e de enfrentamento à doença. É importante eliminar os rótulos estabelecidos previamente às pessoas com o HIV/AIDS, a fim de que os diagnosticados não neguem a doença, não tenham vergonha de aderir ao tratamento, não sejam excluídos socialmente e não venham a óbito (SANCA et al., 2022).

Por fim, a conduta profissional ética é fator indispensável para o sucesso do tratamento. Essa relação médico-paciente pautada na assistência e fundamentada no sigilo, na confidencialidade e na privacidade dificulta o abandono da TARV e promove autonomia ao portador do HIV (LINS et al., 2022).

## REFERÊNCIAS BIBLIOGRÁFICAS

CRUZ-PIQUERAS, Maite; HORTAL-CARMONA, Joaquín. La historia se repite: una ética para dos pandemias. **REVISTA ESPAÑOLA DE SALUD PÚBLICA**, [s. l.], 5 out. 2022. Disponível em: https://pubmed.ncbi.nlm.nih.gov/36196635/. Acesso em: 4 jan. 2023.

BARROS, Tabatha Avellar de. Epidemiologia do HIV no Brasil. **Instituto de Microbiologia Paulo de Goés UFRJ**, [s. l.], 22 nov. 2016. Disponível em: https://www.microbiologia.ufrj.br/portal/index.php/pt/extensao-2/informes-da-extensao/456-epidemiologia-do-hiv-no-brasil. Acesso em: 4 jan. 2023.

LINS, Gabriela Almeida Nogueira *et al*. Reflexões éticas na atenção à saúde de pacientes com HIV. **Revista Bioética**, [s. l.], 28 nov. 2022. Disponível em: https://www.scielo.br/j/bioet/a/7qSQDzcRwwdFXzBczpD7f7r/?lang=pt. Acesso em: 5 jan. 2023.

PINHEIRO, Patrícia Neyva da Costa *et al*. O cuidado humano: reflexão ética acerca dos portadores do HIV/AIDS. **Revista Latino-Americana de Enfermagem**, [s. l.], 29 set. 2005. Disponível em: https://www.scielo.br/j/rlae/a/Mf67NJkKpK3YgMzmMrtmBWf/?lang=pt. Acesso em: 5 jan. 2023.

BLANCKENBURG, Pia von *et al*. Assessing patients´ preferences for breaking Bad News according to the SPIKES-Protocol: the MABBAN scale. **Patient Education and Counseling**, [s. l.], 27 fev. 2020. Disponível em: https://pubmed.ncbi.nlm.nih.gov/32151521/. Acesso em: 3 jan. 2023.

SANCA, Amiry Monteiro *et al*. Cotidiano de pessoas que vivem com VIH em Bissau, Guiné-Bissau: perspectivas, desafios e vulnerabilidades. **Escola Anna Nery**, [s. l.], 3 out. 2022. Disponível em: https://www.scielo.br/j/ean/a/MzZCt6cKk9VdKgBFGJwcWJk/?lang=pt. Acesso em: 6 jan. 2023.

capítulo 41

# Ética no Fim da Vida: Terminal da Vida e Cuidados Paliativos

Israel do Carmo Almeida
Vinicius Carvalho Almeida

A morte representa o fim inexorável de toda a vida biológica conhecida. Por mais que a construção da civilização moderna tenha concentrado todos os seus esforços em retardá-la (ou até driblá-la), seja por meio da religiosidade ou da ciência, a finitude da vida humana ainda é uma realidade. Para a Medicina Moderna, que se estabeleceu sobre bases cartesianas, os pacientes terminais (e a própria morte) são vistos como um fracasso pois partem de premissas médico-curativas acerca do cuidado e agem como se nada mais pudesse ser feito pelo paciente. Enganam-se, pois:

> Não há fracasso diante das doenças terminais: é preciso ter respeito pela grandeza do ser humano que enfrenta sua morte. O verdadeiro herói não é aquele que quer fugir do encontro com sua morte, mas sim aquele que a reconhece como sua maior sabedoria.
>
> **(ARANTES, 2019)**

No momento em que não há mais o que ser feito pela enfermidade física, institui-se os cuidados paliativos que muito podem fazer pela pessoa que precisa de qualidade de vida e ética em seu ambiente de morte. Para que essa prática seja efetivada.

> [...] não dá só para pegar na mão. Não dá só para sofrer junto e rezar. Serão necessárias intervenções bastante claras e específicas para aliviar o sofrimento físico, envolvendo muito conhecimento técnico sobre controle de sintomas.
>
> **(ARANTES, 2019)**

Logo, é preciso contemplar 4 domínios de assistência: físico, psicológico, social e espiritual. O médico deve ser capaz de manejar os sintomas físicos presentes e relatados, como a dor e a dispneia, para proporcionar conforto ao enfermo; além disso deve ser capaz de detectar e intervir sobre a existência de transtornos mentais como a depressão. A família deve ser partícipe no cuidado pois traz conforto a pessoa que está morrendo pois, segundo Arantes, "ela merece a chance de descobrir-se valiosa para quem está ali, ao lado dela". Cabe a equipe multidisciplinar incluí-los no processo e, se possível, estimular a resolução tanto de conflitos quanto de pendências entre eles (KASPER, 2017).

Por último, mas não menos importante, existem as necessidades existenciais que abarcam, dentre outras coisas, a espiritualidade. Ao experimentar o processo de morrer, muitos indivíduos passam por um momento de transcendência, ou seja, uma conexão profunda com o sagrado, percepção subjetiva da fé de cada pessoa. Explorar essa ferramenta que tem poder de trazer grande conforto para o enfermo potencializa a qualidade do cuidado e gera um ambiente mais ético e humanizado (ARANTES, 2019).

Falar sobre a morte iminente ainda é tabu dentro das próprias instituições hospitalares. Os profissionais se afastam desse assunto porque sua formação foi pautada na visão curativa, ou seja, o foco são as condutas biomédicas em detrimento do cuidado humanista, prejudicando os últimos dias de pacientes terminais ou portadores de doenças degenerativas, crônicas ou sem cura que caminham para essa etapa. É necessário uma mudança de pensamento: morrer trata-se de uma experiência que faz parte do processo natural da vida do indivíduo e, portanto, deve-se lançar mão de suportes ao longo de seu devido curso para que ela ocorra com qualidade e não encará-la como um desfecho a ser evitado até o último suspiro (MENDES, 2015).

> [...] cuidar é sempre possível mesmo quando a cura não é mais possível. Sim, deparamo-nos com pacientes ditos incuráveis, mas que nunca são e nunca deveriam deixar de ser "cuidáveis". Exemplos de sensibilidade e solidariedade competentes ao cuidado da vida humana vulnerabilizada pela doença e pelo sofrimento nos deixam esperançosos em apontar que a essência da vida é o cuidado. Cuidar, mais que um ato isolado é constante ocupação, preocupação e ternura pelo semelhante, que sabe unir competência técnico-científica com humanismo.
>
> **(PESSINI, 2012, p. 374)**

De acordo com o Manual de Cuidados Paliativos ANCP, a comunicação de notícias é um imprescindível na relação médico-paciente em um contexto de cuidados paliativos. É um momento muito delicado e o paciente precisa sentir que é assistido e compreendido, cabendo aos profissionais usar estratégias verbais e não verbais coerentes a dimensão holística dele a fim de garantir maior bem estar diante do que será informado.

O fortalecimento da relação interpessoal proporciona conhecer os anseios do paciente e direcionar à equipe ações para reduzi-los. Para que isso aconteça é preciso ter um comportamento empático, sendo fundamental a comunicação não verbal para reproduzi-lo. Exemplos disso são: contato visual, voz suave, sorrir nos momentos oportunos, ficar em silêncio enquanto o outro fala e mostrar que está ouvindo atentamente e fazer toques afetivos nas mãos, braços e ombros pontualmente. Ademais, na comunicação verbal deve ser reforçada a autonomia do paciente. Por fim, as notícias difíceis devem ser transmitidas gradualmente, respeitando os limites emocionais em que o paciente se encontra. As estratégias do quadro abaixo são eficazes na comunicação em casos de terminalidade.

**Tabela 1.** Estratégias de comunicação com o paciente terminal.

| Etapas | Estratégias |
|---|---|
| Prepare-se para comunicar | Escolha o local, de preferência onde haja acomodações para sentar. Cuide da privacidade. Reserve tempo para a conversa. |
| Descubra o quanto o paciente sabe, o quanto quer ou aguenta saber | Utilize perguntas abertas: O que você sabe sobre sua doença? O que você teme sobre sua condição? Atente aos sinais não verbais do paciente durante suas respostas. Identifique sinais de ansiedade extrema ou sofrimento exacerbado, avaliando as condições emocionais do paciente. |
| Compartilhe a informação | Informe com tom de voz suave, porém firme, utilizando vocabulário adequado à compreensão do outro. Seja claro e faça pausas para que o paciente tenha oportunidade de falar. Valide a compreensão, fazendo perguntas curtas. Utilize o toque afetivo e a proximidade física. Verbalize compaixão e solidariedade ao sofrimento do outro. |
| Acolha os sentimentos | Permaneça junto do paciente. Permita e estimule a expressão de sentimentos (de modo verbal e/ou não verbal). Verbalize disponibilidade para ouvi-lo. |
| Planeje o seguimento | Fale concisamente sobre os sintomas, possibilidades de tratamento e prognósticos. Estabeleça, junto com o paciente, metas a curto e médio prazo e ações para atingi-las. Verbalize a disponibilidade para o cuidado e o não abandono. Deixe claro como e onde encontrá-lo, se necessário. |

Fonte: MATSUMOTO, 2012.

Um aspecto relevante a ser abordado são os dilemas éticos dos cuidados paliativos, pois eles constituem um grande obstáculo no cuidado de pacientes terminais. A insegurança dos profissionais é significativa, tendo como prerrogativa o pouco preparo e conhecimento acerca do assunto, o que prejudica diretamente a tomada de decisão da equipe-paciente, na qual é comum não haver estímulo da participação do próprio doente nesse processo, principalmente em idosos. Esse cenário somado a desrespeitos à confidencialidade, omissões de verdades e manejos prévios à manifestação da vontade do enfermo rompem com a autonomia, princípio fundamental da Bioética (ALCÂNTARA, 2021).

A falta de recursos materiais e profissionais também é um dilema frequente, considerando a carência de políticas públicas nessa área. No Brasil, o reflexo disso se reflete nos estudos sobre qualidade de morte, que chegaram a mostrar o país como o terceiro pior país na prestação de cuidados de fim de vida dentre 81 outros selecionados (FINKELSTEIN, 2022).

O processo de morrer não precisa ser sinônimo de sofrimento. Ele pode ser um ambiente de acolhimento, reflexivo e empoderador que trás à tona a melhor versão dos indivíduos no último estágio do curso natural da vida. Para tal, esse momento precisa ser conduzido com muita sabedoria e conhecimento por aqueles que fornecem os cuidados, com a consciência de que todos os seres um dia estarão nessa fase da existência e irão necessitar de uma assistência ética. Dessa forma, segundo Arantes, "teremos a chance incrível de sair dessa existência pela porta da frente, com honras e glórias dignas de grandes heróis, reis e rainhas da própria vida".

## REFERÊNCIAS BIBLIOGRÁFICAS

ALCÂNTARA, Fabíola Alves. Dilemas éticos en cuidados paliativos: revisión de la literatura. **Revista Bioética**, v. 28, p. 704-709, 2021.

ARANTES, Ana Claudia Quintana. A morte é um dia que vale a pena viver. Alfragide, Portugal: Oficina do livro; 2019.

FINKELSTEIN, Eric A. et al. Cross country comparison of expert assessments of the quality of death and dying 2021. **Journal of Pain and Symptom Management**, v. 63, n. 4, p. e419-e429, 2022.

KASPER, Dennis L.. Medicina interna de Harrison. 19 ed. Porto Alegre: AMGH Editora, 2017.

MATSUMOTO, Dalva Yukie. Cuidados paliativos: conceitos, fundamentos e princípios. **Manual de cuidados paliativos ANCP**, v. 2, n. 2, p. 75-84, 2012.

MENDES, E. C.; SANTOS, A. P. M. B. Por uma ética do cuidado em busca da "boa morte". In: INSTITUTO NACIONAL DE CÂNCER JOSÉ ALENCAR GOMES DA SILVA. Os tempos no hospital oncológico. Rio de Janeiro: INCA, 2015. p. 137-142 (Cadernos de Psicologia, n. 3).

PESSINI, Leo. Ética do cuidado e humanização no mundo da saúde: questões de fim da vida. **Porto D, Garrafa V, Martins GZ, Barbosa SN, organizadores. Bioéticas, poderes e injustiças**, v. 10, p. 374, 2012.

capítulo 42

# Pesquisa em Seres Humanos Princípios, Condutas e Trâmites Legais

Laura Patriota Palhares
Leonardo Beltrão Brêda Cavalcante
Júlia Borella Toledo Correia
Marcelo Duarte Pereira

## INTRODUÇÃO

O estudo com seres humanos é relevante por poder demonstrar se um grupo de paciente submetido ao mesmo tipo de procedimento é afetado da mesma maneira, sendo ela positiva ou negativa, a fim de demonstrar qual grupo reage de uma melhor forma, logo, os cientistas devem prezar por essas informações recebidas, as quais devem ser divulgadas e estudadas de forma ética e segura.

A pesquisa em seres humanos no Brasil, se desenvolveu por meio dos critérios da Bioética, sendo as "Diretrizes éticas na Pesquisa Envolvendo os Seres Humanos" uma das grandes responsáveis pela sua formação. Logo, a Resolução nº 196/96 é de extrema importância, quando aplicada a este tipo de pesquisa, visando a proteção da dignidade humana, além de afirmar que todo projeto de pesquisa que envolva seres humanos deve ter aprovação prévia do Comitê de Ética de Pesquisa (CEP) institucional, o qual é responsável por aprovar os aspectos éticos da pesquisa.

Sendo assim, pesquisas direcionadas à obtenção do conhecimento almejado, concedeu ao ser humano o poder e a capacidade de obter resoluções e evidências sobre algo desconhecido, entretanto, também trouxe a responsabilidade ética que atua durante esta busca. Logo, tornou-se prioridade absoluta para os cientistas assegurar que o desenvolvimento científico e tecnológico se dê em benefício do ser humano, e que os sujeitos de pesquisa não sejam submetidos a sequelas, constrangimentos ou abusos durante o processo.

Conclui-se, então, que a elaboração e a execução de um projeto de pesquisa em seres humanos deve seguir uma série de princípios, condutas e trâmites legais que serão citados ao longo deste capítulo, para que haja uma vigilância, e se assegure de que as Normas e Diretrizes da pesquisa serão garantidas.

## PRINCÍPIOS

As pesquisas em seres humanos podem ser de naturezas diversas, sejam farmacológicas, cirúrgicas ou clínicas, ou até de finalidade preventiva diagnóstica ou terapêutica. Contudo, toda pesquisa que envolva indivíduos deve seguir rigorosamente as diretrizes da Resolução e os princípios éticos, para proteger os grupos pesquisados (KUDSON, 2001). Princípios simples no conceito, que se apresentam complexos em sua aplicação na pesquisa envolvendo seres humanos:

- **Autonomia:** margeia toda discussão da pesquisa com humanos e diz respeito à capacidade do sujeito tomar a decisão devidamente informada sobre desejo de participar do estudo, após a leitura e assinatura do Termo de Consentimento Livre e Esclarecido (TCLE). Além disso, deve haver reconhecimento da vulnerabilidade ou incapacidade de grupos ou sujeitos, por qual seja a razão tem autodeterminação reduzida ou incapacidade civil de dar seu consentimento livre e esclarecido, neste caso devendo ser assistido ou representado de acordo com a Legislação brasileira vigente. Tendo tal reconhecimento, torna-se possível a defesa desses grupos vulneráveis ou incapazes, respeitando sua autonomia e dignidade, reforçando que sua participação é totalmente voluntária e ausente de pressões externas, que possibilita sua saída no estudo se for de sua vontade e necessidade.
- **Beneficência e Não-Maleficência:** incorporam decisões dos conselhos de revisão institucional. Pondera entre riscos e benefícios, sejam eles atuais, potenciais, individuais ou coletivos, para evitar os danos potenciais e previsíveis seja obrigatório, comprometendo-se sempre com o máximo de benefícios (beneficência) e nunca agir em situação que o dano possa prevalecer o benefício (não-maleficência).
- **Justiça:** garante a equidade na distribuição de ônus e benefícios para todos os sujeitos envolvidos, de acordo com as vulnerabilidades individuais. Ou seja, sem haver qualquer exclusão baseada em classe socioeconômica, gê-

nero, raça, etnia ou idade, sendo a consideração de interesses envolvidos, igualitária. Implica que dentro da pesquisa, seus riscos inerentes não serão suportados por grupos, que provavelmente não serão os beneficiados das intervenções aplicadas na pesquisa.

## CONDUTAS

Para que o estudo seja autorizado, algumas normas e diretrizes precisam ser seguidas, associadas ao campo da ética e da bioética. Sendo assim, sua posição inicial deverá ser recorrer ao CEP, e os dados de um paciente devem se manter sigilosos, ou seja, quando houver uma discussão sobre o caso, o nome do paciente não deve ser mencionado, no caso de haver imagens, censure o rosto para que não seja reconhecido. Logo, deve ficar claro, que o foco para a ciência são os fenômenos que afetam este indivíduo e sua vida em sociedade, se esse procedimento/tratamento administrado tem produzido bons resultados, não quem é este indivíduo.

Ademais, atualmente, a pesquisa deve estar dentro das normas do CEP e da Lei Geral de Proteção de Dados (LGPD), logo, os direitos de imagem e da dignidade do paciente devem ser preservados durante a execução da pesquisa. Além disso, a localização de onde este paciente reside deve se manter em sigilo, a não ser que esta questão faça parte da análise na pesquisa. E onde pode-se buscar este tipo de informação? Tanto através do CEP de sua instituição, caso tenha, quanto na Plataforma Brasil, ambos trazem normas e diretrizes que regulamentam pesquisas em todo o país, passando inicialmente pelo CEP, em sua maioria, para ser aprovado antes de iniciar sua execução.

### CONSENTIMENTO DO PACIENTE

Mesmo que os dados do paciente estejam dentro do rigor e normas éticas, é necessário que haja o consentimento explícito do paciente quanto ao uso deles. Sendo assim, este termo que será assinado pelo paciente, garantirá a ele que os dados serão apenas para fins de pesquisa, ou seja, antes mesmo da execução ocorrer, esta autorização já deve ser requerida, garantindo o sigilo ao paciente. Além disso, para que a condução do tratamento obedeça a ética, o paciente deve ter ciência de que os resultados deste tratamento serão utilizados para fins de pesquisa, todavia, para isso, ele deve assinar o TCLE, representando sua permissão para o uso dos dados citados no termo.

A Resolução 196/96 apresenta todos os critérios que estes estudos devem obedecer para que possam ser executados, e dentre as exigências, registra-se que sujeitos de pesquisa menores de idade, o TCLE deve ser assinado pelo responsável, além de existirem cuidados com as gravações no caso de entrevistas e técnicas de pesquisa, como questionários e pesquisas de campo e cuidados relacionados à exposição de imagem e sigilo.

## TRÂMITES LEGAIS

O processo da pesquisa com seres humanos passa por etapas e entidades legais, estando entre eles:

- **Protocolo de pesquisa**: Inicialmente, o protocolo deve passar por uma revisão ética realizada por um CEP, para garantir a integridade e os direitos dos voluntários. Serão submetidos à revisão somente aqueles que estiverem completos com os seguintes documentos:
- **Folha de rosto**: Título do projeto, nome, número da carteira de identidade, CPF, telefone e endereço para correspondência do pesquisador responsável e do patrocinador, nomes e assinaturas dos dirigentes da instituição e/ou organização

O protocolo descreve a pesquisa, e para ser aprovado deve conter as seguintes informações (BRASIL, 2003):

1) Propósitos e hipóteses;
2) Dados científicos anteriores que justifiquem a pesquisa. testes de novos métodos ou produtos, devem indicar a situação atual de registro e agências regulatórias do país de origem;
3) Detalhamento do projeto, materiais e métodos, casuística, resultados esperados e referências bibliográficas;
4) Análise crítica de riscos e benefícios;
5) Duração da pesquisa, a partir de sua aprovação;
6) Responsabilidades do pesquisador, da instituição, do promotor e do patrocinador;
7) Critérios para suspensão ou encerramento da pesquisa;
8) Local da pesquisa: detalhe instituições, e onde passam as etapas da pesquisa e seus serviços;
9) Demonstrativo de infra-estrutura necessária para a pesquisa e sendo capaz de atender as intercorrências, com concordância documentada da instituição;
10) Detalhamento do orçamento, seus direcionamentos, recursos, forma e valor da remuneração do pesquisador;

11) Declaração da exposição pública dos resultados da pesquisa, sejam eles favoráveis ou não;
12) Declaração do uso dos dados e materiais e seus destinos;
13) Explicitação de acordo preexistente da propriedade das informações geradas, inexistência de cláusulas restritivas quanto a publicidade dos resultados, exceto se tratar de caso de obtenção de patenteamento, encerrando o patenteamento os dados se tornam públicos.

- **Sujeito de pesquisa**:
    1) Características da população estudada: faixa etária, tamanho, sexo, cor (classificação do IBGE), estado geral de saúde, classes e grupos sociais. Também devem ser expostas razões para a escolha de grupos vulneráveis;
    2) Métodos possivelmente lesivos aos voluntários;
    3) Identificação das fontes de material de pesquisa, espécimes, documentos e dados, e indicação se o uso do material será restrito à pesquisa ou também para outros fins;
    4) Critérios de inclusão e exclusão para o recrutamento dos sujeitos e procedimentos seguidos;
    5) Fornecer o termo de consentimento para o CEP;
    6) Descrever os riscos e medidas de proteção;
    7) Apresentar uma previsão de ressarcimento de gastos aos sujeitos pesquisados.

Com o protocolo e o TCLE fornecidos ao CEP, cumprindo todos os trâmites legais e estando dentro dos parâmetros éticos, pode-se dar início a pesquisa.

## REFERÊNCIAS BIBLIOGRÁFICAS

HARNETT, John D. Research Ethics for Clinical Researchers. Methods in Molecular Biology (Clifton, N.J.), v. 2249, p. 53–64, 2021.

KNUDSON, Paula L; COORDINATOR, Executive. Ethical Principles in Human Subject Research. Archives of Medical Research, v. 32, n. 5, p. 473–474, 2001.

MACHADO, Davi Rezende. Pesquisas realizadas com seres humanos: Cuidados que você deve tomar. Revista Científica – Blog.

RESNIK, David B. Philosophical Foundations of Human Research Ethics. Perspectives in Biology and Medicine, v. 65, n. 3, p. 499–513, 2022.

BRASIL, Ministério da Saúde. Normas para Pesquisa Envolvendo Seres Humanos (Res. CNS n.o 196/96 e outras), 2003.

capítulo 43

# Pesquisa com Animais

JÉSSICA LAURENTINO

As pesquisas em animais foram realizadas desde a antiguidade, cerca de 500a aC. O discurso de cuidado animal foi trazido por Pitágoras em sua colocação em que cita que a amabilidade para com todas as criaturas não-humanas era um dever. Nessa égide, cerca de 50 anos depois, Hippocrates iniciou os estudos em que os demais organismos eram semelhantes ao organismo humano, no entanto, os critérios acerca de bioética eram pouco difundidos. Mais adiante, cerca de 200a dC. Galeno iniciou a evisceração de animália com fins teóricos. No entanto, o sofrimento animal não era evitado, visto que não existiam protocolos a serem aplicados, tampouco alívio de dor, haja vista que analgésicos só foram descobertos na idade contemporânea, por volta do século XIX.

Animais como cobras e ovelhas foram os primeiros a serem estudados com dissecação. Durante a idade média ficou proibida essa prática em animais, assim como estudos aprofundados com ervas, o que poderia sentenciar os pesquisadores a morte. Essas atividades, na época, eram comumente associadas, erroneamente, a bruxaria, o que levara os seus praticantes aos tribunais da santa inquisição, muitas vezes, conduzindo-nos à morte. Esse período fora obscuro para a ciência, visto que muitos trabalhos importantes, os quais poderiam render bons frutos para o avanço científico na época, foram descontinuados.

O período pós revolução industrial trouxe a necessidade de produção em larga escala, os fármacos deixaram de ser artesanais, a saber, da utilização de chás, para a migração de produção farmacológica tecnológica em larga escala. Assim, a evolução técnico-científica do século XX implicou em grandes mudanças no cenário da farmacologia, a qual se consolidou como indústria. Nisso, os animais passaram a ser utilizados amplamente como ferramentas de testes, corroborando com o desenvolvimento da indústria farmacêutica, que, por sua vez, intensificou seus estudos e produção acerca da necessidade humana. Todavia, o sofrimento animal nunca foi abolido, tampouco sobreposto ao lucro.

Na atualidade, é discutido frequentemente a abolição de pesquisa em animais, no entanto, é algo ainda indispensável, visto que organismos vivos são postos como fundamentais nas testagens decorrente de sua complexidade, acesso e disponibilidade. Os movimentos sociais de proteção animal condenam a prática, bem como questionam que experimentos em humanos não inviabilizam a vida como os realizados em animais, assim, isto configura um grande abismo ético. Nesse contexto, o dano a estes é visto como inevitável, o que os tornam mártires em prol dos interesses humanos, em que muitas vezes não estão associados exclusivamente à necessidade de cura, visto que a testagem também é utilizada para finalidade estética.

O ativismo de cuidados animais utilizam atualmente como justificativa a dispensa de testes em animais, visto que já existe recurso tecnológico para crianças de organismos complexos para novas descobertas, como realizado nos testes realizados para a ação do *Zika* vírus no cérebro fetal. Na ausência de um organismo complexo para esse entendimento, pesquisadores viram-se obrigados a criarem técnicas de substituição, o que levou à criação de microcérebros a partir de células tronco e neuronais, haja visto que a aplicação em camundongos não trouxe a prospecção esperada. Esse feito acarretou em mais um grande avanço científico e tecnológico contemporâneo, todavia, essa técnica não substitui os organismos naturais, visto que a comunidade científica refuta com a hipótese de alto custo, tempo prolongado de desenvolvimento, bem como a impossibilidade de execução de execução na criação de determinados tecidos para cada experimento.

Outrossim, nem sempre a utilização de animálias fora padrão ouro, na medida em que estes eram adquiridos de criadores, o que muitas vezes não apresentava um protótipo, levando os pesquisadores a desconfiarem dos dados. Porém, a partir de 1950 os laboratórios passaram a investir em sua própria reprodução das espécimes que seriam utilizados nos experimentos para manter a equidade e garantir a confiabilidade nos resultados. Essa prática é utilizada até os dias atuais, mas hoje aplica-se os preceitos bioéticos acerca da dignidade animal e minimização de sofrimento a estes. Está que mesmo com a regulamentação do biotério, ainda expõe a vulnerabilidade decorrente dos dogmas científicos, bem como a mercantilização e lucratividade.

Com base nos preceitos bioéticos em 1959 os pesquisadores William Russell e Rex Burch publicaram os princípios dos 3R's, os quais consistem em "redução, substituição e refinamento" que são aplicados até os dias atuais. O princípio da redução visa reduzir o número de animais nos experimentos com medidas de controle, a exemplo: levantamento amplo da literatura antes de iniciar testagem; publicação de resultados negativos para evitar experiências desnecessárias; priorizar qualidade genética, sanitária e ambiental para confiabilidade dos resultados resultados e reduzir repetitividade; planejar bem os experimentos;

obter maior número de informações no menor número de animais; desenvolver protocolos de triagem para só depois realizar a investigação; aperfeiçoar a técnica experimental.

Já o princípio da substituição tem o fito de substituir animais vertebrados por invertebrados, embriões vertebrados ou micro-organismos. Além disso, recomenda utilização de órgãos e tecidos isolados, técnicas "in vitro" em tecidos e células, simulação de processos fisiológicos por meio da computação e utilização de sistemas biológicos por meio da físico-química. O princípio do último "R", o refinamento, assemelha-se ao princípio da redução, porém, com mais especificidades, a exemplo: treinar os pesquisadores antes dos processos; usar técnicas apropriadas para o manuseio dos animais; identificar, prevenir e remediar a dor do ser experimentado; usar analgésicos em procedimentos dolorosos; assegurar dosagens corretas das drogas; realizar cirurgias de forma asséptica para prevenir infecções; valer-se de apenas uma cirurgia por animal; estabelecer cuidados pós-cirúrgicos adequados.

Nessa égide, foram acrescidos mais 2R's a esses princípios, que são eles "respeito e relevância". O primeiro estabelece trabalhar com a vida reconhecendo cada espécie, além de promover instalação e manuseio adequado. O segundo especifica a justificativa de utilização do animal avaliando os benefícios e malefícios a este considerando a aplicabilidade dos resultados para benefícios acerca de tratamento para os seres humanos ou outros animais. Nesse aspecto, faz vital avaliar de maneira ética a necessidade de pôr em xeque uma vida em prol de outras.

A constituição brasileira regulamentou a Lei nº 11.794 baseia-se no pressuposto dos "3R's" para garantia de proteção animal no âmbito científico. A lei prevê que apenas instituições cadastradas ao

Conselho Nacional de Controle de Experimentação Animal (CONCEA) podem realizar reprodução e experimentação animal. Esse órgão fiscaliza e acompanha os institutos de pesquisas cadastrados junto aos comitês de ética da instituição para garantir a inviolabilidade do direito animal. Ademais, as leis brasileiras reconhecem que os animais são dotados de sensibilidade, impondo assim a sua o dever dos seres humanos de respeitar a vida, a liberdade corporal e integridade física, sendo expressamente vedadas práticas que coloquem em risco a função ecológica e possam provocar extinção de espécies.

Contudo, ainda encontra-se muita divergência acerca de testes em animais, apesar das medidas legislativas, o mártir animal é inevitável. Questionamentos sobre a dispensa de experimento animal, na medida em que na atualidade já obtemos tecnologia suficiente para garantir resultados sem que esta prática seja efetuada são contrapostas por pesquisadores, o que acarreta em grande entrave com o ativismo. O que podemos de fato ter como base é que medidas de diminuição de sofrimento não são sinônimos de abolição deste. Sendo assim, os debates devem seguir avançando para a garantia da coesão entre avanço tecnológico e extinção do sofrimento e morte animal.

# REFERÊNCIAS BIBLIOGRÁFICAS

1. SILVA, Tatiana. CORRÊA, Marilena. Inovação biomédica e ética: técnicas substitutivas na experimentação animal. Rev. Bioét. 28; 2020.
2. DALBEN, Djeisa. EMMEL, João. A LEI AROUCA E OS DIREITOS DOS ANIMAIS UTILIZADOS EM EXPERIMENTOS CIENTÍFICOS. Revista Eletrônica de Iniciação Científica. Itajaí, Centro de Ciências Sociais e Jurídicas da UNIVALI. v. 4, n.4, p. 280-291, 2013.

capítulo 44

# Esterilização Humana e Infertilidade na Ótica dos Direitos Reprodutivos

Wanderliza Laranjeira Coutinho
Christianni Sabino Coelho Marinho Falcão

A primeira cirurgia de esterilização humana, ocorreu em 1881, foi uma laqueadura tubária realizada pelo médico Luwdgren durante um parto cesárea. Enquanto que a vasectomia foi feita quase 30 anos depois nos Estados Unidos, pelo Dr. Harry Sharp, que iniciou a prática em jovens do Reformatório do estado de Indiana, tais procedimentos eram realizados para impedir a transferência de moléstias hereditárias, tal finalidade eugênica era considerada lícita, principalmente nos Estados Unidos, Espanha, Suíça e Alemanha.

Contudo, com o passar dos anos e após ampla discussão, a esterilização deixou de ser usada para fins punitivos ou eugênicos, funcionando como método de planejamento familiar, e terapêutico, sendo um dos métodos contraceptivos mais utilizados no mundo, o que levou muitos países a legislar sobre o tema por considerarem um direito fundamental do indivíduo ao próprio corpo.

Uma das formas mais utilizadas para controle de natalidade e planejamento familiar em todo mundo é a esterilização, de acordo com o Glossário de Termos Médicos e Populares (2000), é o procedimento que torna o indivíduo incapaz de reproduzir. A esterilização humana é qualquer intervenção na qual uma pessoa torna-se incapaz de procriar, de modo definitivo e irreversível, sem perder a capacidade de praticar o ato sexual. As principais técnicas de esterilização permitidas no Brasil são a Vasectomia e Laqueadura Tubária.

A vasectomia, método utilizado pelo homem, é descrito no Manual Global para Profissionais e Serviços de Saúde liderado pela Organização Mundial da Saúde (OMS), como procedimento que ocorre através de uma pequena incisão no escroto, localiza-se cada um dos 2 tubos por onde o esperma é transportado até o pênis (vaso deferente) e cortando e amarrando-o de modo a fechá-lo ou aplicando calor ou eletricidade. Fazendo assim com que o sêmen não contenha espermatozóides, ele é produzido e ejaculado, mas não pode provocar uma gravidez.

Na laqueadura tubária, realizada na mulher, há 2 abordagens cirúrgicas: a minilaparotomia com uma pequena incisão no abdômen, as trompas de falópio são trazidas até a incisão para serem cortadas ou bloqueadas; e a laparoscopia que envolve a introdução de um tubo longo e fino com lentes no abdômen por meio de uma pequena incisão. O laparoscópio permite observar e bloquear ou cortar as trompas de falópio no abdômen. Os óvulos liberados pelos ovários não conseguem se deslocar pelas trompas e, por este motivo, não encontram o espermatozoide.

A reversibilidade é muito improvável, assim, eles são conhecidos como métodos definitivos, razão pela qual a realização dos procedimentos devem ser pensados com cautela e responsabilidade, cabendo, inclusive ao Estado, dar as informações pertinentes e educar os indivíduos sobre o caráter definitivo do método.

Dentre as principais finalidades para que a esterilização humana foi e ainda é utilizada estão: a eugênica, terapêutica, econômico-social e voluntária para fins de planejamento familiar.

A esterilização eugênica é a que se opera para impedir a transmissão de moléstias hereditárias, evitando prole inválida ou inútil, e para prevenir a reincidência de delinquentes portadores de desvio sexual. Todavia, o Brasil não reconhece a eugenia por ser uma afronta aos princípios constitucionais, principalmente à dignidade da pessoa humana.

A esterilização terapêutica tem ligação com estado de necessidade ou de legítima defesa da mulher, haja vista que deve ser diagnosticada pelo médico uma impossibilidade clínica de ter filhos que justifique a realização do procedimento. Entende-se que tal técnica vem garantir a saúde física e psíquica da mãe e/ou do nascituro, sendo excludente de juridicidade, por ser feita para salvar a vida da mulher portadora de cardiopatia, câncer, diabete, tuberculose severa, surto mental ligado ao puerpério etc., uma vez que haja impossibilidade clínica de ter filhos.

A esterilização econômico-social visa restringir a prole das famílias, devido a condições sócio-econômicas. Ela existe quando outro filho pode produzir uma situação familiar difícil em uma família já numerosa. A China foi um dos países que autorizou o uso da esterilização para frear o explosivo crescimento demográfico quando implantou a campanha "um casal – um filho", concedendo benefícios aos casais com apenas um filho e os retirando daqueles que viessem a aumentar sua prole.

É proibido no ordenamento brasileiro a utilização de políticas públicas para fins de controle demográfico, conforme previsto no art. 2º, § único, da Lei 9.263/96. A Constituição Federal Brasileira veda, de maneira expressa, que instituições oficiais ou privadas imponham coercitivamente a esterilização, impedindo o livre planejamento familiar. O controle de natalidade individual é um direito de todo e qualquer indivíduo, porém, a esterilização como controle de natalidade é uma forma coercitiva de planejamento familiar caso seja adotado como exigência estatal.

A esterilização voluntária consiste em procedimento cirúrgico de laqueadura tubária e vasectomia, como contracepção para fins de planejamento familiar. Ambos são irreversíveis e estão autorizados no art. 10º, §4º da Lei 9.263/96. A lei autoriza qualquer outro método cientificamente aceito, sendo vedado, expressamente, somente a histerectomia e ooforectomia.

A esterilização voluntária se difere da terapêutica à medida que, no segundo caso, busca-se resguardar a saúde da mãe ou do futuro concepto, sendo permitida independente da idade da mulher ou do número de filhos que possui, não havendo previsão legal para realização em homens. A esterilização voluntária é realizada somente com fins de planejamento familiar.

Dados da Pesquisa Nacional de Demografia e Saúde da Criança e da Mulher demonstraram que, desde 1996, 40% das mulheres casadas à época já eram esterilizadas, enquanto, a pílula anticoncepcional era utilizada por apenas 20% das mulheres. A esterilização masculina apresentava proporções pouco significativas, tendo sido realizada por apenas 3% dos homens.

Muito embora a esterilização voluntária, feminina e masculina, seja permitida por lei, esta não pode ser realizada de forma indiscriminada, vez que a Lei 9.263/96, conhecida como Lei de Planejamento Familiar, traz uma série de requisitos a serem preenchidos antes da realização cirúrgica.

Somente é permitida a esterilização em pessoas com capacidade civil plena e maiores de 25 anos de idade ou, pelo menos, com 2 filhos vivos, desde que observado o prazo mínimo de 60 dias entre a manifestação da vontade e o ato cirúrgico, período no qual será propiciado o acesso ao serviço de regulação da fecundidade, incluindo aconselhamento por equipe multidisciplinar, visando desencorajar a esterilização precoce.Deve-se registrar a expressa manifestação da vontade em documento escrito e firmado, após a informação a respeito dos riscos da cirurgia, possíveis efeitos colaterais, dificuldades de sua reversão e opções de contracepção reversíveis existentes.

Se os interessados no procedimento forem pessoas casadas e com plena vigência da sociedade conjugal, é necessário o consentimento expresso de ambos os cônjuges, e as manifestações de vontade não serão consideradas se expressas durante ocorrência de alterações na capacidade de discernimento. É vedada a esterilização cirúrgica em mulher durante os períodos de parto ou aborto, exceto nos casos de comprovada necessidade, por cesarianas sucessivas anteriores.

A partir do momento em que o planejamento familiar é um direito de todos, mais programas foram implantados pelo governo, não visando proteger apenas a mulher, mas, os cidadãos de uma forma geral, como a "Política Nacional de Direitos Sexuais e Reprodutivos" de 2005, que tem por objetivo o fornecimento de métodos anticoncepcionais reversíveis pelo SUS, a ampliação do acesso à esterilização cirúrgica, além da Política Nacional de Planejamento Familiar, que inclui a oferta de oito métodos contraceptivos gratuitos, e a venda de anticoncepcionais em farmácias populares.

Entretanto, o planejamento familiar também inclui ações voltadas à concepção, ou seja, também deve ser dada atenção a casais que querem ter filhos, e que são impossibilitados de alguma forma ou inférteis, devendo estes serem tratados da mesma forma que um casal fértil. O Estado tem o dever de facilitar a formação da família, razão pela qual, àqueles que tenham a capacidade de procriação comprometida, deveria ter garantido o acesso às técnicas de reprodução médica assistida no sistema público e também privado e o que for necessário para o tratamento da infertilidade.

Muito embora exista no Brasil a Lei 11.935, sancionada em 11 de maio de 2009, que em tese obriga os planos de saúde a tratarem os casais inférteis, tal previsão fica apenas no plano teórico, pois a ANS (Agência Nacional de Saúde Suplementar) exclui do rol de procedimentos obrigatórios o tratamento da infertilidade e a cobertura dos meios de reprodução assistida.

Cabe ao Estado o dever negativo de não interferir nas escolhas particulares, e a obrigação positiva de promover ações para disseminação de informações, instruções e tratamentos acerca da contracepção e fecundidade, para que assim, os indivíduos possam exercer o seu direito de escolha e o efetivo planejamento familiar. A finalidade do planejamento familiar é evitar que famílias venham a se formar de forma indesejada, sem qualquer condições de sustento e manutenção, e ainda facilitar a formação da família.

É imperioso salientar que ambos os direitos sexuais e reprodutivos, estão amplamente baseados no direito à liberdade, dignidade da pessoa humana e igualdade. Assim, percebe-se que o exercício do planejamento familiar só poderá ser pleno, se garantido a todos os cidadãos esses direitos, também de forma plena.

## REFERÊNCIAS BIBLIOGRÁFICAS

ALVES, J. E. D. As políticas populacionais e o planejamento familiar na América Latina e no Brasil. Rio de Janeiro: ENCE, 2006.

BEM-ESTAR FAMILIAR NO BRASIL (BEMFAM). Pesquisa nacional sobre demografia e saúde 1996: relatório da pesquisa. Rio de Janeiro, 1997.

BOTTEGA, C. Liberdade de não procriar e esterilização humana. Revista Jurídica da Universidade de Cuiabá, Cuiabá. 2007, (9), 2, 43/64.

BRASIL. Ministério da Saúde. Pesquisa Nacional de Demografia e Saúde da Criança e da Mulher – PNDS 2006: dimensões do processo reprodutivo e da saúde da criança/Ministério da Saúde, Centro Brasileiro de Análise e Planejamento Brasília: Ministério da Saúde, 2009.

BRASIL. Lei nº 9.263, de 12 de janeiro de 1996. Regula o § 7º do art. 226 da Constituição Federal, que trata do planejamento familiar, estabelece penalidades e dá outras providências. Diário Oficial da União, Poder Executivo, Brasília, DF, 15 jan. 1996. Disponível em:. Acesso em: 13 dez. 2022.

DINIZ, M. H. O Estado atual do biodireito. 8 ed. São Paulo: Saraiva, 2011.

Glossário de Termos Médicos Técnicos e Populares. 2000. Disponível em < http://livros01.livrosgratis.com.br/hy000001.pdf>

HENTZ, A. S. Esterilização humana: Revista Jus Navigandi, Teresina, ano 10, n. 632, 1 abr. 2005. Disponível em:. Acesso em: 07 dez. 2022.

MALUF, A. C. R. F. D.. Curso de bioética e biodireito. 2. ed. São Paulo: Atlas, 2013.

Ministério da Saúde. Portaria nº 144, de 20 de novembro de 1997. Trata do planejamento familiar. Diário Oficial da União, Poder Executivo, Brasília, DF, 24 nov. 2007. Disponível em:. Acesso em: 13 dez. 2022.

MOURA, E. R. F.; DA SILVA; R. M.; GALVÃO, M.T. G. Dinâmica do atendimento em planejamento familiar no Programa Saúde da Família no Brasil Family planning services under the Family Health Program in Brazil. **Cad. Saúde Pública,** 2007 (23), 4, 961-70.

WORLD HEALTH ORGANIZATION. Eliminating forced, coercive and otherwise involuntary sterilization: an interagency statement. Geneva: WHO, 2014. 15-16. Disponível em < http://zip.net/blr270 > ou < http://apps.who.int/iris/bitstream/10665/112848/1/9789241507325_eng.pdf >. Acesso em 19 de dez 2022

capítulo 45

# A Síndrome de Burnout em Profissionais da Saúde

Bruno Eduardo dos Santos
Vinícius de Almeida Galindo

A Síndrome de Burnout, também chamada de Síndrome do Esgotamento Profissional, é um quadro desencadeado pela exposição a diversos fatores estressantes durante o trabalho, que cursa com a tríade: esgotamento emocional, diminuição da realização profissional e despersonalização. Devido a sobrecarga na demanda, a responsabilidade intrínseca, a cobrança e às longas jornadas de trabalho, os profissionais da saúde são altamente propensos a desenvolver esse quadro, o que, também, apresenta um potencial risco de repercussões negativas que podem comprometer a prática do cuidado com os pacientes, além da segurança de todos os envolvidos.

Após Janeiro de 2022, entrou em vigor a nova Classificação Internacional de Doenças, CID-11 da OMS, que apresenta esse quadro (Burnout) sob o código QD85, descrito como "estresse crônico no local de trabalho que não foi gerenciado com sucesso", no capítulo de doenças relacionados ao emprego e desemprego, assim, delimitando o quadro como estritamente ocupacional. Na classificação anterior, CID-10, essa síndrome era apontada como estado de exaustão vital e fazia parte do capítulo que discorria sobre problemas relacionados com a organização de seu modo de vida. Parte dessa mudança é decorrente dos altos índices de afastamento e aposentadoria consequentes de problemas da saúde mental, sobretudo quadros relacionados ao esgotamento no contexto da instabilidade social durante a pandemia da Covid-19.

A manifestação mais perceptível da síndrome é a exaustão emocional, que apresenta como característica o sentimento de estar sobrecarregado e pobre de recursos físicos e emocionais, o que resulta em esgotamento de energia e incapacidade de dedicar-se às situações que surgem no trabalho. Com isso, tem-se também uma associação ao sentimento de frustração do profissional, inibindo-se o prazer e a motivação de cumprir com suas tarefas e de aceitar novos desafios, o que cria repercussões no ato do cuidar, pois pode dificultar a entrega de um atendimento no mesmo nível de qualidade em detrimento do prestado anteriormente. Como resposta à exaustão emocional, pode ocorrer um quadro de despersonalização, em que o indivíduo apresenta uma postura mais distante e indiferente em relação ao ambiente de trabalho, que é entendida como uma forma de enfrentamento ao estresse crônico. Além disso, a dimensão da reduzida realização pessoal, refere-se à tendência dos sujeitos em julgar negativamente suas próprias habilidades e produtividade, o que leva a uma queda da autoestima. Neste espectro, o senso de competência e sucesso do indivíduo, bem como a capacidade de interagir com os outros, declinam, o também poderá afetar o trabalho em equipe e a percepção de si, como integrador de um grupo e, até mesmo, do grupo sobre o acometido.

As consequências da síndrome de burnout são vastas, na qual níveis moderados e altos dela podem estar relacionados a distúrbios individuais, como depressão e ideação suicida, mudanças comportamentais associadas ao trabalho e problemas no próprio ambiente laboral do indivíduo, como erros na prática profissional. Assim, essas consequências resultam na diminuição da qualidade de vida e produtividade dos profissionais de saúde, o que impacta negativamente na assistência ao paciente. Os erros ocorridos na prática profissional também podem ser prejudiciais aos próprios profissionais, pois estão associados à perda de confiança, dificuldades de sono, menor satisfação no trabalho, aumento do estresse ocupacional e prejuízo à imagem profissional. Além disso, o abandono do exercício profissional aumenta a rotatividade dos profissionais hospitalares, resultando em altos custos organizacionais para reposição de pessoal.

Com relação aos profissionais médicos, existem fatores de risco relacionados ao desenvolvimento da síndrome. A inexistência de contrato de trabalho fixo é uma condição que gera incerteza quanto ao futuro dos profissionais nas instituições e é algo muito comum no ambiente hospitalar. A comunicação precária das instituições também é um estressor constante, que, por exemplo, dificulta propostas para melhorar a burocracia organizacional por meio do trabalho do dia a dia e de profissionais que entendam a realidade, o que pode afetar diretamente o trabalhador que irá sentir-se impotente, sem voz e, principalmente, desvalorizado. Além disso, o grande número de pacientes atendidos gera uma sobrecarga que leva ao esgotamento emocional e pode levar a doenças sistêmicas crônicas. A medicina preventiva é a solução mais viável, mas o investimento na atenção primária continua pouco valorizado. Aumentar o número de médicos no serviço também é uma solução, mas deve-se levar em consideração que pode não haver profissionais suficientes no mercado de trabalho, bem como uma análise se o custo de novas contratações é mais eficiente do que o custo de afastamento por síndrome de burnout. Nota-se, também, uma relação entre o burnout de alto grau e consumo elevado de tabaco, álcool e drogas psicotrópicas, sendo necessário ofertar medidas psicoterapêuticas abrangentes, como grupos de apoio, e ter uma maior atenção com esse profissional enfermo.

Entretanto, existem fatores protetores que também estão relacionados à médicos, mas que estão ligados às personalidades individuais e recompensas profissionais. Médicos com perfil otimista sentem-se mais valorizados e satisfeitos com sua profissão. A motivação também é importante e pode ser facilitada por meio de aumentos salariais compatíveis com carga horária adicional, reconhecimento institucional, incentivo por meio de educação continuada para garantir maior segurança no trabalho e potencializar a realização profissional, quaisquer iniciativas que amplifiquem o sentimento de valorização. Dessa forma, o processo de instalação da síndrome de burnout é dinâmico, no qual o indivíduo passa por diferentes fases até que a doença de fato ocorra, possibilitando aos profissionais a prevenção antes que ela avance para seu nível mais grave e, por vezes, incurável. Assim, torna-se uma responsabilidade social da instituição, nas suas variadas instâncias, desde a diretoria até mesmo entre os colegas de trabalho, a vigilância coletiva frente a essa questão.

Sendo assim, para a prevenção do burnout, devem-se somar intervenções individuais com intervenções organizacionais, formando, assim, as intervenções combinadas que reduzem os níveis de estresse ocupacional. As intervenções individuais buscam modificar o sujeito, com intuito de ensinar o indivíduo a lidar adequadamente com agentes estressantes. Isso envolve o treino de habilidades comportamentais, práticas de autocuidado, prática de atividade física, garantia de descanso, equilíbrio entre trabalho e outros âmbitos da vida do indivíduo, como fomentar a inclusão de um hobby. As intervenções organizacionais, por sua vez, envolvem a situação na qual ocorrem as atividades laborais. Assim, pode-se ter o envolvimento de práticas como treinamento com funcionários e mudanças das condições de trabalho. Outra forma de prevenção muito importante é a psicoterapia de grupo, uma forma de terapia que ajuda no estresse, que deve ser uma constante ao longo da vida do médico, sendo também, uma responsabilidade da instituição.

## REFERÊNCIAS BIBLIOGRÁFICAS

1. PERNICIOTTI, Patrícia et al. Síndrome de Burnout nos profissionais de saúde: atualização sobre definições, fatores de risco e estratégias de prevenção. **Rev. SBPH**, São Paulo, v. 23, n. 1, p. 35-52, jun. 2020. Disponível em <http://pepsic.bvsalud.org/scielo.php?script=sci_arttext&pid=S1516-08582020000100005&lng=pt&nrm=iso>. acessos em 08 jan. 2023.

2. Moreira, Hyan de Alvarenga, Souza, Karen Nattana de e Yamaguchi, Mirian Ueda. Síndrome de|Burnoutem médicos: uma revisão sistemática. Revista Brasileira de Saúde Ocupacional [online]. 2018, v. 43 [Acessado 8 Janeiro 2023], e3. Disponível em: <https://doi.org/10.1590/2317-6369000013316>. Epub 12 Mar 2018. ISSN 2317-6369.

3. Tomaz, Henrique Cisne et al. Síndrome de Burnout e fatores associados em profissionais da Estratégia Saúde da Família. Interface – Comunicação, Saúde, Educação [online]. v. 24, suppl 1 [Acessado 10 Janeiro 2023], e190634. Disponível em: <https://doi.org/10.1590/Interface.190634>. ISSN 1807-5762.

4. BorgesG. M.; MaiaJ. M.; XavierP. O.; SantosA. B. dos R.; BarbosaC. C. M.; NogueiraV. F.; ItoA. M. O impacto da Síndrome de Burnout entre os profissionais de saúde no contexto da pandemia da Covid-19. Revista Eletrônica Acervo Enfermagem, v. 13, p. e8375, 30 jul. 2021.

5. ROTENSTEIN, L. S. et al. Prevalence of Burnout Among Physicians. JAMA, v. 320, n. 11, p. 1131–1150, 18 set. 2018.

capítulo 46

# Espiritualidade e Religiosidade

Andréya Janniffer Barbosa Honorato
Emanuelle Ferreira da Silva

O presente artigo, por meio de referências bibliográficas, traz um viés espiritual e religioso acerca da saúde, e de como ao longo do tempo esses tópicos existem como um tripé de bases fortes, para sustentar em face de tamanha angústia, o apoio que tantos enfermos usam como auxílio para o enfrentamento de suas patologias. Sendo assim, algumas doutrinas, em especial o espiritismo, vislumbra a doenças, como professora, e por meio dela será possível aprender e expurgar problemas de outras existências, valorizando o tempo e a convivência com ambientes e pessoas, ao passo que, gozando de plena saúde, isso não seria possível, reforçando mais uma vez o quanto a espiritualidade e religiosidade (R/E), pode ser uma bomba propulsora no intuito de manter a motivação na transposição dos obstáculos da vida de quem padece.

Nesse contexto, a conceituação de religião e espiritualidade é de grande importância, sendo adotada as seguintes definições: espiritualidade: relação com o sagrado, o transcendente (Deus, poder superior, realidade última). Referente ao domínio do espírito, à dimensão não material ou extrafísica da existência (Deus ou deuses, almas, anjos, demônios); religião: sistema organizado de crenças e práticas desenvolvidas para facilitar a proximidade com o transcendente. É o aspecto institucional da espiritualidade. Religiões são instituições organizadas em torno da ideia de espírito (MOREIRA-ALMEIDA; LUCCHETTI, 2016).

As relações conflituosas ou amistosas entre religião/espiritualidade (R/E) e ciência têm sido uma área de crescente interesse acadêmico e do público em geral. Frequentemente é reafirmado que R/E e ciência/razão são, necessariamente, incompatíveis, estando em um eterno e inevitável conflito (MOREIRA-ALMEIDA; LUCCHETTI, 2016). No entanto, nas últimas décadas, evidências científicas vêm corroborando com a influência da R/E em desfechos em saúde em geral (MOREIRA-ALMEIDA; LUCCHETTI, 2016). Muito recentemente, no século XX, o desenvolvimento tecnológico acelerado favoreceu o acesso a uma visão microscópica da doença e propiciou uma leitura bioquímica dos fenômenos, o que conduziu, no campo da saúde, a uma reinterpretação dos mecanismos fisiopatológicos. Neste contexto de busca pelo sucesso terapêutico baseado na linguagem bioquímica da vida, cuja ação oferecida por drogas específicas e, mais recentemente, por possíveis interferências nos mecanismos envolvendo o próprio código genético, tendeu-se à marginalização da ação do 'sobrenatural' ou de qualquer outro elemento relacionado à transcendência como fator de influência no processo de cura (REGINATO; DE BENEDETTO; GALLIAN, 2016).

Sob esse viés, o envolvimento religioso pode desempenhar um papel protetor na saúde, prevenindo problemas de saúde ou auxiliando na recuperação ou adaptação a problemas de saúde, e pode ser um fator no enfrentamento das condições crônicas e da incapacidade que elas causam. Em outros casos, a religião pode desempenhar um papel mais consolador e pode ser mobilizada para lidar com doenças ou estresse, levando a associações entre medidas de religião e saúde (LUCCHETTI et al., 2011).

Ademais, a ciência moderna, juntamente com a Organização Mundial da Saúde (OMS), aceita a espiritualidade como contribuição a ser considerada, tendo em vista que os resultados observados parecem favorecer a saúde psíquica, social e biológica e o bem-estar do indivíduo. A religiosidade e espiritualidade tem demonstrado um impacto potencial sobre a saúde física e mental do ser humano, a partir delas é possível considerar o paciente sobre um ponto de vista global, integrando sua individualidade e sua relação com o meio, permitindo assim a condução de novos horizontes preventivos, diagnósticos e terapêuticos. Com isso, essa relação ganhou muito destaque, uma vez que o ser humano passou a ser considerado "bio-psico-sócio-espiritual", tendo o bem-estar religioso e espiritual como um meio de apoiar e fornecer base para o processo de saúde e doença das pessoas (NANTES AC e GRUBITS S, 2017, DOMINGUES MES, et al., 2020).

Diante disso, tais dimensões são compreendidas como algo inerente ao ser humano, sendo necessário a adoção de um modelo de abordagem médica mais integralista que incorpora o aspecto espiritual do cuidado, compreendendo as necessidades dos pacientes e suas famílias, entendendo o adoecimento pela complexa interação de fatores biológicos, sociais, psicológicos e espirituais. Com tal abordagem, é possível a obtenção de efeitos com longo alcance na capacidade do paciente de lidar com a doença, bem como na relação médico- paciente, afetando a adesão e possivelmente a eficácia futura das intervenções médicas (CUNHA VF e SCORSOLINI-COMIN F, 2019).

Sob essa lógica, há estudos apontados por Nascimento et al (2013) e Melo et al (2015), que abordam a ideia de que maiores níveis de envolvimento religioso e/ou espiritual estão associados positivamente com indicadores que contribuem para o bem-estar psicológico, com sentimentos como felicidade, satisfação e afeto positivo. Desse modo, a correlação entre religiosidade, espiritualidade e doença foi positiva, reforçando a ideia de ser uma estratégia no enfrentamento de tais situações adversas, funcionando como fonte de fortalecimento dos pacientes, os quais encontram conforto e segurança na espiritualidade diante de doenças físicas e mentais. Essa influência positiva é notada também fisiologicamente, na função cardíaca, endócrina, neuronal e imunológica, ao melhorar o eixo hormonal do estresse, e o metabolismo dos lipídeos.

Além disso, os pensamentos otimistas, positivos e de fortaleza vindos da confiança e das crenças proporcionam respostas fisiológicas positivas, como menores quantidades de Interleucina 6 (IL-6) e outros agentes inflamatórios, que mediam reações de estresse, contribuindo assim para o processo de recuperação dos pacientes (SILVA LG, et al., 2020). Ainda, constatou-se que a fé reduz o risco de morte em 30%, e um indivíduo que utilize de suas crenças religiosas/espirituais, diante de um diagnóstico de doença grave, consegue ser mais saudável, ter menos pensamentos destrutivos, e acredita na positividade do tratamento, aumentando comportamentos de resiliência e otimismo, favorecendo as respostas fisiológicas que contribuem para sua recuperação (COSTA; ZARPELAN; SILVA, 2015).

Ademais, Estudos demonstram uma relação direta entre espiritualidade, melhores índices de atividade física, alimentação saudável, redução do tabagismo e consumo de drogas. Existe uma forte associação entre religiosidade e melhor saúde mental, principalmente em situações de alto estresse, sendo constatado, portanto, menor incidência de ansiedade e depressão nesse grupo de pacientes (CUNHA VF, et al., 2021; MENDONÇA SDG, 2021, GOMES SB, et al., 2018).

É importante destacar, também, que abordar espiritualidade e religiosidade é tornar a prática médica mais humanizada, uma vez que mesmo quando a ciência e os tratamentos não conseguem resolver o problema do paciente, o simples fato de ouvir, dar apoio e garantir que essa pessoa vivencie sua espiritualidade pode lhe proporcionar conforto e consolo e assim contribuir para a construção de uma medicina baseada no cuidado (REGINATO V, et al., 2016). No entanto, ajudar pacientes e familiares a encontrar significados para suas experiências é encarado como um desafio para os profissionais de saúde, que sentem não ter preparo para lidar com a dimensão espiritual, já que a formação na área de saúde não tem como objetivo preparar o futuro profissional para lidar com esse aspecto (BOUSO et al., 2011).

Outrossim, outra barreira encontrada é o receio de influenciar nas crenças do paciente e ser interpretado negativamente ao abordar tais temáticas na consulta, haja vista a diversidade de opiniões e manifestações religiosas existentes no meio social, exigindo, portanto, muito cuidado e atenção na forma de expressar e de agir do profissional (CARVALHO MS, et al., 2021). Mas, é importante destacar que, muitas vezes, a espiritualidade e religiosidade é um fator intrínseco à grande parcela da população e quando o profissional aprende a trabalhar com essas questões, ele poderá potencializar seu atendimento e facilitar a construção do vínculo entre médico e paciente (FERREIRA TT, et al., 2018). Por esse motivo, o interesse acerca da espiritualidade tem aumentado e, consequentemente, a tendência de que a dimensão espiritual e filosófica seja incorporada na assistência da saúde também.

É imprescindível salientar que a dimensão espiritual é reconhecida pela Organização Mundial da Saúde (OMS) como componente intrínseco da assistência paliativa (WORLD HEALTH ORGANIZATION, 2014). Vale ressaltar que no Brasil as ações de cuidado paliativos e espiritualidade, vão muito além da tradicionalidade tendo, como exemplo, a inserção de música como recurso de cuidado, em que a música se insere, nesse contexto, como uma atividade que pode proporcionar cuidado, conforto emocional e espiritual, estímulo à memória afetiva, relaxamento, entretenimento e criatividade (OTHERO; COSTA, 2007; FOXGLOVE, 1999).

Logo, a abordagem médico-científico por si só gera algumas lacunas no conhecimento, uma vez que não oferece todas as explicações para as patologias e seus tratamentos, além de ser unicamente centrado no aspecto físico do adoecer, realizando um trabalho mecânico e singular do corpo, fragmentando a atenção ao paciente (FERREIRA AGC, et al., 2015). Com isso a parte espiritual e religiosa surge como um meio de suprir essa lacuna, pois facilita a compreensão de fatores até então inexplorados, além de trabalhar e facilitar a aceitação dos pacientes frente os desafios no processo de saúde-doença (SOUSA RS e AGUIAR MCM, 2021).

A aplicação desses conceitos e aspectos no âmbito do cuidado à saúde do indivíduo ultrapassa a visão mecanicista do homem, pautada muitas vezes em uma assistência fragmentada e limitada a aspectos científicos e puramente clínicos, e incorpora dimensões subjetivas, uma vez que o processo de saúde-doença é uma construção multidimensional, que inclui aspectos físicos, biológicos, sociais, psicológicos e espirituais (CARVALHO MS, et al., 2021). Os profissionais da saúde devem se atentar, respeitar e saber abordar as questões religiosas e espirituais de seus pacientes, para que a prática do cuidado seja efetiva, holística e totalmente humanizada (GOMES ET e BEZERRA SMMS, 2020).

Por fim, percebe-se que o processo de cura muitas vezes vai além de tratamentos técnicos e propriamente físicos, sendo necessário usar outros leques terapêuticos que perpassam sobre a mente e sobre os aspectos humanos do sujeito. A espiritualidade e a religiosidade entram, portanto, como ferramenta para enfrentar esses momentos. Uma vez que essa perspectiva denota que elas, quando bem interpretadas e utilizadas, podem fornecer informações essenciais para compreensão de questões atuais do paciente e ainda impactar positivamente em todas as etapas do processo de cuidado.

# REFERÊNCIAS BIBLIOGRÁFICAS

1. BOUSO, R. S., Poles, K., Serafim, T. S., Miranda, M. G (2011). **Crenças religiosas, doença e morte: perspectiva da família na experiência de doença.** *Revista da Escola de Enfermagem da USP On Line*, 45, 397-403.
2. CARVALHO MS, et al. **A importância da fé para auxiliar a cura na medicina: relato de caso.** Brazilian Journal of Health Review, 2021; 4 (3): 6964-9668.
3. COSTA, J.; ZARPELAN, L.; SILVA, J. **A fé como propulsora para enfrentar doenças do novo século.** Colloquium Humanarum. v. 12, n. Especial, p. 10-16, 2015.
4. CUNHA VF, et al. **Religião, religiosidade, espiritualidade, ancestralidade: tensões e potencialidades no campo da saúde.** Revista Relegens Thréskeia, 2021, 10 (1): 143-170.
5. CUNHA VF, SCORSOLINI-COMIN F. **A dimensão religiosidade/espiritualidade na Prática Clínica: revisão Integrativa da literatura científica.** Psicologia: Teoria e Pesquisa, 2019; 35: 1-12.
6. FERREIRA AGC, et al. **Concepções de espiritualidade e religiosidade e a prática multiprofissional em cuidados paliativos.** Revista Kairós: Gerontologia, 2015; 18 (3): 227-244.
7. FERREIRA TT, et al. **Percepção de acadêmicos de medicina e de outras áreas da saúde e humanas (ligadas à saúde) sobre as relações entre espiritualidade, religiosidade e saúde.** Revista Brasileira de Educação Médica, 2018; 42 (1): 67-74.
8. FOXGLOVE, T. **Music therapy for people with life-limiting illness.** Nurs. Times, v.95, n.18, p.52-4, 1999.
9. GOMES SB, et al. **Avaliação da influência da espiritualidade e religiosidade no processo saúde doença.** Saúde em foco, 2018; 3: 115-128.
10. GOMES ET, BEZERRA SMMS. **Espiritualidade, integralidade, humanização e transformação de paradigma do campo da saúde no Brasil.** Revista Enfermagem Digital Cuidado e Promoção da Saúde, 2020; 5 (1): 65-69.
11. LUCCHETTI, Giancarlo; L. GRANERO LUCCHETTI, Alessandra; M. BADAN-NETO, Antonio; T. PERES, Patricia; F. P. PERES, Mario; MOREIRA-ALMEIDA, Alexander; GOMES, Cláudio; G. KOENIG, Harold. **Religiousness affects mental health, pain and quality of life in older people IN an outpatient rehabilitation setting.** J Rehabil Med, [s. l.], v. 43, p. 316-322, 2011.
12. Malheiro R. F., Reis M. M. C., Potrasio L. L., OliveiraA. C. S., Silva R. V. da, Passinho L. S., MartinsF. R. Amaral L. S., Oliveira J. S. de, & Costa M. M. L (2022). **Saúde, espiritualidade e religiosidade na visão dos estudantes de medicina.** Revista Eletrônica Acervo Saúde, 15 (2), e9779. Disponível em: https://doi.org/10.25248/reas.e9779.2022 Acesso em: 9 nov. 2022.
13. MENDONÇA SDG. **A relevância da espiritualidade em transtornos depressivos.** Revista Científica Rumos da inFormação, 2021; 2 (1): 46-62.
14. MOREIRA-ALMEIDA, Alexander; LUCCHETTI, Giancarlo. **Panorama das pesquisas em ciência, saúde e espiritualidade.** *In*: Ciência e Cultura. On-line version ISSN 2317-6660. [S. l.], 3 jan. 2016. Disponível em: http://dx.doi.org/10.21800/2317-66602016000100016. Acesso em: 3 nov. 2022.
15. NANTES AC, GRUBITS S. **A religiosidade/espiritualidade como um possível fator de ajuda à prevenção da prática suicida.** Revista Contemplação, 2017; (16): 73-84.

16. NASCIMENTO, L. C. et al. **Espiritualidade e religiosidade na perspectiva de enfermeiros**. Texto contexto – Enfermagem, v. 22, n. 1, p. 52-60, 2013.

17. OLIVEIRA, Italo Constâncio de; FEITOSA, Pedro Walisson Gomes; SANTOS, Elaíne Apolinário dos; GIRÃO, Milena Maria Felipe; OLIVEIRA, Érika Galvão de; CARMO, Fábio Angelo do; OLIVEIRA, Isadélia Constâncio de. **Cuidados paliativos e espiritualidade no Sistema Único de Saúde: Uma Revisão sistemática da literatura**. Id on Line Rev. Mult. Psic., 2019, vol.13, n.45, p. 405-419. ISSN: 1981- 1179.

18. OTHERO, M.B.; COSTA, D.G. **Propostas desenvolvidas em cuidados paliativos em um hospital amparador – Terapia Ocupacional e Psicologia**. Prat. Hosp., v.9, n.52, p.157-60, 2007.

19. REGINATO, Valdir; DE BENEDETTO, Maria Auxiliadora Craice; GALLIAN, Dante Marcello Claramonte. **Espiritualidade e saúde: uma experiência na graduação em medicina e enfermagem**. Trab. Educ. Saúde, https://doi.org/10.1590/1981-7746-sip00100, v. 14, ed. 1, p. 237-255, jan/abr 2016.

20. SILVA LG, et al. **Relação entre medicina e espiritualidade/religiosidade: impacto no processo de adoecimento**. Revista Uningá, 2020; 57 (4): 93-100.

21. SOUSA RS, AGUIAR MCM. **A influência do curso de medicina na espiritualidade dos estudantes**. Revista PróUniverSUS, 2021; 12 (2): 78-85.

22. Worldwide Palliative Care Alliance. **Global atlas of palliative care at the end of life** [Internet]. Geneva: **World Health Organization**; 2014. Disponível: https://bit.ly/30fT6Mi. Acesso em: 25 nov. 2022.

capítulo 47

# Planejamento Familiar

Amanda Maria de Góes Tenório
Ana Clara Acioli Salgueiro
Yuri Matthaus de Souza Tavares

Para adentrarmos na temática do planejamento familiar, cumpre buscar estabelecer um conceito compreensível acerca de família, sendo esse objetivo cada vez mais difícil, uma vez que, o dinamismo social caminha lado a lado com as mudanças sofridas ao longo dos séculos pelas famílias e suas respectivas composições. Deste modo, quando se fala em uma família nos moldes tradicionais, nos remetemos ao modelo patriarcal, no qual, o posto de chefe de família é ocupado por homens, o casal é composto por homem e mulher, casados legalmente, com numerosos filhos. O pai é o responsável por obter recursos para o custeio familiar e a mãe é quem irá garantir a organização do lar e criação dos filhos.

Essa abordagem tão simplista não atende, atualmente, a complexidade que reveste as famílias em todo o mundo. Diversos estudos e a própria realidade, fazem com que se perceba que a mulher, dotada de independência e autonomia, que é também profissional e responsável, muitas vezes sozinha, por proporcionar a subsistência da casa, foram fatores determinantes para que se tenha uma nova configuração das famílias, onde a mulher possui atuação dentro e fora do lar.

No caso dessa mudança do papel da mulher, que pode ser compreendido como "uma sequência de práticas estruturadas e reconhecidas" (ALBUQUERQUE, 1986) conseguimos verificar, o fim de divisão entre os setores públicos e privados nas ações das mulheres perante a sociedade, quando a figura materna passa a ter variadas funções que vão além de cuidar da prole e do seu lar. Os contornos que ilustram a família moderna são dotados de significativas transformações, pois os membros assumem papéis completamente diferentes dos já praticados.

No Brasil, a partir do ano de 1988, com a promulgação da Constituição Federal podemos retratar uma outra modelação para a família e seus integrantes, na qual, temos uma ênfase relevante nos direitos e princípios conquistados, como podemos citar: igualdade, liberdade e a dignidade da pessoa humana. Trazendo assim, um contexto que firma a família como uma unidade constituída no afeto e igualdade.

O sentido trazido no tocante ao tema pela Organização Mundial da Saúde (OMS), corrobora essa ideia: "o conceito de família não pode ser limitado a laços de sangue, casamento, parceria sexual ou adoção. Família é o grupo cujas relações são baseadas na confiança, suporte mútuo e um destino comum". Por isso, as relações traçadas no eixo familiar, baseadas no sentimento nutrido entre os membros, têm tanta relevância quanto aquelas que são definidas por laços exclusivamente biológicos.

Conforme tais informações abordadas, em meio ao contexto de família e sua importância na composição da sociedade, surge a demanda de planejar a formação dessas instituições, que segundo o sociólogo Durkheim "são produtos da interação humana". Em uma outra análise, as instituições "são um sistema de normas que regulam as relações entre os indivíduos e que definem como estas relações devem ser" (SCOTT, 1996). Os planejamentos desses núcleos sociais são essenciais para que se possa atender a contento as expectativas de quem os compõe.

Sendo assim, temos o Planejamento Familiar (PF), que da mesma forma que a estrutura de família sofreu várias transformações no decorrer do tempo, essas mudanças atingiram o planejamento familiar. No qual, seus participantes e a forma de atuação na concretização desse planejamento foi se modificando ao longo dos anos.

A conduta feminina em relação à saúde reprodutiva e às decisões sobre o seu próprio corpo, foram negligenciadas durante muito tempo, uma vez que estávamos diante de um Estado tradicional, que não dava voz às mulheres, assim como profissionais da saúde que "elegeram" os homens como responsáveis por planejar a composição familiar.

Foi somente a partir da década 80 com a retomada da trajetória democrática no nosso país, que as mulheres conquistaram direitos no que concerne às suas escolhas sobre o PF. Esses ganhos ocorreram devido a um maior acesso à educação em saúde, englobando aspectos de promoção da saúde e da coparticipação dos pacientes em seu processo de saúde ou doença.

Deve-se destacar que a saúde reprodutiva da mulher foi amplamente assegurada e divulgada com a implantação do Programa de Assistência Integral à Saúde da Mulher (PAISM), em 1983. Programa esse que buscou ampliar os conhecimentos, a possibilidade de escolha e o acesso aos meios contraceptivos. Tal conquista se mantém na atual Política Nacional de Atenção Integral à Saúde da Mulher (PNAISM), de 2004, que surgiu através de uma análise sobre a saúde da mulher e devido à importância de se ter normas que proporcionem a promoção integral de políticas de saúde da mulher.

Diante dessa explanação sobre a evolução do PF, devemos conceituá-lo e de acordo com o Ministério da Saúde, "planejamento familiar é o direito que toda pessoa tem à informação e ao acesso aos recursos que permitam optar livre e conscientemente por ter ou não ter filhos. O número, o espaçamento entre eles e a escolha do método anticoncepcional mais adequado".

O PF é mais do que uma questão de controle populacional ou uma mera questão de saúde pública. Deve ser encarado também como um dos direitos reprodutivos mais significativos, que faculta ao indivíduo a possibilidade de ter ou não filhos. Observado na Constituição Federal, que em seu artigo 226, parágrafo 7º, considera-o de livre decisão de todo casal. Além disso, o SUS, Sistema Único de Saúde, também trouxe o planejamento familiar como sendo de livre escolha.

Outra previsão legal para o PF é a Lei nº 9.263/96, a qual afirma ser o planejamento familiar "o conjunto de ações de regulação da fecundidade que garanta direitos iguais de constituição, limitação ou aumento da prole pela mulher, pelo homem ou pelo casal".

O planejamento da família, é um elemento de caráter essencial na atenção primária, torna-se realidade através de ações práticas e clínicas, que visam realizar a orientação quanto à anticoncepção, para que através dessas informações os seus usuários possam escolher quando será o momento mais oportuno para a concepção.

Essa possibilidade de organização se dá, com a escolha de métodos anticoncepcionais que melhor se adequem à saúde e ao estilo de vida dos indivíduos. Atualmente encontram-se disponíveis em uma variedade considerável como: os métodos naturais, hormonais e não hormonais, de barreira, dispositivo intrauterino (DIU), contracepção de emergência e os definitivos.

As equipes do Programa de Saúde da Família (PSF), com início de atuação em 1994, são as responsáveis por promover a assistência ao PF. Esse programa tem por função ofertar a atenção primária mais próxima à comunidade, de maneira humanizada e resolutiva. Fornecendo promoção e proteção à saúde, assim como diagnóstico e tratamento de algumas doenças.

O Ministério da Saúde preconiza que as ações de planejamento devem ser desenvolvidas pelos enfermeiros, no entanto, é preciso que ocorra um incentivo do trabalho multidisciplinar entre toda a equipe de saúde. As práticas educativas devem acontecer por meio de uma linguagem simples e direta, para facilitar a compreensão, e para que se consiga um planejamento de contracepção ou mesmo concepção, efetivo e consciente.

É imprescindível que se considere as famílias em suas individualidades e diferenças, sejam elas econômicas, sociais, religiosas ou mesmo morais, pois essas perspectivas irão ser determinantes no PF. No Brasil observa-se, uma série de falhas no que tange o SUS, onde podemos facilmente citar: pouca variedade e dificuldade de acesso aos métodos contraceptivos, ao tempo que se constata a falta de disponibilidade de consultas médicas.

De acordo com Sileo, 37% das mulheres possuem alguma demanda não solucionada de PF e apenas 27% afirmaram fazer uso de métodos contraceptivos considerados eficazes. Esses dados complementam as informações da OMS, de que 20% das mortes obstétricas estão relacionadas ao não uso de um método contraceptivo moderno, testificando assim, as falhas no que diz respeito ao PF.

Acompanhando uma tendência mundial, o Brasil apresentou nas últimas décadas um declínio na taxa de fecundidade. Segundo os dados do Instituto Brasileiro de Geografia e Estatística (IBGE) houve uma redução de 2,39 filhos, no ano 2000, para 1,87 filho em 2010 e 1,69 filho por mulher em 2016.

Podemos analisar as taxas de fecundidade em relação às regiões do Brasil, que nos revelam uma estreita ligação com o poder aquisitivo populacional. Em 2016, conforme dados do IBGE, a região brasileira que possui a maior taxa de fecundidade é a Norte, com 2,06 filhos por mulher. Em contrapartida, as regiões Sul e Sudeste possuem as menores médias, 1,57 e 1,58. As regiões Nordeste, Centro-Oeste apresentam respectivamente as taxas de 1,93 e 1,67.

Embora os avanços com as estratégias de PF do SUS sejam reais e palpáveis, o Brasil precisa avançar consideravelmente na efetivação desse planejamento. Mesmo diante de uma sucessão de reduções nas taxas de fecundidade desde o ano de 1940, onde a taxa era de 6,16 filhos por mulher, até os dias atuais, com a taxa de 1,69. Segundo a pesquisa nacional Nascer no Brasil, mais da metade das gestações no nosso país acontecem de forma não planejada.

Diante do que foi exposto, a forma de execução do Planejamento Familiar no Brasil não atingiu um patamar satisfatório. É preciso investir na capacitação da equipe, para que esta possa prestar informações de qualidade, ultrapassando a mera entrega de um método anticoncepcional, fazendo com que, através do conhecimento, a família possa fazer a melhor opção para a sua composição familiar com a quantidade de filhos específica que o casal tenha plenas condições de criação, sustento e educação.

## REFERÊNCIAS BIBLIOGRÁFICAS

ALBUQUERQUE, J. A. G. **Instituição e poder: a análise concreta das relações de poder nas instituições**. Rio de Janeiro: Graal, 1986.

BRASIL. Presidência da República. Casa Civil. Subchefia para Assuntos Jurídicos. **Lei nº 9.263 de 12 de janeiro de 1996**. Brasilia, 15 jan 1996. Seção 1, p.1-3

Brasil. Ministério da Saúde. **Assistência em planejamento familiar: manual técnico**. Brasília: Ministério da Saúde; 2002;

**Constituição da república federativa do Brasil**, 1988;

**Instituto Brasileiro de Geografia e Estatística (IBGE)** – https://sidra.ibge.gov.br/Tabela/3727

**Política Nacional de Atenção Integral** à Saúde da Mulher – **Princípios e Diretrizes** (MS – 2009)

Ramos, Danielle Marques dos, & Nascimento, Virgílio Gomes do (2008). A família como instituição moderna. Fractal: Revista de Psicologia, 20 (2), 461-472;

SCOTT, W. R. **Institutions and organizations**. London: Sage, 1996

SILEO K M, et al. **Determinants of family planning service uptake and use of contraceptives among post partumwomen in rural Uganda**. International journal of public health, 2015; v. 60, n. 8, p. 987–997.

SONALKAR S, GAFFIELD ME. **Introducing the World Health Organization Postpartum Family Planning Compendium**. International Journal of Gynaecology and Obstetrics, 2017; v. 136, n. 1, p. 2–5.

Vilhena, J (s.d.). **REPENSAND A FAMÍLIA**. PSICOLOGIA.PT – O PORTAL DOS PSICÓLOGOS;

Viellas, Elaine Fernandes, Domingues, Rosa Maria Soares Madeira, Dias, Marcos Augusto Bastos, Gama, Silvana Granado Nogueira da, Theme Filha, Mariza Miranda, Costa, Janaina Viana da, Bastos, Maria Helena, & Leal, Maria do Carmo (2014). Assistência pré-natal no Brasil. Cadernos de Saúde Pública, 30 (Suppl. 1), S85-S100. https://dx.doi.org/10.1590/0102--311X00126013

capítulo 48

# Diretivas Antecipadas de Vontade

Hugo Ferreira de Albuquerque
Igor Machado Magalhães

## HISTÓRICO MUNDIAL

Primeiramente, partindo para o fator histórico, as Diretivas Antecipadas de Vontade (DAV) tiveram seu surgimento nos Estados Unidos da América em 1967, a partir de questionamentos de Luis Kutner, um advogado que considerava um absurdo a eutanásia e que era a favor da preservação do direto do paciente decidir o próximo passo no desfecho de sua vida, o que não beneficiaria somente ele, como também o profissional de saúde, o qual seguindo a Ética médica seria isento do compromisso civil e criminal em caso de fortuito óbito do paciente.

Por conseguinte, em 1991, após ocorrerem dois casos emblemáticos em estados distintos – Karen Ann Quinlan na Califórnia em 1975 e Nancy Beth Cruzan no Missouri em 1980 – foi perceptível a obrigatoriedade da criação de uma Lei Federal intitulada como *The Patient Self-Determination Act – PDSA*.

## CENÁRIO BRASILEIRO ATUAL

Seguindo para o cenário brasileiro atual, as DAV são um grupo de documentos – aprovados pelo Conselho Federal de Medicina (CFM) em 2012 por meio da resolução CFM nº 1995/2012 – redigidos pelos pacientes com a finalidade de expressar sua adesão ou não a terapêutica futura, quando o paciente não estiver mais capacitado para expressar sua vontade, seja de forma temporária ou nos últimos momentos da vida, podendo ser tanto por testamento vital quanto por procuração para cuidados de saúde, mais conhecido como Mandato duradouro.

Em concordância a esse fato, a resolução define:

> Art. 1. Definir diretivas antecipadas de vontade como o conjunto de desejos, prévia e expressamente manifestados pelo paciente, sobre cuidados e tratamentos que quer, ou não, receber no momento em que estiver incapacitado de expressar, livre e autonomamente, sua vontade.
>
> Art. 2. Nas decisões sobre cuidados e tratamentos de pacientes que se encontram incapazes de comunicar-se, ou de expressar de maneira livre e independente suas vontades, o médico levará em consideração suas diretivas antecipadas de vontade.
>
> § 1º Caso o paciente tenha designado um representante para tal fim, suas informações serão levadas em consideração pelo médico.
>
> § 2º O médico deixará de levar em consideração as diretivas antecipadas de vontade do paciente ou representante que, em sua análise, estiverem em desacordo com os preceitos ditados pelo Código de Ética Médica.
>
> § 3º As diretivas antecipadas do paciente prevalecerão sobre qualquer outro parecer não médico, inclusive sobre os desejos dos familiares.
>
> § 4º O médico registrará, no prontuário, as diretivas antecipadas de vontade que lhes foram diretamente comunicadas pelo paciente.
>
> § 5º Não sendo conhecidas as diretivas antecipadas de vontade do paciente, nem havendo representante designado, familiares disponíveis ou falta de consenso entre estes, o médico recorrerá ao Comitê de Bioética da instituição, caso exista, ou, na falta deste, à Comissão de Ética Médica do hospital ou ao Conselho Regional e Federal de Medicina para fundamentar sua decisão sobre conflitos éticos, quando entender esta medida necessária e conveniente.

Ou seja, é possível perceber que as DAV – também utilizadas como testamento vital, na qual o autor manifesta suas vontades acerca dos cuidados, tratamentos e procedimentos aos quais serão aplicáveis quando este encontrar-se em situação de terminalidade de vida – possuem como embasamento o princípio da autonomia do paciente, desde que o desejo do mesmo esteja de acordo com o Código de Ética Médica para que não aconteça a quebra do artigo que discorre sobre abreviação de vida – eutanásia -, e compreendem claro benefício da relação médico-paciente, já partindo para a procuração para cuidados de saúde, os médicos precisam realizar uma consulta com o procurador escolhido pelo paciente para que discutam sobre o desejo do enfermo – uma importante observação para este formato de DAV é a necessidade do procurador ter uma relação muito íntima a ponto de providenciar o real desejo, ou bastante próximo, do indivíduo debilitado. Dessa maneira, o paciente incapacitado de se expressar autonomamente ou até mesmo em terminalidade de vida não perde a voz e o direito de decidir acerca das tomadas de decisão de sua vida.

## EUTANÁSIA E AS DIRETIVAS ANTECIPADAS DE VONTADE

No tocante ao empecilho das Diretivas Antecipadas de Vontade existe a eutanásia, onde podem surgir questionamentos sobre até que ponto elas podem discorrer sem que venham a ferir o Código de Ética Médica que, como significado para a eutanásia, tem-se:

> Art. 41. Abreviar a vida do paciente, ainda que a pedido deste ou de seu representante legal.
>
> Parágrafo único. Nos casos de doença incurável e terminal, deve o médico oferecer todos os cuidados paliativos disponíveis sem empreender ações diagnósticas ou terapêuticas inúteis ou obstinadas, levando sempre em consideração a vontade expressa do paciente ou, na sua impossibilidade, a de seu representante legal.

Cabe, portanto, a clara interpretação de que o testamento vital não ultrapassa a proibição da eutanásia no Brasil, e leva a percepção de que ele somente é utilizado para os desejos que estão em concordância com a ética, por meio da ortotanásia – termo médico utilizado para suspensão dos procedimentos em pacientes em vulnerabilidade extrema para que ocorra o curso natural da doença ao mesmo instante em que é disponibilizado o alívio dos sintomas.

## CONFLITOS COM A FAMÍLIA E EQUIPE MÉDICA

Todavia, a baixa publicidade acerca da existência e amparo jurídico proporcionado pela resolução que ancora as Diretivas Antecipadas de Vontade na sociedade a fim de que as pessoas expressem prospectivamente seus desejos relativos à saúde, bem como o conhecimento – por vezes – insuficiente sobre o tema por parte das equipes médicas trazem à tona diversos conflitos.

Ainda que a resolução CFM nº 1995/2012 traga em seu artigo 2º, parágrafo 3º que as DAV – que tratam das vontades explícitas do paciente – devem ser respeitadas por médicos, bem como se sobressaiam sobre qualquer outro parecer não médico, inclusive sobre os desejos de familiares, por não ter previsão de lei, tais documentos, ocasionalmente, são ignorados ou recusados por equipes médicas e familiares. Contudo, diante do conflito, os princípios da dignidade da pessoa humana, presente na Constituição Federal, assim como a autonomia do paciente no contexto da relação médico-paciente, defendida pela resolução do CFM, asseguram e dão embasamento jurídico para que as DAV sejam avalizadas e cumpridas.

Dessa forma, urge a necessidade de uma maior propalação da existência das Diretivas Antecipadas de Vontade e seus objetivos dentro da sociedade e das equipes médicas para que as vontades daqueles expostas nas DAV sejam devidamente atendidas.

## REFERÊNCIAS BIBLIOGRÁFICAS

DADALTO, L. Reflexos jurídicos da Resolução CFM 1.995/12. **Revista Bioética**, v. 21, n. 1, p. 106–112, 2013.

NICOLINI DE MELO, J. **DIRETIVAS ANTECIPADAS DE VONTADE: A POSSIBILIDADE DE INCLUSÃO DO TESTAMENTO VITAL NO ORDENAMENTO JURÍDICO BRASILEIRO**. Disponível em: <https://www.pucrs.br/direito/wp-content/uploads/sites/11/2019/01/juliana_melo.pdf>. Acesso em: 14 dez. 2022.

CONSELHO FEDERAL DE MEDICINA (CFM – Brasil). Resolução nº. 1.995/2012. Dispõe sobre as diretivas antecipadas de vontade dos pacientes. **Diário Oficial da União**, Brasília, DF, 31 de agosto de 2012. Disponível em: <http://www.portalmedico.org.br/resolucoes/cfm/2012/1995_2012.pdf>. Acesso em: 14 dez. 2022.

CONSELHO FEDERAL DE MEDICINA (CFM – Brasil). **Código de ética médica**. Resolução nº 1.246/88. Brasília: Tablóide, 1990.

Eutanásia x Testamento Vital. **Jusbrasil**, 2017. Disponível em <https://genjuridico.jusbrasil.com.br/artigos/478712104/eutanasia-x-testamento-vital>. Acesso em: 14 dez. 2022.

FUSCULIM, A. R. B. et al. Diretivas antecipadas de vontade: amparo bioético às questões éticas em saúde. **Revista Bioética**, v. 30, n. 3, p. 589–597, 2022.

GUIRRO, Ú. B. DO P. et al. Conhecimento sobre diretivas antecipadas de vontade em hospital-escola. **Revista Bioética**, v. 30, n. 1, p. 116–125, 2022.

SILVA, C. O. DA; CRIPPA, A.; BONHEMBERGER, M. Diretivas antecipadas de vontade: busca pela autonomia do paciente. **Revista Bioética**, v. 29, n. 4, p. 688–696, 2021.

PITTELLI, S. D.; OLIVEIRA, R. A. DE; NAZARETH, J. C. Diretivas antecipadas de vontade: proposta de instrumento único. **Revista Bioética**, v. 28, n. 4, p. 604–609, 2020.

capítulo 49

# Atendimento a Vítimas de Violência Sexual

DANIELLE LUCILA FERNANDES DE ARAÚJO
JÚLIA CARVALHO DE MIRANDA
LETÍCIA BARROS CARDOSO

## INTRODUÇÃO

A Organização Mundial da Saúde (OMS) define violência sexual como sendo toda ação, tentativa ou insinuação sexual indesejada; ou ações para comercializar ou usar de qualquer outro modo a sexualidade de terceiros por meio da coerção, independente da relação com a vítima, em qualquer âmbito ou contexto. Diante disso, a violência sexual se configura como um fenômeno universal, ambidestro e sem restrição de gênero, idade, etnia ou classe social.

Em um contexto global, a OMS (2018) estima que a cada ano cerca de 12 milhões de pessoas sejam vítimas desse tipo de violência, sobretudo meninas e mulheres adultas. Entretanto, há, ainda, grande subnotificação, tendo em vista que muitos dos casos acontecem no eixo familiar (incesto, abuso ou estupro por parceiros) e não chegam a ser de conhecimento público (SHOHEL, REZA et al). No que se refere ao Brasil, aproximadamente 1/5 dos casos de agressão são do tipo sexual (BRASIL, 2018), sendo o perfil predominante composto por mulheres, entre 0 e 29 anos, no ambiente doméstico.

Dentre os principais impactos na vida das vítimas destacam-se a gravidez indesejada, lesões físicas e infecções sexualmente transmissíveis, associados a efeitos mais tardios como transtorno do estresse pós-traumático, depressão, distúrbios sexuais e do humor, bem como risco de suicídios (SOUZA et al 2021).

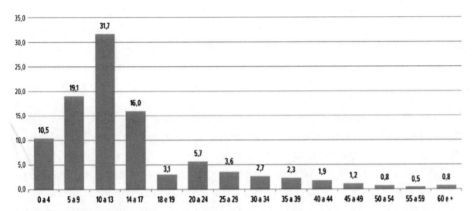

**Figura 1.** Faixa etária das vítimas de estupro e estupro de vulnerável. Brasil, 2021.
FONTE: Fórum Brasileiro de Segurança Pública, 2022.

Nesse contexto, as consequências englobam outras esferas que vão desde a segurança até a saúde pública, configurando um tema relevante para a garantia efetiva ao direito individual.

Convém mencionar ainda que, apesar dos avanços, a garantia do acesso digno ao atendimento integral e qualificado às vítimas de violência sexual representa um importante desafio. Isso porque não há sistemática ampla e regular capaz de assegurar os direitos sexuais e reprodutivos pré estabelecidos, o que será melhor abordado nos tópicos a seguir.

## PRINCÍPIOS ÉTICOS ENVOLVIDOS NO ATENDIMENTO DAS VÍTIMAS

Como evidenciado no tópico anterior, tais vítimas são produtos da perversidade da violência e desigualdade de gênero, sendo uma violação dos direitos humanos. Sua repercussão abrange os diversos segmentos da sociedade, como a área da saúde, justiça, assistência social e o direito, de maneira que há demanda política e ações integradas para enfrentar e mitigar a transgressão dos princípios éticos. Com isso, os princípios no atendimento a vítima mais relevantes são: princípio do respeito pela vulnerabilidade humana e integridade pessoal, princípio da não discriminação e não estigmatização, princípio da dignidade humana e direitos humanos e princípio da autonomia e reponsabilidade individual que serão destrinchados a seguir (TRENTIN et al., 2019; UNESCO, 2005).

O princípio do respeito pela vulnerabilidade humana e integridade pessoal diz respeito ao dever de proteção do indivíduo, assim como a manutenção da integridade pessoal, o qual é violado perante o ato violento, uma vez que a dependência financeira e emocional, insegurança e medo são exemplos da condição da vulnerabilidade que, especialmente, as mulheres estão expostas. Somado a isso, o silenciamento da violência decorre da ausência de conhecimento acerca do seus direitos, assim como, a percepção da mulher do ato como realmente uma violência sexual (TRENTIN et al., 2019).

Ao sofrer a violência sexual, diversos julgamentos e preconceitos são direcionados à vítima e expressos como discriminação e estigmatização, dessa forma, o princípio da não discriminação e não estigmatização prevê a proteção dos indivíduos perante a situação descrita. Com isso, sua negação é presente em serviços que não são bem estruturados para receber uma vítima de violência sexual, o que causa a revitimização desta. Uma forma de mitigar tal problematização é estabelecer uma relação de confidencialidade com todos os envolvidos, desde a recepção até os profissionais da saúde. Além disso, é expresso também por meio da descredibilização da história relatada e culpabilização da vítima, afastando- a de denunciar ou contar sua vivência (TRENTIN et al., 2019).

O outro princípio versa sobre a dignidade humana, direitos humanos e as liberdades fundamentais sendo respeitados, uma vez que o indivíduo e seu pleno bem estar físico e mental é soberano perante outros interesses. Por isso, o atendimento deve ser eficaz e abraçar todo o indivíduo, desde seu aspecto físico ao emocional, de modo que a investigação e o exame físico devem seguir a vontade da vítima (TRENTIN et al., 2019).

Por fim, há o princípio da autonomia e responsabilidade individual, a qual aborda o respeito à tomada de decisões, em que a autonomia é o pilar. No caso de pessoas que não podem exercer sua autonomia plena, deve-se adotar mecanismos de proteger seus direitos, podendo transferir o poder de decisão para outro responsável. Muito dos casos há perda de autonomia, como na dependência emocional e/ou financeira, em que o indivíduo perde sua tomada de decisão, sendo necessário a superação das vulnerabilidades (TRENTIN et al., 2019).

## OS DESAFIOS PARA O ATENDIMENTO HUMANIZADO E ÉTICO DAS VÍTIMAS DE VIOLÊNCIA SEXUAL

Até aqui, foi demonstrado que a violência sexual é um fenômeno social complexo, que envolve, sobretudo mulheres, de diferentes raças, classes sociais, etnias e orientações sexuais. O problema desafia a rede socioassistencial, pois, além da alta taxa de recidiva, também convive bastante com uma prática profissional limitada da equipe multidisciplinar de saúde, principalmente em se tratando de médicos e enfermeiros (SILVA et al, 2022).

Apesar da existência de norma técnica do Ministério da Saúde associado ao Ministério da Justiça, nota-se que esse conhecimento não é amplamente difundido entre médicos e enfermeiros, que, por muitas vezes, limitam-se ao atendimento das lesões físicas e orgânicas provocadas pela violência sexual (BRASIL, 2015).

A exemplo desta situação, em um estudo realizado em um hospital público em Alagoas, em que houve participação de 5 médicos/as, evidenciou-se o desconhecimento parcial – seja do protocolo, dos encaminhamentos ideais para as pacientes, das políticas de atenção ou das ações médicas – diante de casos de violência sexual (SILVA et al, 2022).

Assim, geralmente, a violência sexual está acompanhada de outras agressões, que incluem a violência física e psicológica, podendo levar a traumas e sequelas mais graves e, até mesmo, ao suicídio. Por isso, a ação adequada da equipe profissional de saúde nesses casos é uma das mais importantes variantes para o futuro da vítima.

Como é o atendimento humanizado e ético a vítimas mulheres de violência sexual?

Primordialmente, durante todo o atendimento, é essencial que se tenha conhecimento e respeito pelo decreto nº 7.958/2013, o qual estabelece diretrizes para o atendimento a vítimas de violência sexual, destacando-se "o respeito à dignidade da pessoa humana, da não discriminação, do sigilo e da privacidade".

Esse atendimento é dividido por etapas, segundo uma norma técnica emitida pelo Ministério da Saúde e pelo Ministério da Justiça em 2013: acolhimento humanizado, registro da história, exames clínicos e ginecológicos, coleta de vestígios, contracepção de emergência, profilaxias para HIV, IST e Hepatite B, comunicação obrigatória à autoridade de saúde em 24h por meio da ficha de notificação da violência, exames complementares, acompanhamento social e psicológico, e seguimento ambulatorial (BRASIL, 2015).

Contudo, algumas situações recorrentes durante o atendimento a essas vítimas envolvem, por exemplo, o desconhecimento acerca de quando denunciar esses casos, o qual, diferente da notificação, trata-se da comunicação externa ao sistema de saúde, recorrendo-se a instâncias judiciais, neste caso, ocorre a quebra do sigilo profissional. A notificação, presente na norma técnica, pelos ministérios brasileiros é uma comunicação interna ao sistema de saúde, que funciona, basicamente, como fornecimento de dados para o Sistema de Informação de Agravos de Notificação – SINAN (BRASIL, 2015).

Quanto aos encaminhamentos, é importante ressaltar que o profissional de saúde deve estar atento à existência da Rede de Enfrentamento à Violência Contra As Mulheres (BRASIL, 2011c), a qual irá auxiliar ele a entender todo o aparato existente para que possa encaminhar seu paciente. A atenção integral solidifica-se com os encaminhamentos adequados.

Nessa rede, há serviços não especializados, que, geralmente, é o primeiro a ser procurado pelas vítimas – incluem hospitais gerais, Serviços de atenção básica, Programa Saúde da Família, Delegacias comuns, Polícia Militar, Polícia Federal, Centros de Referência de Assistência Social (CRAS), Centros de Referência Especializados de Assistência Social (CREAS), Ministério Público (BRASIL, 2011c, p. 15). E os especializados, que se trata de locais como Centros de Atendimento à Mulher em situação de violência, Casas Abrigo, Promotorias Especializadas, Juizados Especiais de Violência Doméstica e Familiar contra a Mulher, Central de Atendimento à Mulher – Ligue 180.

Dessa forma, o atendimento ético e humanizado das vítimas de violência sexual ocorre a partir da capacidade de escuta, sem pré-julgamentos e imposição de valores, deve-se atentar para o acolhimento, para o conhecimento das políticas voltadas a esse público, aos pontos importantes nessa situação e aos encaminhamentos adequados. Para isso, uma reestruturação em vários âmbitos faz-se necessária: um maior estudo da temática desde a graduação médica e uma elaboração de fluxogramas e protocolos de atendimento que facilitem o conhecimento adequado desse fato.

## REFERÊNCIAS BIBLIOGRÁFICAS

BRASIL. Ministério da Saúde. Ministério da Justiça. Secretaria de políticas para as mulheres. **Norma técnica: Atenção humanizada às pessoas de situação de violência sexual com registro de informações e coleta de vestígios.** 1ª ed. 2015.

Krug EG, Dahlberg LL, Mercy JA, Zwi AB, Lozano R. **Relatório mundial sobre violência e saúde.** Geneva: World Health Organization; 2002

Ministério da Saúde (BR), Secretaria de Atenção à Saúde, Departamento de Ações Programáticas Estratégicas. **Prevenção e tratamento dos agravos resultantes da violência sexual contra mulheres e adolescentes: Norma Técnica** [Internet]. Brasília, DF (BR): MS; 2012 [acesso 2022 Nov 10]. Disponível em: http://bvsms.saude.gov.br/bvs/publicacoes/prevencao_agravo_violencia_sexual_ mulheres_3ed.pdf

SILVA, Karlos Eduardo Alves; SANTOS, José Ismair de Oliveira dos Santos; BEZERRA, Waldez Cavalcante. **O conhecimento e a abordagem médica nos casos de violência contra a mulher em um hospital público de Alagoas.** 2022, abril. Disponível em: < https://scielosp.org/article/physis/2022.v32n1/e320118/pt/# >. Acesso 10 de janeiro de 2022.

Shohel M, Rahman MM, Zaman A, Uddin MM, Al-Amin MM, Reza HM. **A systematic review of effectiveness and safety of different regimens of levonorgestrel oral tablets for emergency contraception.** BMC Women's Health. 2014; 14:54

SOUZA et al. **Aspectos psicológicos de mulheres que sofrem violência sexual.** Reprodução & Climatério Volume 27, Issue 3, September–December 2012, Pages 98-103

Stoltenborgh, M., Van Ijzendoorn, M. H., Euser, E. M., & Bakermans-Kranenburg, M. J (2011). **A global perspective on child sexual abuse: Meta-analysis of prevalence around the world.** Child Maltreatment, 16 (2), 79–101. doi:10.1177/1077559511403920.

TRENTIN, Daiane; VARGAS, Mara. **Olhar de profissionais no atendimento a mulheres em situação de violência sexual: perspectiva da declaração universal de bioética e direitos humanos.** Texto & Contexto Enfermagem, p. 1-1, 2 dez. 2019.

Waiselfisz JJ. **Mapa da Violência 2015: Homicídio de Mulheres no Brasil.** 1ª edição Brasília; 2015.

capítulo 50

# Preceitos Básicos na Compreensão da Promoção de Saúde da População LGBTQIAP+

BRUNO EDUARDO DOS SANTOS
VINÍCIUS DE ALMEIDA GALINDO

> *É porque eu não me penso neste corpo... Embora eu reconheça que biologicamente sou do sexo masculino, para mim, eu não sou homem. Foi isso que me fez procurar ajuda, eu vivia entrando em depressão... Eu só quero levar a minha vida normalmente, sem esses problemas, ser um ser humano normal, ter os direitos que eu não tenho.*
>
> (Aran, Zaidhaft, & Murta, 2008, p.74)

A correlação equivocada da AIDS como exclusiva das pessoas homossexuais na década de 80, quando a epidemia atingiu o Brasil, produziu uma série de questionamentos acerca de sexualidade, impulsionando movimentos sociais que levaram o governo federal a dedicar-se a estudar e consolidar políticas sociais e de saúde pública voltadas à população LGBTQIAP+ (lesbicas, gays, bissexuais, transgeneros, queer, intersexo, assexuais/agêneros/arromânticos, pansexuais/polissexuais e mais). Dentre essas, podemos destacar o II Plano Nacional de Direitos Humanos que evidenciou iniciativas direcionadas a essa minoria, e o programa Brasil Sem Homofobia onde se iniciava o diálogo para criminalizar esse tipo de intolerância, inclusive no ambiente hospitalar. Desde então, cada vez mais, torna-se evidente a carência dos profissionais de saúde em levar atendimento inclusivo e humanizado à comunidade LGBTQIAP+ que possa garantir acolhimento eficiente para amplificar a adesão e permanência nas iniciativas de cuidado.

O Ministério da Saúde compreende que todas as formas de discriminação são caracterizados como fatores desencadeantes da produção de doenças e sofrimento. Alguns fatores de discriminação social devem ser considerados como estimuladores do processo de adoecimento da população LGBTQIAP+, destacando-se a homofobia, além do desemprego, do racismo e da inacessibilidade à moradia e à alimentação. A homofobia, por sua vez, é caracterizada como o ódio explícito, generalizado e persistente, que pode variar desde a agressão verbal a episódios de violência física, tendo sua etiologia desencadeada de uma ideologia heterossexista intolerante. Como consequência desses atos de intolerância, observa-se o aumenta da propensão ao adoecimento mental da população LGBTQIAP+, que encontra-se mais susceptível a desenvolver depressão e cometer tentativas de suicídio.

Com isso, a partir de 2004, a necessidade do desenvolvimento de políticas públicas de saúde específicas para a população LGBTQIAP+ desencadeou formalização através do programa Brasil sem Homofobia, o qual visava o enfrentamento das formas de discriminação. Esse programa apresentou um avanço nesse enfrentamento quando passou a focar não somente nas questões de violência física, mas também quando começou a tratar da desigualdade de direitos dessa comunidade. Dessa forma, em 2010, tem-se o lançamento da Política Nacional de Atenção Integral à População LGBTQIAP+, o qual visa a instauração de ações para o combate à discriminação afirmando que este é um compromisso de todas as instâncias do SUS, seus gestores, conselheiros, técnicos e trabalhadores da saúde. Todavia, apesar de mais de uma década de compromisso firmado, ainda hoje, observa-se a falta de capacitação dos profissionais para tratar dessa minoria. Isso ocorre por diversos fatores socioculturais e, principalmente, como consequência da falta da inclusão dessas pautas na grade curricular da formação nos cursos de saúde ou, quando presentes, são sub abordadas consolidando ainda mais a supremacia heteronormativa no ato do cuidar.

A fim de mitigar esse atraso, é necessário compreender um pouco melhor deste espectro que não se resume ao simples binarismo biologicista e que, como seres complexos, a discussão sobre a identificação da sexualidade e do gênero está muito além da finalidade reprodutora. Primeiramente é importante conceituar sexualidade que diz respeito à atração e desejos sobre outro; diferentemente da identidade de gênero, em que a identificação da pessoa pode ser, tanto com o masculino ou feminino, que foi designado em seu nascimento, quanto a variação deles e, até mesmo, todos ou nenhum deles. Esses aspectos devem ser observados com demasiada importância visto que, se adequar as delimitações individuais, incluindo a utilização do pronome correto, irá estimular uma relação de confiança entre o paciente e o promotor de saúde, sendo, inclusive, importante discorrer sobre isso logo no início do prontuário do paciente. Essa cautela se destaca principalmente na saúde da população transgênero, com destaque aos que não tiveram acesso à retificação do registro civil e ainda possuem documentos destoantes com a identidade da pessoa e que são marginalizados tanto socialmente, quanto acerca de sua saúde.

No papel do médico, sabe-se que a cura não representa a sua única função mas, também, a prevenção e o rastreio. Por isso, é imprescindível a prática da empatia ao se lidar com populações minoritárias. É necessário, minimamente, compreender os desafios aos quais aquele indivíduo é submetido, para poder empregar uma vigilância em saúde de forma suave, menos invasiva, porém, eficiente. Tomando isso como pressuposto, observa-se e questiona-se as condições em que o paciente sobrevive sejam familiares, escolares e comunitárias; identificar as carências individuais as quais a saúde pública pode minimizar. A partir daí emprega-se a importância da oferta multidisciplinar a essa comunidade vulnerável, principalmente embasada da alta propensão ao acometimento psíquico: terapia em grupo; terapia cognitiva e comportamental; acompanhamento psiquiátrico; aconselhamento sobre saúde sexual e prevenção de ISTs; caso haja abertura, terapia familiar. Todo esse processo inicial precisa ocorrer em clima de acolhimento e de esclarecimento, visto que essas pessoas precisam se sentir como participantes do seu bem-estar, sem que isso se torne uma pressão a mais em suas vidas.

Não obstante, é importante ressaltar que a promoção da saúde vai muito além do processo de combate às doenças, mas abrange o objetivo do bem-estar social. Tendo em vista essa afirmativa, é necessário largar mão das ideologias ignorantes e retrógradas, perpetradas pelo conservadorismo sobre a diversidade sexual e de gênero do que antigamente era visto, pela própria psiquiatria, em seu Manual Diagnóstico e Estatístico de Doenças Mentais, como um transtorno de personalidade sociopática sobre o qual Lionço discorreu: "A retirada do termo homossexualismo do Manual Diagnóstico de Transtornos Mentais da Associação Psiquiátrica Americana, na década de 80, que se desdobrou, na década de 90, na retirada do mesmo termo da Classificação Estatística Internacional de Doenças e Problemas Relacionados à Saúde da Organização Mundial da Saúde (CID/OMS), se sustentou na afirmação de que a homossexualidade não seria patológica" (2009, p. 52).

## REFERÊNCIAS BIBLIOGRÁFICAS

1. MÁRCIA, A.; ZAIDHAFT, S.; MURTA, D. Transexualidade: corpo, subjetividade e saúde coletiva. **Psicologia & Sociedade**, v. 20, n. 1, p. 70–79, abr. 2008.
2. Lionço, T (2009). Atenção integral à saúde e a diversidade sexual no processo transexualizador do SUS: avanços, impasses, desafios. PHYSIS: Rev. Saúde Coletiva, 19 (1), 43-63.

3. PARANHOS, W. R.; WILLERDING, I. A. V.; LAPOLLI, É. M. Formação dos profissionais de saúde para o atendimento de LGBTQI+. **Interface – Comunicação, Saúde, Educação**, v. 25, p. e200684, 17 maio 2021.
4. FERREIRA, B. DE O.; NASCIMENTO, M. A construção de políticas de saúde para as populações LGBT no Brasil: perspectivas históricas e desafios contemporâneos. **Ciência & Saúde Coletiva**, v. 27, p. 3825–3834, 16 set. 2022.
5. CARDOSO, M. R.; FERRO, L. F. Saúde e população LGBT: demandas e especificidades em questão. **Psicologia: Ciência e Profissão**, v. 32, p. 552–563, 2012.
6. ALBUQUERQUE, M. R. T. C. DE; BOTELHO, N. M.; RODRIGUES, C. C. P. Atenção integral à saúde da população LGBT: Experiência de educação em saúde com agentes comunitários na atenção básica. **Rev. bras. med. fam. comunidade**, p. e1758–e1758, 2019.

capítulo 51

# Morte Encefálica

Arlindo Gabriel Mamede Cossolosso
Luís Alberto Maciel Porto
Maria Adélia de Albuquerque Barros
Maria Luíza Bomfim de Paula

## INTRODUÇÃO

A morte é um evento irreversível marcada pela cessação permanente de funções vitais (cerebral, respiratória e circulatória), sendo hoje dado privilégio à avaliação da função cerebral, com o conceito de morte encefálica. O conceito atual de morte encefálica se caracteriza na perda completa e irreversível das funções encefálicas, definida pela cessação das atividades corticais e de tronco encefálico (SPEARS, 2022). Essa definição é algo onipresente na literatura médica e popular, porém é um conceito relativamente novo, pois é um produto direto do suporte de vida avançado, o qual tornou possível a reversibilidade da apneia, o que caracteriza a parada respiratória, e a posterior parada cardíaca que a segue na ausência de ventilação mecânica (DWYER, 2020; GREER, 2021).

No Brasil, a Lei Federal Nº 9.434, de 04 de fevereiro de 1997, dispõe sobre a remoção de órgãos, tecidos e partes do corpo humano para fins de transplante e tratamento e deixa a cargo do Conselho Federal de Medicina (CFM) a definição dos critérios diagnósticos de morte encefálica. Assim, surge a Resolução nº 1.480, de 8 de agosto de 1997, que se torna um referencial para o diagnóstico de morte encefálica em todo o país. Contudo, após 20 anos, essa resolução é substituída pela resolução nº 2.173, de 15 de dezembro de 2017, definindo o início dos procedimentos para determinar a morte encefálica em todos os pacientes que apresentem coma não perceptivo, ausência de reatividade supraespinhal e apneia persistente, independente de serem ou não doadores de órgãos e tecidos.

## PROTOCOLO DE MORTE ENCEFÁLICA

Ao longo do desenvolvimento da medicina, o conceito de morte encefálica (ME) passou por alguns ajustes até o estabelecimento como "perda completa e irreversível das funções encefálicas, definidas pela cessação das atividades corticais e do tronco encefálico", fixado pela resolução 2.173 do CFM em 2017. Para o início do protocolo de ME, é necessário cumprir pré-requisitos essenciais que refletem o rigor, segurança e cuidado do procedimento. Primordialmente, quando a ME é pressuposta, é necessário comunicar e esclarecer aos familiares sobre as etapas realizadas no protocolo bem como atualizar sobre as considerações feitas na avaliação. Além disso, realizar a notificação da abertura do protocolo de determinação da ME à Central Estadual de Transplantes (CET). Em segundo plano, os pacientes devem apresentar condição clínica de coma não perceptivo, apneia persistente e ausência de reflexos motores bem como estar em observação ou intervenção terapêutica em hospital por seis horas em geral e por vinte e quatro horas em quadros resultantes de encefalopatia hipóxico-isquêmica. Ademais, é indispensável a detecção de lesão encefálica irreversível capaz de causar ME e de origem conhecida (BRASIL, 2017).

Para dar seguimento ao protocolo, outras condições que são passíveis de tratamento e podem comprometer o diagnóstico correto de ME devem ser descartados, pois podem agravar ou causar um coma, como uso de fármacos com ação depressora do sistema nervoso central ou bloqueadores neuromusculares e como também distúrbios metabólicos, endocrinológicos e ácido-básicos graves. Outrossim, fatores como temperatura corporal, saturação arterial de oxigênio (SaO2) e pressão arterial são observados e considerados como pré-requisitos fisiológicos. A temperatura corporal deve estar acima de 35ºC, SaO2 acima de 94% e pressão arterial sistólica (PAS) maior ou igual a 100 mmHg ou pressão arterial média (PAM) maior ou igual a 65 mmHg para adultos. No caso de menores de 16 anos, outros valores de pressão arterial são estipulados: até 5 meses incompletos, PAS > 60 mmHg e PAM > 43 mmHg, de 5 meses a 2 anos incompletos PAS > 80 mmHg e PAM > 60 mmHg, de 2 anos a 7 anos incompletos PAS > 85 mmHg e PAM > 62 mmHg e, por fim, de 7 a 15 anos PAS > 90 mmHg e PAM > 65 mmHg (BRASIL, 2017).

Em sequência, após a verificação dos pré-requisitos, pode-se dar início ao processo de diagnóstico da ME, o qual está detalhadamente descrito e legalmente regulado pelo CFM, de modo que não haja discrepância entre os métodos diagnósticos realizados em território nacional. Não há espaço para dúvidas no diagnóstico do ME, desse modo o diagnóstico só é estabelecido diante da certeza absoluta, evitando falsos positivos. Diante do exposto, primeiramente deve-se realizar dois exames clínicos com intervalo mínimo de uma hora para maiores de 2 anos, ou mínimo de 24 horas para crianças com sete dias a dois meses incompletos de vida, ou mínimo de 12 horas para crianças com dois a 24 meses de vida, realizados por um médico capacitado cada. Os médicos responsáveis são indicados pela direção técnica do hospital ou pela CET e não podem participar da equipe de remoção e transplante. Um dos médicos deve, obrigatoriamente, ser especialista em medicina intensiva, neurologia, neurocirurgia ou medicina de emergência. O objetivo do exame clínico é confirmar as suspeitas iniciais de coma não perceptivo e de ausência de atividade supraespinhal (BRASIL, 2017).

Por conseguinte, é realizado o teste de apneia, apenas uma única vez se o primeiro resultado é positivo, por um dos médicos responsáveis, se os pré-requisitos fisiológicos foram atendidos e se não existem condições clínicas extracranianas ou farmacológicas que implicam em ausência de movimentos respiratórios. O teste é positivo se ocorrer a presença de apneia, ou seja, ausência de movimentos respiratórios espontâneos, mesmo diante de estimulação máxima do centro respiratório com $PaCO_2 > 55mmHg$. Caso haja qualquer princípio de incursões respiratórias, o teste é negativo e deve ser interrompido. Além disso, o teste também deve ser interrompido diante de instabilidade clínica grave, como hipotensão, hipoxemia e arritmia cardíaca, nesses casos, se a $PaCO_2$ for inferior a 56 mmHg, o teste de apneia deve ser refeito (BRASIL, 2017).

Concluindo o protocolo, é obrigatória a realização de um exame complementar, aplicado e laudado por médico especialista e capacitado em situações de ME, que deve comprovar ausência de perfusão sanguínea encefálica, ou ausência de atividade metabólica encefálica ou ausência de atividade elétrica encefálica. Os exames que podem ser usados, com escolha embasada e documentada em prontuário, são angiografia cerebral, eletroencefalograma, doppler transcraniano e cintilografia cerebral. Por vezes, os exames podem indicar a atividade cerebral focal residual, que desaparecerá com o passar do tempo em casos de ME. O objetivo do exame complementar é a documentação final e irrefutável da ME (BRASIL, 2017).

Diante da realização de todos os exames supracitados, todos os resultados devem ser registrados tanto no Termo de Declaração de Morte Encefálica quanto no prontuário do paciente, bem como também devem ser explicitamente informados a família. A declaração de óbito (DO) é de responsabilidade dos médicos designados para o diagnóstico da ME, a não ser em casos de morte por causa externa, na qual a DO é de reponsabilidade do médico legista. A data e hora da morte é a correspondente a da conclusão do processo de diagnóstico (BRASIL, 2017).

## CONCLUSÃO

Tendo em vista o exposto, a polêmica da morte é um assunto recorrente no cenário médico, sendo observada uma maior força do assunto associada aos avanços da propedêutica neurológica ao longo do tempo. Antes, a abolição dos parâmetros cardiorrespiratórios era vista como um sinônimo de morte do indivíduo.

Na atualidade, a análise de novos parâmetros clínicos mediante recursos tecnológicos trouxe consigo a possibilidade tanto de maiores certezas quanto de maiores dilemas para a prática médica no que diz respeito à morte do ser humano, sejam em razão da necessidade de órgãos para doação, da necessidade de abertura de leitos ou mesmo para determinação de uma morte tranquila e afastada de procedimentos médicos desnecessários.

Nesse sentido, o protocolo de morte encefálica surgiu como um instrumento capaz de aliar a segurança para o diagnóstico mais preciso da morte; a maior tranquilidade e certeza dos familiares quanto ao fim da vida de um ente querido, evitando, dessa maneira, mais procedimentos médicos desnecessários e o prolongamento do sofrimento; a proteção ao profissional médico quanto às possíveis penalidades administrativas ou judiciais que sobre ele possam incidir.

## REFERÊNCIAS BIBLIOGRÁFICAS

BRASIL. Conselho Federal de Medicina. Resolução nº 1.480, de 8 de agosto de 1997. **Estabelece os critérios para caracterização de ME**. Diário Oficial da União.

BRASIL. Conselho Federal de Medicina (Brasil). Resolução nº 2.173, de 15 de dezembro de 2017. **Estabelece os critérios para caracterização de ME**. Diário Oficial da União.

CRUZ, Manuel Jorge Santos da Silva. **O Conceito de morte cerebral numa perspectiva ética**. 2003. 147 p. Tese (Mestrado em Bioética e Ética Médica) – Faculdade de Medicina da Universidade do Porto, Porto, 2003.

DE ALENCAR MENESES, Elienai et al. Análise bioética do diagnóstico de morte encefálica e da doação de órgãos em hospital público de referência do Distrito Federal. **Revista Bioética**, v. 18, n. 2, p. 397-412, 2010.

DWYER, R.; MOTHERWAY, C.; PHELAN, D. **Diagnosis of Brain Death in adults; guidelines**. Intensive Care of Ireland, 2020

GREER, David M. **Determination of brain death**. New England Journal of Medicine, v. 385, n. 27, p. 2554-2561, 2021.

WESTPHAL, Glauco Adrieno; VEIGA, Viviane Cordeiro; FRANKE, Cristiano Augusto. **Determinação da morte encefálica no Brasil**. Revista Brasileira de terapia intensiva, v. 31, p. 403-409, 2019.

SPEARS, William; MIAN, Asim; GREER, David. **Brain death: a clinical overview**. Journal of Intensive Care, v. 10, n. 1, p. 1-16, 2022.

capítulo 52

# A Morte e o Morrer: Diferentes Visões Filosóficas e Artísticas do Mesmo Processo

Gabriel Lessa de Souza Maia
Daniel Paranhos Garcia Silva

O homem vai morrer, mas alguns filósofos acreditam que o homem tem que morrer. Nesse sentido, Arthur Schopenhauer, pai do pessimismo alemão, põe em dúvida os valores que dão credibilidade à vida e às vaidades quotidianas: "Por que há de orgulhar-se o homem? Sua concepção é uma culpa, o nascimento, um castigo; a vida, uma labuta; a morte, uma necessidade" (SCHOPENHAUER, 2012).

A necessidade da morte serve, em teoria, para colocar a humanidade sob os calçados da mais absoluta humildade. Não obstante, sendo a vida um pêndulo que oscila entre "o tédio e o sofrimento", como conclui Schopenhauer, é de se esperar que a cessação da vida, com o suicídio (a única questão séria da filosofia, à luz de Albert Camus, O mito de Sisifo) seja uma resposta a esse oscilar (CAMUS, 2018)

Perguntado se seria o suicídio uma solução, o surrealista Antonin Artraud (ARTRAUD, 2019) afirma que "o suicídio ainda é uma hipótese" porque o artista deseja "ter direito de duvidar do suicídio assim como de todo o restante da realidade".

A lúgubre visão de mundo de Schopenhauer poderia nos levar a imaginar uma doutrina de defesa do suicídio – na proporção que a vida se reduz à dor e ao sofrimento – ou ao niilismo da negação da vontade e do ascetismo no *O mundo como vontade e representação* (SCHOPENHAUER, 2005).

No suicídio, não se nega a vida como parece, mas apenas os obstáculos que se apresentam à sua fruição: é, no final das contas, uma forma cega e apaixonada de afirmação da vida, de fraqueza, de debilidade das forças do intelecto que poderiam enfrentar e conduzir o aspecto trágico da vida a uma solução em seu próprio seio (SALVIANO, 2007).

A essência do homem consiste, segundo Schopenhauer, nesse eterno movimento: do desejo à satisfação e da satisfação ao novo desejo. Um desejo obstado leva ao sofrimento; a permanência duradoura em um estado de satisfação leva ao tédio: Schopenhauer brinca com os meios e fins da vida humana em seu *Parerga e paralipomena*:

> "Parecemos carneiros a brincar sobre a relva, enquanto o açougueiro já está a escolher um ou outro com os olhos, pois em nossos bons tempos não sabemos que infelicidade justamente o destino nos prepara – doença, perseguição, empobrecimento, mutilação, cegueira, loucura, morte etc."
> 
> **(SCHOPENHAUER, 2012, p.217)**

Para Emil Cioran, classificado como uma "hiena pessimista" por suas características inatas: um animal noturno, niilista, de insônia irremediável, sarcástico, enfurnado em seus aposentos (sua "toca"), portador de uma gargalhada melancólica e delirante, tudo isso ao som do etéreo Bach, de quem é devoto (PIVA, 2002). O autor de "Nos cumes do desespero", é mais direto ao responder o "Ser ou não ser" Hamletiano (SHAKESPEARE, 2020): "Por que não me suicido? Porque tanto a morte como a vida me enauseiam. Eu deveria ser atirado a um caldeirão em chamas" (CIORAN, 2012).

Cioran teve muito a aprender com Schopenhauer e especialmente com Nietzsche, que em "O Nascimento da Tragédia", seu primeiro livro, relata o famoso Mito de Sileno: diz a estória que ao ser capturado pelo rei Midas e indagado sobre qual o bem mais *desejável* ao homem, diz o sábio companheiro de Dionísio (o Deus que deu ao homem o vinho):

> "Estirpe miserável e efêmera, filhos do acaso e do tormento! Por que me obrigas a dizer-te o que seria para ti mais salutar não ouvir? O melhor de tudo é para ti inteiramente inatingível: não ter nascido, não ser, nada ser. Depois disso, porém, o melhor para ti é logo morrer."
> 
> **(NIETZSCHE, 2020, p.36)**

Enfim, a existência é na verdade uma condenação ao infortúnio, um convite ao suicídio, e nada mais acertado que a constante remissão de Schopenhauer ao poeta Calderón. Em A vida é um sonho, diz o poeta espanhol: *Pues el delito mayor Del hombre, es haber nacido* (SALVIANO, 2005). É impossível não lembrar-se do lamento de Shakespeare em seu *King Lear*: "Nascidos, choramos por nos vermos neste imenso palco de tolos." (SHAKESPEARE, 2020). Esse mesmo "palco" também é citado por Voltaire, que classifica a vida como "um grande teatro, onde a mesma peça é encenada sob diferentes nomes" (MATTOS, 2009).

Como, então, diante da desoladora profecia de Sileno, poderíamos escapar da negação niilista da vontade? A solução proposta por Nietzsche perpassa pelo trágico, com o consolo metafísico das artes. O coro é o "auto-espelhamento do próprio homem dionisíaco" (NIETZSCHE, 2020).

A aceitação amorosa (Amor fati) do sofrimento e da violência inerente à vida e seu permanente retorno (o eterno retorno), o desprezo de qualquer escapatória em direção a um Além-mundo: eis o segredo da vivência nobre descrita por Nietzsche, que se apresenta agora em sua formulação mais clara: *Noth ist nöthig!* (A aflição é necessária) (MEDEIROS, 2018). O indivíduo capaz desta atitude afirmadora é o representante de uma nova raça de homens: o super-homem (Übermensch), que há muito suplantou o pessimismo Schopenhaueriano (NIETZSCHE, 2020).

A tonificação do espírito que supera a morte e perpassa pelo übermensch deve levar em consideração o categórico aforismo de Voltaire: *Nous laisserons ce monde-ci aussi sot et aussi méchant que nous l'avons trouvé en y arrivant* [partiremos deste mundo tão tolos e maus quanto o encontramos na nossa chegada] (VOLTAIRE, 1760).

Na Genealogia da Moral (NIETZSCHE, 2017), fica claro que não há civilização sem repressão dos instintos, sem a presença inevitável da crueldade e da violência. Não obstante, a maldade e a crueldade fazem parte do que nos torna humanos. O emblemático aforismo de Nietzsche sobre a crueldade humana é um alento à verdade indissolúvel que tanto buscamos escamotear:

> "Ver-sofrer faz bem, fazer-sofrer mais bem ainda – eis uma frase dura, mas um velho e sólido axioma, humano, demasiado humano, que talvez até os símios subscrevessem: conta-se que na invenção de crueldades bizarras eles já anunciam e como que "preludiam" o homem."
>
> **(NIETZSCHE, 2017, p.51)**

O poeta ultra romântico alemão, Heinrich Heine, em excerto citado no Mal-estar na civilização de Freud (FREUD, 2011), exprime com genialidade a crueldade mencionada por Nietzsche, mas com a sutileza de adequar-se às "necessidades" requeridas pelo requinte de uma sociedade adoecida:

"Tenho a mais pacífica disposição. Meus desejos são: uma modesta cabana com teto de palha, mas uma boa cama, boa comida, o leite e a manteiga bem frescos, flores diante da janela, em frente à porta algumas belas árvores; e, se o bom Deus quiser me tornar inteiramente feliz, me concederá a alegria de ver seis ou sete de meus inimigos serem enforcados nessas árvores. De coração tocado eu lhes perdoarei, em sua morte, todo o mal que em vida me fizeram — pois devemos perdoar os nossos inimigos, mas não antes de terem sido executados."

**(FREUD, 2011, p.75)**

Por isso as estrofes de Fernando Pessoa nos são tão significativas, questionando até que ponto colocar as máscaras sociais e manter a vida social será tolerável:

"A vida é um hospital
Onde quase tudo falta
Por isso ninguém se cura
E morrer é querer ter alta."

**(PESSOA, 2017)**

## REFERÊNCIAS BIBLIOGRÁFICAS

ARTAUD, Antonin. Escritos de Antonin Artaud. L&PM Editores, 2020.

CAMUS, Albert. O mito de Sísifo. 25º Edição. Editora Record, 2018.

CIORAN, Emil. Nos cumes do desespero. 1º ed. Editora Hedra, 2012.

Correspondência: ano 1760, Garnier, Obras Completas de Voltaire, tomo 40 (p. 332).

FREUD, Sigmund. O mal-estar na civilização. 1º ed. Editora Penguin-Companhia, 2011.

MATTOS, Franklin. A querela do teatro no século XVIII: Voltaire, Diderot, Rousseau. O que nos faz pensar, v. 18, n. 25, p. 7-22, 2009.

NIETZSCHE, Friedrich. A Gaia ciência. 1º ed. Editora Martin Claret, p.36. 2020.

NIETZSCHE, Friedrich. Genealogia da moral. 1º ed. Editora Lafonte, p.51. 2017.

NIETZSCHE, Friedrich. O nascimento da tragédia.1º ed. Editora Companhia de Bolso, 2020.

OLIVEIRA, Tiago Medeiros de. Nietzsche: Um riso filosófico para além do bem e do mal 126 p. Dissertação, Mestrado em Filosofia, Universidade Federal da Paraíba, 2018.

PESSOA, Fernando. Poesias. Organização de Sueli Barros Cassal. L&M POCKET. v.2. 2017.)

PIVA, Paulo Jonas. Odium fati: Emil Cioran, a hiena pessimista. Cadernos Nietzsche, n. 13, p. 67-88, 2002.

SALVIANO, Jarlee Oliveira Silva. Desconfortável consolo: a ética niilista de Arthur Schopenhauer. Cadernos de Ética e Filosofia Política, v. 1, n. 06, p. 83-110, 2005.

SALVIANO, Jarlee Oliveira Silva. Labirintos do Nada: a crítica de Nietzsche ao niilismo de Schopenhauer. 2007. Tese de Doutorado. Universidade de São Paulo.

SCHOPENHAUER, Arthur. O Mundo Como Vontade e Representação. 1º ed. São Paulo: Editora UNESP, 2005.

SCHOPENHAUER, Arthur. Pagerma e Paralipomena. 1º Ed. Editora Hedra, p.217. 2012.

SHAKESPEARE, William. Hamlet. 1º ed. Editora Lafonte, 2022.

SHAKESPEARE, William. Rei lear. 1º ed. Editora Penguin-Companhia, 2020.

capítulo 53

# O Médico Diante da Dor e da Morte

BEATRIZ PEREIRA BRAGA
ARLYSON DIOGO SOUTO BEZERRA
GABRIEL LESSA DE SOUZA MAIA
IZENI TEIXEIRA PIMENTEL

*"O objetivo de toda vida é a morte"*
**(Sigmund Freud)**

## INTRODUÇÃO

A Medicina é uma área que desde sua origem lida com uma dualidade fatal: vida e morte. Nesse sentido, o cotidiano do médico é permeado por situações nas quais a vida humana está em risco, tendo ele – dentro das possibilidades atuais – papel fundamental na resolução desses problemas. Dessa forma, esse profissional deve ser dotado de competências, habilidades e atitudes que proporcionem um exercício profissional adequado e ético aos seus pacientes. Paralelo a isso, a escolha por seguir as ciências médicas possui motivações concretas e outras inconscientes que levam o indivíduo a seguir essa profissão. Sobre esses fatores, muitos atribuem uma vocação aos que seguem a Medicina, pois, como supracitado, lidam com as outras pessoas em seus estágios mais vulneráveis, convivendo com a dor e a morte em seu ofício. Sendo assim, dentro da formação acadêmica existem componentes curriculares que tratam a respeito desses temas e a prática médica junto com a percepção individual moldam como o médico lidará com os ônus e bônus de seu trabalho.

## DESENVOLVIMENTO

A formação médica é complexa e extensa, sendo o bacharelado com maior carga horária do país. Desse modo, o contato com a dor e a morte começa logo nos primeiros dias de aula na matéria de Anatomia com o estudo de cadáveres. Pois, o anatômico é um ambiente que exige e existe respeito e gratidão ao cadáver desconhecido que fornece em seu corpo a base para o conhecimento clínico e posterior exercício da profissão. Afinal, a dissecação humana e manipulação de peças anatômicas coloca literalmente nas mãos do futuro médico a finitude da vida e a responsabilidade de se formar médico.

Por esse olhar, durante a graduação há um momento extremamente importante na construção do da *psique* do médico que é a primeira perda de um paciente. Este é um momento doloroso para a família do finado e aos profissionais que acompanharam o caso. Dessa forma, a percepção individual implica de modo direto na somatização do sofrimento. Seguindo essa linha de raciocínio, existem diversos seguimentos de pesquisa em empatia médica e relação médico-paciente que abordam as experiências ao longo do curso de medicina e suas implicações no perfil profissional.

Nesse sentido, há na literatura evidenciado uma erosão dos níveis de empatia dos estudantes próximo à metade do curso, pois é neste momento que a prática médica começa a ser desabrochada e com isso as quebras de expectativas. Além disso, é o começo do contato com as relações psicossomáticas de transferência e contratransferência inerentes à profissão. Logo, o acadêmico toma consciência de si e do outro nestes estágios e em disciplinas específicas sobre isso (HOJAT *et al*, 2009).

Exemplificando, a Psicologia Médica faz parte do componente curricular – muitas vezes junto com Semiologia – que tem como objetivo preparar o médico psicologicamente para lidar melhor com o paciente, como aborda Schneider (1974). Assim, existe um arcabouço teórico e prático referente às relações e contextos que envolvem o paciente e o médico. Outrossim, a Tanatologia faz parte da propedêutica dentro da deontologia médica que estuda de forma interdisciplinar a morte e seus impactos.

Logo, o futuro médico dentro da sua formação inicial e vivência adquire autonomia junto com suas inclinações pessoais para escolher por uma especialidade médica. Por conseguinte, essa escolha tem muitas variáveis tais quais: grau de contato com o paciente, limiar de sofrimento, remuneração, área de atuação entre outros. Isto posto, o médico pode seguir por um caminho que não o proporcione com frequência lidar com a morte e por outro isso faz parte do cotidiano.

## CONCLUSÃO

Torna-se evidente, portanto, que o médico diante da dor e da morte é uma questão complexa e impactada por fatores ora concretos ora subjetivos. Assim, as diversas correntes filosóficas que estudam o tema possuem vários pontos de análise, sendo a inclinação pessoal do médico decisiva na escolha da forma com a qual ele visa a vida. À luz disso, a médica brasileira Geriatra e Gerontóloga Ana Claudia Quintana Arantes é escritora de diversos livros que abordam o sofrimento, adoecimento e morte que podem ser usados para auxiliar no manejo desses temas delicados e interligados ao papel de médico. Por fim, conforme Montaigne:

A morte faz parte da nossa condição de humanos. Nós somos uma mescla de vida e morte e ambas confundem-se em nós. Aprender a viver é aprender a morrer. Quando assumimos nossa condição mortal tendemos a estimar mais a vida que temos. A morte nos faz desejar viver mais e melhor (MONTAIGNE, 2017).

## REFERÊNCIAS BIBLIOGRÁFICAS

ARANTES, A. C. **A morte é um dia que vale a pena viver**. Leya, 2018.

GERMER, G. M. Apresentação à tradução de "O objetivo de toda a vida é a morte"-Schopenhauer e o instinto de morte de Freud, de Marcel Zentner. Voluntas: Revista Internacional de Filosofia, Santa Maria, v. 9, n. 2, p. 151-157, 2018.

HOJAT, M. *et al*. O diabo está no terceiro ano: um estudo longitudinal da erosão da empatia na faculdade de medicina. Medicina acadêmica, v. 84, n. 9, pág. 1182-1191, 2009.

MONTAIGNE, M. D. Ensaios: **Que filosofar é aprender a morrer e outros ensaios**. L&PM Pocket, 2017.

SCHNEIDER, P. B. Psicología aplicada a la práctica médica: manual para la comprensión y conducción psicológica del enfermo. In: Psicología aplicada a la práctica médica: Manual para la comprensión y conducción psicológica del enfermo. 1974. p. 270-270.

capítulo 54

# Comunicação de Más Notícias

AMANDA MARIA DE GÓES TENÓRIO
ANA CLARA ACIOLI SALGUEIRO
VICTOR FELIPE RODRIGUES REGO
YURI MATTHAUS DE SOUZA TAVARES

Má notícia pode ser compreendida como aquela que altera drástica e negativamente a perspectiva do paciente em relação ao seu futuro (Vandekief, 2001; Muller, 2002; Lima, 2003). Sob essa ótica, conceder más notícias ao paciente inclui desde um diagnóstico de uma doença terminal, até doenças que interfiram em sua qualidade de vida. Mesmo diante dos avanços tecnológicos, a comunicação interpessoal permanece sendo a principal e indispensável ferramenta utilizada pelo médico e paciente para troca de informações a respeito do quadro clínico deste ou de terceiros. Para isso, com o intuito de criar um ambiente confortável para possíveis comunicação de más notícias, é de suma importância e, na verdade, de caráter indispensável, que haja, na fala do profissional médico, elementos como compreensão, empatia, alteridade e que ele siga os princípios bioéticos da autonomia do paciente, beneficência, não-maleficência e justiça. No entanto, apesar da comunicação parecer ser um objetivo simples de se alcançar, historicamente as equipes de saúde – em toda sua diversidade multidisciplinar – não conseguem seguir protocolos pré-definidos de comunicação de diagnósticos não favoráveis sob o efúgio da superlotação de hospitais, pouco efetivo de profissionais e falta de estrutura, o que gera forte impacto psicológico, pois, ao receber uma má notícia de forma objetiva e sem orientações, dificilmente esquecerá o local, modo pelo qual lhe foi transmitida a notícia e quando (Almanza-Muños e Holland, 1999). Dessa forma, alguns estudos mostram que a maneira como a informação é passada, muitas vezes, é mais lembrada pelo paciente do que a notícia em si, visto que, quem recebe uma má notícia dificilmente esquece onde, como e quando ela foi comunicada.

Para o profissional médico, um dos fatores que podem contribuir para a dificuldade em se conseguir uma boa comunicação das más notícias são os próprios medos dos médicos (Fallowfield, 1993; Espinosa et.al, 1996; Ptacek e Eberhardt, 1996; Muller, 2002)", a exemplo de se sentir culpado devido a uma possível falha terapêutica, sentimento de impotência diante de um quadro clínico crítico, medo de causar sofrimento desnecessário ao paciente, uma vez que a formação acadêmica de excelência visa o melhor preparo técnico dos médicos e das equipes de saúde visando a manutenção da vida e, quando esse objetivo não é alcançado, recai sobre ele o sentimento de insucesso de suas responsabilidades e questionamentos sobre seu domínio sobre o que lhe foi ensinado durante anos de estudo.

> As escolas médicas tradicionalmente direcionam o ensino para uma visão biocêntrica/tecnocêntrica, formando especialistas em doenças, sem capacitar os profissionais para cuidar de pessoas doentes. Atualmente, os novos currículos mostram uma preocupação mais antropocêntrica, a fim de formar profissionais que contribuam para o bem-estar físico, psíquico e social dos pacientes.
>
> **(MARTA; MARTA; FILHO; JOB, 2009)**

No que se refere à presença do profissional da psicologia dentro do ambiente hospitalar, percebe-se que há uma dificuldade de comunicação entre esta área e os demais profissionais, acarretando um entrave que prejudica exclusivamente o paciente, uma vez que o apoio psicológico é peça importante no processo de saúde/doença. De fato, é preciso construir um novo ideário de espaço interdisciplinar no ambiente hospitalar norteada por princípios humanitários e éticos que levem em consideração a necessidade de relações de colaboração entre profissionais de saúde, familiares e o paciente. Nesse interim, o avanço da medicina moderna, especialmente a medicina hospitalar, foca na tríade atendimento-diagnóstico-tratamento, principalmente de casos agudos e de emergências, colocando em segundo plano o sofrimento psíquico envolvido por uma comunicação de más notícias feita sem seguir protocolos e sem uma equipe multidisciplinar preparada tecnicamente para tal momento, não abrindo espaço para a ruptura psicológica do ser anterior e posterior à doença, muito menos levando em consideração os danos psicológicos adquiridos no processo de adoecimento.

A comunicação de más notícias, ao contrário do que muitos pensam, não se concentra apenas no momento – muitas vezes rápido e ineficiente – de transmitir ao paciente o seu quadro clínico, pois envolve uma drástica mudança de perspectiva de futuro, além de desconforto e incertezas, intensificados pela falta de apoio da equipe multidisciplinar com o paciente. Para evitar tal situação, é preciso compreender que há uma dimensão verbal e não verbal. A primeira consiste em todas as palavras ditas durante o diálogo, já a segunda, consiste em todas as expressões faciais, gestos, entonação de cada palavra dita, postura do médico responsável e sua distância mantida com o ouvinte. O uso dessas duas dimensões de comunicação é essencial para a passagem da mensagem de forma correta e humanizada, sendo flexíveis para cada tipo de situação, variando-se a maneira de como dar aquela notícia. Além de que, para a interação ser positiva, a mensagem necessita ser fundamentada de três maneiras. Primeiramente, a nitidez do que é dito, ou seja, a adequação da linguagem – com adequação de uso de termos e palavras compatíveis com a realidade e contexto social do indivíduo e sua família. Logo após, ao tratar de especificidade, é preciso que a comunicação se apresente com detalhes suficientes para a compreensão da mensagem. Por fim, deve evitar o caráter punitivo, evitando repreensões demasiadas, censuras e sarcasmos. Já a dimensão não verbal, por sua vez, é indispensável que o profissional esteja atento ao ambiente em que se encontra, à postura, às expressões faciais e à linguagem corporal.

Nesse sentido, é consenso entre diversos autores que é de suma importância avaliar individualmente se o paciente está apto – no âmbito emocional e físico – a ouvir a notícia de um diagnóstico não favorável ou óbito, mensurar o quanto o indivíduo deseja saber a notícia e, assim, escalonar cronologicamente pequenas informações, sempre respeitando e acompanhando o ritmo do paciente. Com isso, preconiza-se que, para abordagem de uma má notícia, é preciso seguir mecanismos que padronizam uma comunicação eficiente, com alteridade e respeito à autonomia do paciente.

- **Set up:** Nessa etapa, é necessário que o médico escolha um local mais silencioso e que disponibilize uma certa privacidade, além de ajustar um tempo protegido de interrupções e envolver as pessoas importantes para o paciente, de acordo com o seu consentimento. Junto disso, procurar se conectar com o paciente, através de contato visual e toque, ajuda o paciente a se sentir mais acolhido. Esse é o momento de reunir as informações médicas necessárias, revendo o prontuário, exames de imagem e resultados de testes, para assim se esclarecer as alternativas de tratamento e possíveis planos de cuidados.

- **Perception:** Deve-se avaliar a percepção do paciente sobre o que ele sabe até agora de sua condição e quais são as suas expectativas, através de perguntas abertas. Além de ouvir sempre antes de falar, respeitando as pausas e os silêncios.

- **Invitation:** Deve-se avaliar o quanto o paciente quer ou não saber sobre sua doença e sobre o resultado de seus exames, se ele quer saber todos os detalhes.

- **Knowledge:** Deve-se compartilhar a informação com linguagem simples e direta, evitando termos técnicos e passando as informações aos poucos para verificar se o paciente realmente está entendendo o que está sendo dito. Após o fornecimento das informações, deve-se fazer uma pausa e permitir que o paciente tenha o seu tempo para processar o que foi dito.
- **Emotions:** Deve-se lidar com as emoções conforme elas surgem, escutando-as e demonstrando compaixão e apoio.
- **Strategy and Summary:** Deve-se apresentar as opções de tratamento ou dos cuidados paliativos, compartilhar as responsabilidades das tomadas de decisões e certificar-se de uma próxima consulta ou de um novo exame por exemplo.

Portanto, a comunicação entre paciente, família e profissional de saúde é, sem dúvidas, um tema de caráter relevante na área da saúde, uma vez que, ao investir na formação acadêmica preconizada em princípios bioéticos e em valores como alteridade, haverá benefícios para o paciente, pois ele irá aderir ao tratamento proposto pela equipe multidisciplinar e, consequentemente, melhorar sua qualidade de vida. De fato, ao adotar uma comunicação adequada, adaptada ao nível social do paciente e sua família, identifica as reais necessidades do indivíduo com o intuito que, juntos, cheguem ao consenso de, respeitando a autonomia do paciente, discutam formas de reduzir angústias e promover saúde.

## REFERÊNCIAS BIBLIOGRÁFICAS

Balint, M (1955). THE DOCTOR, HIS PATIENT, AND THE ILLNESS. *The Lancet*. https://doi.org/10.1016/S0140-6736 (55)91061-8    [ Links ]

Buckman R (1984). Breaking bad news: why is it still so difficult?. *British medical journal (Clinical research ed.)*, 288 (6430), 1597-1599. https://www.bmj.com/content/288/6430/1597    [ Links ]

Buckman, R (2001). Communication skills in palliative care: a practical guide. *Neurologic Clinics*, 19 (4), 989-1004. https://www.sciencedirect.com/science/article/abs/pii/S0733861 905700578?via%3Dihub    [ Links ]

Buckman, R. A (2005). Breaking bad news: The S-P-I-K-E-S strategy. In *Community Oncology* (Vol. 2, Issue 2, pp. 138-142). http://www.icmteaching.com/ethics/breaking%20bad%20news/spikes/files/spikes-copy.pdf    [ Links ]

Conselho Federal de Medicina. Código de ética médica: Resolução CFM nº 1.931/09 [Internet]. Brasília: CFM; 2010 [acesso 30 set 2016]. Disponível: http://bit.ly/2sBChex

PAES DA SILVA, Maria, Artigo de Revisão • Review Paper Comunicação de Más Notícias Communicating bad news, [s.l.: s.n., s.d.]. https://bvsms.saude.gov.br/bvs/artigos/mundo_saude/comunicacao_mas_noticias.pdf

AB, Victorino et al, Como comunicar más noticias: revisão bibliográfica, [s.l.: s.n.], 2007. https://crp03.org.br/wp-content/uploads/2021/12/Luto-Como-comunicar-mas-noticias-revista.pdf.pdf

Más notícias. Ufrgs.br. Disponível em: <https://www.ufrgs.br/bioetica/masnot.htm>. Acesso em: 10 jan. 2023

Conheça o Protocolo SPIKES e saiba como dar más notícias – Sanar Medicina. Sanar | Medicina. Disponível em: <https://www.sanarmed.com/como-dar-mas-noticias-conheca-o-protocolo-spikes>. Acesso em: 10 jan. 2023.

TORREÃO, Lara. Como dar notícias difíceis pelo protocolo Spikes. [s.l.: s.n., s.d.]. Disponível em: <https://www.cremeb.org.br/wp-content/uploads/2019/11/lsp_31824141b40ca4f492b20d4864a9c9df_171219-025932.pdf>.

capítulo 55

# O médico e suas Relações Sociais

José Ricardo Lima Santos

As relações sociais acerca da classe médica, se baseiam, fundamentalmente, em três principais pilares, sendo o primeiro pautado entre o profissional e seu respectivo ciclo social mais restrito, como família e amigos. O segundo, engloba a relação médico paciente e a última, mas não menos importante, a relação do médico com outros profissionais de saúde aos quais mantêm relações cotidianamente.

Em primeira instância, vemos a fulcral representação do profissional médico em seu ciclo social, tal ponto torna-se fundamental na qualidade de vida médica (ROCHA; RUIZ, 2020), afirmando através de estudo sistemático, com auxílio de um questionário voltado à qualidade de vida chamado WHOQOL, em que a qualidade de vida médica pode ser associada diretamente ao seu contexto de relações sociais afetivas. Ou seja, seu ciclo social mais restrito bem como sua composição familiar, tal estudo aponta que o rendimento profissional pode estar associado a esses indicativos de relações interpessoais. Logo, não há dúvidas do inefável poder das relações interpessoais do médico para o bom funcionamento, não só de sua vida profissional, mas em todos os outros âmbitos, tal raciocínio remete de forma inegável, por exemplo, a antigos, porém hodiernos pensamentos do clássico filósofo Aristóteles (2003) "a amizade, além de ser uma virtude, é expressamente necessária à vida". e também do Germânico Friedrich Hegel, em que seu pensamento versava sobre a relação direta da estrutura familiar para com a forma de agir ética do indivíduo.

Em segunda esfera, vemos a interação entre médico-paciente como outro grande pilar das relações sociais presentes na vida dos profissionais da medicina, conforme o pensamento. A relação médico-paciente é uma interação que envolve responsabilidade, confiança e comprometimento. Assim, caracteriza-se pelos comprometimentos e deveres dos dois personagens, o que envolve a sinceridade e a cumplicidade. Sem isso, não existe consulta, respeito, confiança ou prescrição. Segundo Suchman, a RMP (Relação Médico-Paciente) é construída através de caminhos psicossociais complexos de relação, regulados pelos dois indivíduos. Entre tantos aspectos que constroem a RMP, a empatia merece cargo chefe. A palavra empatia carrega em si um rastro de ambiguidade e dificuldades conceituais. Aplicada à área médica, este estudo adota a definição de Rogers, em que a empatia envolve um sentimento de sensibilização pelas mudanças sentidas e refletidas, momento a momento, pela outra pessoa (COSTA; AZEVEDO, 2010; HEGEL, 1974).

Os mesmos autores Costa e Azevedo (2010), afirmam que as escolas médicas têm a necessidade constante de treinar sistematicamente qualidades humanísticas em seus alunos. Em instituições de ensino que já optaram por reformas curriculares, muitas de caráter profundo e renovador, estas foram motivadas pela busca de formar médicos que, entre outras características, possuam um contato continuado com seus professores e seus pacientes, e sejam capazes de criar vínculos com os pacientes e de exercer uma medicina integral. Ou seja, é de conhecimento público o anseio das instituições públicas e privadas voltadas ao ensino médico para produzirem profissionais mais empáticos como um todo, o que pode ser considerado um excelente avanço na prática ampliada Brasileira.

O terceiro e último pilar, mas, diga-se de passagem, de forma alguma menos importante, é a relação entre o Médico e os demais profissionais de saúde, sejam eles outros médicos, enfermeiros, fisioterapeutas, terceirizados e afins. Tal relação é de suma importância e de notória abrangência, visto desde o código de ética médico, até artigos e parágrafos na Constituição federal.

O Código de Ética Médica (1990), Capítulo I – Princípios Fundamentais "XVII – As relações do médico com os demais profissionais devem basear-se no respeito mútuo, na liberdade e na independência de cada um, buscando sempre o interesse e o bem-estar do paciente".

Isso versa a respeito de que, se o ambiente de relações entre os profissionais se mostra positivo, tal semiótica reflete como uma percepção ao paciente, ou seja, fica evidente que uma boa relação em ambientes de saúde trazem pontos positivos não somente aos profissionais, mas, claro, também aos enfermos e pacientes. Em um estudo desenvolvido por (OLIVEIRA et al., 2010), foi visto que apesar de atritos e pífias discordâncias entre os profissionais do Hospital das Clínicas da Universidade Federal de Goiás, o diálogo e a comunicação se mostrou como fator preponderante para que houvesse a correta divisão de tarefas de acordo com a alçada do profissional. Em síntese, isso mostra que para que os pilares das relações pessoais dos médicos com outros profissionais possam surtir positivamente é necessário a empatia e esforço para que haja comunicação e diálogo.

Destarte, seja qual for o tipo de relação ao qual engloba o profissional de medicina, é notado que a manutenção salutar desta é de demasiada importância para que haja um comportamento ético, profissional e psicologicamente estável para o indivíduo, formulando assim não somente um profissional mecanizado, mas também um ser humano com qualidades humanizadas.

## REFERÊNCIAS BIBLIOGRÁFICAS

ARISTÓTELES, Ética à Nicômacos. Brasília: Editora UnB, Ética a Nicômaco. São Paulo, Martin Claret, 2003.

COSTA, Fabrício Donizete da; AZEVEDO, Renata Cruz Soares de. Empatia, relação médico-paciente e formação em medicina: um olhar qualitativo. **Revista Brasileira de Educação Médica**, v. 34, p. 261-269, 2010.

CONSELHO FEDERAL DE MEDICINA (CFM – Brasil). Código de Ética Médica; Resolução nº 1.246/88. Brasília: Tablóide, 1990.

HEGEL– Fenomenologia do Espírito – Prefácio, Introdução, Capítulos 1 e 2, São Paulo: Ed. Abril, Col. Os Pensadores, XXX, 1974.

OLIVEIRA, Ana Maria de et al. Relação entre enfermeiros e médicos em hospital escola: a perspectiva dos médicos. **Revista Brasileira de Saúde Materno Infantil** [online], 2010.

ROCHA, Juliana Cunha; RUIZ, Valdete Maria. Qualidade de vida de médicos: revisão sistemática da literatura brasileira physicians quality of life: systematic review of brazilian literature. **Temas em Saúde**, 2020.

capítulo 56

# Publicidade Médica, Redes Sociais e CODAME

AMANDA KAROLINE DA SILVA PEDROSA

Com o avanço tecnológico atual e a popularização das mídias sociais, é notório o aumento de indivíduos conectados diariamente. A explosão tecnológica tomou proporções tão grandes que, atualmente, é o principal meio de comunicação, publicidade e disseminação da informação utilizado. Não alheio ao uso dessas formas de comunicação, a medicina tem, cada vez mais, adentrado nesse mundo da tecnologia, o que é então chamado de "Publicidade Médica" (CREMEPE, 2018). De acordo com isso, o Conselho Federal de Medicina (CFM), em seu artigo 1º da Resolução nº 1.974/2011 traz o conceito de publicidade como "a comunicação ao público, por qualquer meio de divulgação, de atividade profissional de iniciativa, participação e/ou anuência do médico" (SCHMIDT et al, 2021).

No âmbito da medicina, a publicidade foi inicialmente abordada na 3ª Assembleia Geral da Associação Médica Mundial, em 1949, na Inglaterra. Desde então, os profissionais médicos devem atentar-se na forma como se deve utilizar essas mídias sociais, de modo a não infringir as normas éticas ditadas pelo Conselho de Medicina. Como forma de orientar esses profissionais para aprimoramento do exercício moral da medicina em benefício da sociedade, foi instituído pela Resolução CFM nº 1.931/2009 o Código de Ética Médica, o qual traz um capítulo específico destinado a Publicidade Médica (CREMEPE, 2018).

A partir daí, surge então o conceito de "saúde 2.0", caracterizado por uma interação ampla e virtual, com acesso a grande quantidade de assuntos sobre saúde, entre o médico e o paciente. Isso proporcionou uma mudança na relação médico-paciente, o que aumentou a necessidade de discutir a publicidade médica e o uso das mídias sociais. A prática inadequada desses meios vem elevando o número de processos médico-legais, o qual mostrou um aumento de 1.600% no período de 2000 a 2014, segundo dados do escritório de advocacia Assis Videira (SCHMIDT et al, 2021).

A Resolução CFM nº 1.974/2011 estabelece critérios e limites para a propaganda na medicina e traz importantes conceitos como sensacionalismo, autopromoção e, além disso, determina os direitos dos profissionais. Considera, ainda, que "a publicidade médica deve obedecer exclusivamente a princípios éticos de orientação educativa, não sendo comparável à publicidade de produtos e práticas meramente comerciais". De modo a fiscalizar e supervisionar toda forma de divulgação relacionada à medicina, o CFM determinou, por fim, que cada Conselho Regional de Medicina (CRM) constitua uma Comissão de Divulgação de Assuntos Médicos (CODAME) (SCHMIDT et al, 2021).

Uma outra resolução, que também faz o delineamento do que pode ou não ser feito dentro da publicidade médica, é a de nº 2.126/2015. Porém, essa tem um interesse a mais para os profissionais por tratar, especificamente sobre a ética médica nas redes sociais e na internet, abordando temas como o uso de imagens dos pacientes, anúncios a respeito de técnicas não validadas cientificamente e a interação dos profissionais em mídias (CREMEPE, 2019).

O objetivo dessas resoluções, nº 1.974/2011 e nº 2.126/2015, como já citado, é estabelecer parâmetros que colocam a prática profissional, no ambiente das mídias sociais, num terreno saudável, onde prevalece o respeito ao outro. Dessa forma, são evitados abusos, exposições desnecessárias, falsas promessas de resultados, quebra do sigilo no tratamento dos pacientes. Essa é a forma como o CFM continua a cumprir seu papel com base em direitos previstos na Constituição Federal de 1988, oferecendo parâmetros seguros para uma postura ética e legal do profissional médico nas suas relações com pacientes e sociedade (CREMEPE, 2019).

No Manual da Publicidade na Medicina, criado pelo CFM em conjunto com o CODAME, é debatido pontos para cada meio de comunicação, contendo comportamentos, critérios e medidas para uso, sendo eles:

- Sites e blogs: devem conter informações sobre o profissional e conferir um ambiente onde o profissional debate sobre um assunto de sua autoridade, porém, sem prestar consultas ou qualquer tipo de prescrição medicamentosa;
- Redes sociais: uma das principais formas de comunicação, onde há uma maior flexibilidade, podendo conter posts sobre tratamentos, informações do profissional (endereço e telefone), sendo um canal mais interativo com os pacientes. Entretanto, deve-se atentar para que o conteúdo não se torne sensacionalista de modo a promover cura ou tratamentos milagrosos;
- Especialidades e títulos: em anúncios, de modo geral, é permitido apenas duas especialidades e os títulos acadêmicos devem possuir registro no CRM. É proibido a divulgação de qualificações que não estejam registradas nos órgãos competentes;

- Prêmios: apenas os concedidos por instituições ou órgãos públicos de pesquisa;
- Anúncios: é proibido, pelo CFM, a participação do profissional em qualquer produto desta natureza;
- Entrevista: são permitidas quando o objetivo for divulgação de conhecimento científico e esclarecimento da sociedade acerca de determinado assunto;
- Preço: nunca devem ser divulgados;
- Equipamentos: os equipamentos do próprio consultório podem ser divulgados, porém, sem a promessa de resultados;
- Fotos de pacientes: são permitidas apenas em eventos científicos, sendo assim, é proibida a divulgação de fotos nas redes sociais, de modo geral.

O que observamos é que a promoção da saúde, dada por esses meios de comunicação, possuem uma relevância cada vez maior e, até mesmo, um papel fundamental para informar a sociedade acerca de questões da saúde, sendo considerada uma ferramenta de auxílio para tomada de decisões da sociedade. Sabendo disso e da grande visibilidade que é dada à essas mídias sociais, o médico não deve buscar agradar o público. De modo algum, essas restrições devem inibir o profissional médico de fazer publicidade acerca dos seus serviços, porém, o mesmo deve ser feito dentro dos padrões éticos (CODAME, 2006).

Para o antigo presidente do CFM, Edson de Oliveira Andrade, dentro da publicidade valem os seguintes princípios: primeiramente, quebrar a visão de que medicina é um comércio, afinal o serviço prestado envolve a saúde do ser humano, logo, não deve visar a obtenção de lucros; toda ação médica deve ter como objetivo principal, o benefício do paciente; e por fim, essa publicidade não pode interferir na autonomia do paciente. Sendo assim, o médico deve sempre trabalhar com descrição, verdade e privacidade, no âmbito das redes sociais (CODAME, 2006).

Para evitar problemas relacionados a publicidade médica e redes sociais, o médico deve estar bem preparado cientificamente, com a maior gama possível de conhecimento e informação a respeito do tema abordado, prezar por uma relação transparente e verdadeira com os pacientes e com suas publicações em redes sociais, bem como entrevistas para imprensa. E, acima de tudo, o médico deve mostrar-se comprometido com os postulados do Código de Ética Médica, atentando-se aos princípios bioéticos (CODAME, 2006).

## REFERÊNCIAS BIBLIOGRÁFICAS

Conselho Federal de Medicina. **Manual de Publicidade Médica Resolução CFM nº 1974/11**. Conselho Federal de Medicina; Comissão Nacional de Divulgação de Assuntos Médicos. – Brasília, 2011.

CODAME. Ética em publicidade médica. Manual de Publicidade Médica do CODAME, 2ª ed. São Paulo: Conselho Regional de Medicina do Estado de São Paulo, 2006. 146 p (Série Cadernos CREMESP).

FILHO, Joaquim Pessoa Guerra. **A Publicidade Médica nas Mídias Sociais. Entre o Permitido e o Proibido.** CREMEPE, 2018. Acesso em: 5 jan 2023. Disponível em: https://www.cremepe.org.br/2018/01/16/a-publicidade-medica-nas-midias-sociais-entre-o-permitido-e-o-proibido/.

OLIVEIRA, Nemésio Tomasella de. Ética Médica na Publicidade e nas Redes Sociais. Assessoria de Comunicação do CFM. CREMEPE, 2019. Acesso em: 5 jan 2023. Disponível em: https://www.cremepe.org.br/2019/10/30/etica-medica-na-publicidade-e-nas-redes-sociais/.

SCHMIDT, Ana Carolina Fernandes Dall'Stella de Abreu et al. Publicidade Médica em Tempos de Medicina em Rede. **Revista Bioética**, 2021. Acesso em: 6 jan 2023. Disponível em: https://doi.org/10.1590/1983-80422021291452.

capítulo 57

# Uso da Inteligência Artificial em Medicina

Bruno Barreto Souza

## INTRODUÇÃO

Quando você pergunta aos médicos quais são os principais fatores para o sucesso do cuidado ao paciente, duas palavras vêm à mente: conhecimento e experiência. Quanto mais você conhece e trata pacientes, melhor assistência ao paciente você pode oferecer. Normalmente, isso acontece com o tempo, ou seja, os médicos adquirem conhecimento e experiência ao longo de sua carreira, cuidando de pacientes e aumentando seus conhecimentos em seus interesses através da educação continuada. Esse conceito de experiência e conhecimento é central para entender a inteligência artificial e suas aplicações na medicina (Yoav Mintz e Ronit Brodie, 2019).

A tecnologia e a medicina seguem um caminho paralelo nas últimas décadas. Os avanços tecnológicos estão modificando o conceito de saúde e as necessidades de saúde estão influenciando o desenvolvimento da tecnologia A inteligência artificial (IA) é composta por uma série de algoritmos suficientemente lógicos a partir dos quais as máquinas são capazes de tomar decisões para casos específicos das regras gerais. Esta tecnologia tem aplicações no diagnóstico e acompanhamento de pacientes com avaliação prognóstica individualizada dos mesmos (J.F. Ávila-Tomás et al, 2020).

Atualmente, o uso de aparelhos tem sido introduzido na prática médica, obtendo informações contínuas sobre glicemia, ECG e movimento, por exemplo, que podem gerar ações automatizadas, como injetar insulina, dar uma descarga elétrica de um desfibrilador subcutâneo ou variar a dose de um medicamento em pacientes com doença de Parkinson. Informações desses gadjets são capturadas pelo celular do paciente e podem ser transmitidas ao seu médico (L. C. Lobo, 2017).

Segundo Lobo, sistemas de suporte à decisão clínica podem ajudar o profissional no processo de tomada de decisão. Esses sistemas podem sugerir hipóteses, com suas probabilidades de ocorrência, mas não explicam o porquê dessas hipóteses. Informam o know-what, mas não o know-why. Por outro lado, o sistema de tomada de decisão, dependendo da capacidade de perceber o que ocorre com o paciente, pode levar a erros na conduta proposta.

O processamento de um grande volume de informações em saúde permitirá melhorar a compreensão da gênese, diagnóstico e tratamento de problemas de saúde não só do indivíduo, como da população. Permitirá, em consequência, propor novas ações voltadas à promoção, prevenção e recuperação da saúde, o que incluiria a necessidade de eventual reestruturação dos sistemas voltados a desenvolver essas ações. Mas se o computador fornece o know-what, caberá ao médico discutir o problema de saúde e suas possíveis soluções com o paciente, indicando o know-why do seu caso. Isto requer uma contínua preocupação com a qualidade da formação médica e o entendimento de que o médico talvez seja o mais importante agente terapêutico, pela orientação que dá a seu paciente e, consequentemente, pelo alívio de suas tensões e necessidades (L. C. Lobo, 2017).

## O USO DA INTELIGÊNCIA ARTIFICIAL NA MEDICINA CONTEMPORÂNEA

Existem projetos na atualidade dedicados a explorar as aplicações da IA em todas as facetas sanitárias: assistencial (prevenção de doenças, diagnóstico, tratamento e acompanhamento de pacientes), docente ou formação continuada, investigadora e gestora. Existem algoritmos informáticos que são capazes de contribuir para a prevenção do cancro do colo do útero com alta precisão, através de aplicação de software de machine learning na identificação do vírus do papiloma humano ou de células com transformações oncogênicas. Outros inúmeros estudos estão sendo realizados para oferecer um diagnóstico precoce através do uso deste tipo de algoritmos no câncer de útero, cabeça e cuello, próstata ou piel, já através do aplicativo deste tipo de software para identificação de proteínas, a técnicas de imagem ou a imagens fotográficas identificando padrões de repetição (J.F. Ávila-Tomás et al, 2020).

Existem muitos programas informáticos de apoio e ajuda no diagnóstico que você fez, melhorando seu aprendizado através de seu uso repetido e contínuo. Atualmente existem diferentes tipos de software que podem ser aplicados a diferentes grupos de doenças como MYCIN/MYCIN II para doenças infecciosas, CASNET para oftalmologia, PIP para doenças renais ou Al/RHEUM para doenças reumatológicas. A empresa FDNA através de seu software de reconhecimento facial Face 2 Gene® é capaz de apoiar ou sospechar o diagnóstico de mais de 8.000 doenças raras (Dudding-Byth T et al, 2017).

Em seu trabalho, Mukherjee relata a experiência de Sebastian Thrun, da Universidade de Stanford, que armazena, numa rede neural de computação, 130 mil imagens de lesões da pele classificadas por dermatologistas. O sistema usa algoritmos que reconhecem imagens e suas características (pattern recognition). Em junho de 2015, Thrun e equipe começaram a validar o sistema usando um conjunto de 14 mil imagens que haviam sido diagnosticadas por dermatologistas, solicitando que o sistema reconhecesse três tipos de lesão: benignas, malignas e crescimentos não cancerosos. O sistema acertou 72% das vezes, comparado com um acerto de 66% obtido por dermatologistas qualificados. A experiência de Thrun foi ampliada para incluir 25 dermatologistas e uma amostra de 2 mil casos biopsiados. A máquina continuou sendo mais acurada. (L. C. Lobo, 2017).

Segundo Carlos Lobo, o sistema de computação Deep Mind, recentemente adquirido pela Google, processa atualmente 1,6 milhão de prontuários de pacientes atendidos nos hospitais do Serviço Nacional de Saúde da Inglaterra (NHS), buscando desenvolver uma nova geração de sistemas de apoio à decisão clínica, analisando dados desses pacientes e gerando alertas sobre a sua evolução, evitando medicações contra indicadas ou conflitantes e informando tempestivamente os profissionais de saúde sobre seus pacientes. Além do Google, Lobo cita a outra empresa, a IBM, que também investiu na IA através da criação de um supercomputador – o Watson – com capacidade de armazenar dados médicos num volume extraordinário. O Watson assimilou dezenas de livros-textos em medicina, toda a informação do PubMed e Medline, e milhares de prontuários de pacientes do Sloan Kettering Memorial Cancer Hospital. Segundo a revista Forbes, o Watson analisou 25 mil casos clínicos com a assistência de 14.770 médicos para buscar melhorar sua acurácia diagnóstica e está ficando mais inteligente a cada ano. Sua rede de oncologia é hoje consultada por especialistas de um grande número de hospitais.

## CONCLUSÃO

Segundo William Osler, aquele que estuda medicina sem livros está navegando em um mar desconhecido, mas aquele que estuda sem pacientes sequer está chegando ao mar. Trazendo essa máxima de Osler para debate do uso da inteligência artificial em medicina, podemos concluir que apesar da alta capacidade de armazenamento e do uso de algoritmo, a inteligência artificial tem seu papel delimitado a auxiliar e melhorar o cuidado realizado pelos médicos, e não substituí-lo.

Consoante Yoav, o caminho para implementação da IA ainda é longo e cheio de barreiras com várias questões a serem abordadas, incluindo avaliação ética relacionada à compartilhamento de dados, bem como equívocos relacionados à IA. No entanto, o seu papel não é substituir o médico, mas sim auxiliá-lo e melhorar o cuidado médico.

Portanto, assim como exames laboratoriais que revelam os níveis de glicose e de colesterol no sangue, a IA atua complementando o raciocínio clínico e minimizando possíveis erros médicos.

## REFERÊNCIAS BIBLIOGRÁFICAS

Jose Francisco Ávila-Tomás, Miguel Angel Mayer-Pujadas, Victor Julio Quesada-Varela. **La inteligencia artificial y sus aplicaciones en medicina II: importancia actual y aplicaciones prácticas.** Atención Primaria, Volume 53, Issue 1, 2021, Pages 81-88.

Kim DK, Fagan LM, Jones KT, Berrios DC, Yu VL. MYCIN II: Design and implementation of a therapy reference with complex content-based indexing. Proc AMIA Symp. 1998:175--

Perry CA. Knowledge bases in medicine: A review. Bull Med Libr Assoc. 1990;78:271---82.

Dudding-Byth T, Baxter A, Holliday EG, Hackett A, O'Donnell S, White SM, et al. Computer face-matching technology using two-dimensional photographs accurately matches the facial gestalt of unrelated individuals with the same syndromic form of intellectual disability. BMC Biotechnol. 2017;17:90.

Lobo, Luiz Carlos. Inteligência artificial e medicina. **Revista Brasileira de Educação Médica**, 2017; 185-193.

Mukherjee S. A.I. Versus M.D: what happens when diagnosis is automated? The New Yorker [on line] 2010 april 3.

Mintz, Y., & Brodie, R. Introduction to artificial intelligence in medicine. Minimally Invasive Therapy & Allied Technologies, 2019, 1–9.

capítulo 58

# Telemedicina

BEATRIZ CRISTINA DA SILVA ARAUJO

A discussão acerca dos recursos tecnológicos na área da saúde não é algo recente, assim como a telemedicina a qual teve sua primeira experiência no Brasil na década de 90, sendo utilizada em 1994 por uma empresa para exames de ECG remotos, e atualmente representa uma evolução da relação médico-paciente, que difere da abordagem médica tradicional. Em 2019 Ministério da Saúde avaliou a adoção de programas de telessaúde e telemedicina e com a pandemia de COVID-19 a telemedicina foi incorporada de maneira ampla no país com o intuito de apoiar os hospitais no enfrentamento da crise sanitária e facilitar os atendimentos à distância e demonstrou um papel importante na tentativa de suprir os cuidados com saúde que tiveram que ser interrompidos de maneira presencial pelo contexto de isolamento social, forçado pelo contexto pandêmico, permitindo maior acessibilidade, ampliando a atuação clínica às regiões além do local do paciente, evitando deslocamentos e amplificando a oferta dos serviços de saúde.

A telemedicina possui as mais distintas definições por autores diferentes, sendo definida pela Organização Mundial da Saúde (OMS) de maneira mais holístico.

> Telemedicina é a oferta de serviços ligados aos cuidados com a saúde, nos casos em que a distância ou o tempo é um fator crítico. Tais serviços são providos por profissionais da área de saúde, usando tecnologias de informação e de comunicação (TIC) para o intercâmbio de informações (OMS, 1977).

Visando o contexto presente, recentemente o Governo Federal regulamentou a Telessaúde com o objetivo de estender o acesso à saúde principalmente em áreas remotas do país.

> A utilização de tecnologias da informação fará a verdadeira revolução no sistema de saúde. Estamos entrando com pé firme na nova era da tecnologia [...] Isso representa mais acesso, mais eficiência, mais efetividade. É o SUS na palma da mão dos nossos mais de 210 milhões de brasileiros (BRASIL, 2022).

Contudo, a telemedicina exige preparo, capacitação de profissionais, treinamento em equipe, recursos humanos e estratégias em logística de acesso a serviços e saúde, além de exigir custos financeiros para implantação, manutenção e condições de acesso do paciente nos quesitos de ter internet, recursos tecnológicos disponíveis para uso e também conhecimento dos usuários acerca do manuseio das tecnologias. Outro ponto é que devido à ascensão repentina da telemedicina, que antes do período pandêmico não era tão difundida, houve certo receio por parte da sociedade em fazer uso desse recurso por falta de entendimento claro acerca do seu funcionamento e garantia de segurança dos dados.

Dessa forma, o papel da deontologia é de suma importância na telemedicina em relação às questões no que se refere ao sigilo profissional, a privacidade das informações, e à responsabilidade do médico na central de atendimento e transmissão de dados a fim de salvaguardar as questões éticas envolvidas. De acordo com a Resolução do Conselho Federal de Medicina nº 1.643/2002 os dados dos pacientes são considerados pela telemedicina como pessoais. Desse modo, deve-se haver a necessária confidencialidade e privacidade destas informações, o que é ratificado pelo Código de Ética Médica. O máximo cuidado deve ser tomado para garantir a privacidade do paciente, as questões médico-legais e de direitos autorais também devem ser consideradas na prática da teleodontologia (Deshpande et al., 2021).

A Portaria nº 467, de 20 de março de 2020 apareceu em caráter excepcional e temporário no período pandêmico com o objetivo de regulamentar e operacionalizar as ações da telemedicina no país. Em seguida, a Lei 13.989/2020, conhecida como a Lei da Telemedicina, foi criada justamente no cenário pandêmico devido à necessidade de regulamentar o seu uso com a sua alta difusão no país. A lei preconiza que a consulta remota deve seguir os mesmos padrões normativos e éticos utilizados no atendimento presencial e o médico deve informar ao paciente as limitações relacionadas ao uso da telemedicina. Além dessa lei, no ano de 2020 houve a criação da Lei nº 13.709/2020, conhecida como a Lei Geral de Proteção de Dados (LGPD) que exige que as plataformas de telemedicina prezem por tecnologias de criptografia e protocolos de proteção em nuvem, com o intuito de garantir uma maior proteção dos dados e informações. Assim, a LGPD busca regular as atividades de tratamento de dados pessoais em todo o território brasileiro, sendo aplicado a qualquer pessoa, natural ou jurídica, de direito público ou privado, que realize o tratamento de dados pessoais

Recentemente, foi institucionalizada a nº 14.510/2022 que trouxe alterações na Lei nº 8.080 para autorizar e regulamentar a prática da telessaúde no Brasil, e na Lei nº 13.146, além de revogar a Lei nº 13.9890. Desse modo, torna-se evidente a busca por aperfeiçoar medidas que garantam uma melhor regulamentação da telemedicina.

Além das legislações específicas que buscam formalizar a normatividade da telemedicina no Brasil, há também as autoridades responsáveis por sua regulação, sendo as principais: o Ministério da Saúde, o Conselho Federal de Medicina (CFM), a Agência Nacional de Vigilância Sanitária (ANVISA) e a Agência Nacional de Saúde Suplementar (ANS), que podem ser analisar, por exemplo, no quesito de prescrição de medicamentos,que deve cumprir as normas do CFM, ANVISA e Ministério da Saúde.

No que se refere aos riscos para a privacidade e proteção de dados é válido ressaltar que o sentido de privacidade está mais focalizado no médico do que no recurso tecnológico a ser utilizado, acrescentando apenas as responsabilidades que o profissional deve ter conhecimento e consciência acerca das limitações da tecnologia a ser utilizada avaliando de modo sistemático a segurança e confiabilidade dos sistemas utilizados e fortalecer a segurança das redes com o uso de *firewalls*, por exemplo, seja essa análise com auxílio ou não de técnicos de informática. Caso o profissional da saúde suspeite de alguma falha na segurança, é de suma importância que as autoridades sejam alertadas para, a partir disso, investigar possíveis falhas, buscar melhorar os serviços e garantir a proteção das informações do paciente. A própria Lei Geral de Proteção dos dados afirma que deve haver responsabilidade proativa pelo profissional médico, prevista no artigo 6º, X, que reconhece o princípio da responsabilização e prestação de contas impondo aos agentes de tratamento de dados pessoais a "demonstração, pelo agente, da adoção de medidas eficazes e capazes de comprovar a observância e o cumprimento das normas de proteção de dados pessoais e, inclusive, da eficácia dessas medidas".

Portanto, é notória a crucialidade da existência de legislações específicas e entidades regulatórias no que tange à telemedicina, para que assim haja, de fato, a manutenção e expansão da mesma de maneira harmônica entre os usuários e os que ofertam o serviço, garantindo o acesso, privacidade, segurança dos dados e praticidade, sendo válido ressaltar a importância da telemedicina na pandemia de COVID-19, tendo expansão e aperfeiçoamento contínuo, além de ter demonstrado novas formas de exercer e usufruir da medicina no pleno século das tecnologias.

## REFERÊNCIAS BIBLIOGRÁFICAS

CAPELO M, LOPES N, LOPES N, ROSA B, Silvestre M. **Uma reflexão ética sobre a Teleconsulta**. SciELO Preprints; 2022. DOI: 10.1590/scielopreprints.3771.

DE LORENZO APARICI, Ofelia. Telemedicine: ethics and responsability. **Cir. plást. iberolatinoam.**, Madrid, v. 46, n. 4, p. 379-380, dic. 2020. Disponível em: http://scielo.isciii.es/scielo.php?script=sci_arttext&pid=S0376789220200005000002&lng=es&nrm=iso. Acessado em 30 nov. 2022.

CORONAVÍRUS: **AMS adota teleatendimento do Einstein e divulga rede credenciada**. Disponível em: https://www.ambep.org.br/coronavirus-ams-adota-teleatendimento-do-einstein-e-divulga-rede-credenciada. Acesso em: 10 dez. 2022.

FRANÇA, Genival. **Direito médico**. 12. ed. rev. ampl. Rio de Janeiro: Forense, 2014.

FREITAS, M.; GRACIANO, M. M. de C..; PEREIRA, M. R.; MOURA, R. F. de. Telemedicina Durante a Pandemia da Covid-19 – um Programa de Educação Médica. **EaD em Foco**, [S. l.], v. 12, n. 1, 2022. DOI: 10.18264/eadf.v12i1.1748. Disponível em: https://eademfoco.cecierj.edu.br/index.php/Revista/article/view/1748. Acesso em: 16 dez. 2022.

MAHEU, M.; WHITTEN, P.; ALLEN, A. **E-saúde, telessaúde e telemedicina**: um guia para start-up e sucesso. Nova York: Wiley; 2001.

MALDONADO, J. M. S. de V.; MARQUES, A. B.; CRUZ, A. Telemedicina: desafios à sua difusão no Brasil. **Cadernos de Saúde Pública**, v. 32, 2016.

MARTINS, G. M.; TELES, C. A. C. A TELEMEDICINA NA SAÚDE SUPLEMENTAR E A RESPONSABILIDADE CIVIL DO MÉDICO NO TRATAMENTO DE DADOS À LUZ DA LGPD. **REI – REVISTA ESTUDOS INSTITUCIONAIS**, [S. l.], v. 7, n. 1, p. 182–197, 2021. DOI: 10.21783/rei.v7i1.608. Disponível em: https://www.estudosinstitucionais.com/REI/article/view/608. Acesso em: 29 dez. 2022.

MINISTÉRIO DA SAÚDE – MS. Portaria n. 467, de 20 de março de 2020. Dispõe, em caráter excepcional e temporário, sobre as ações de Telemedicina, com o objetivo de regulamentar e operacionalizar as medidas de enfrentamento da emergência de saúde pública de importância internacional previstas no art. 3º da Lei nº 13.979, de 6 de fevereiro de 2020, decorrente da epidemia de COVID-19. Disponível em: https://www.in.gov.br/en/web/dou/-/portaria-n-467-de-20-de-marco-de-2020-249312996. Acesso em: 10 dez. 2022.

Santos D. L. F. dos; AraújoL. Z. S. de. Implicações éticas do uso de teleconsultas médicas no Brasil. **Revista Eletrônica Acervo Saúde**, v. 15, n. 10, p. e11142, 17 out. 2022.

capítulo 59

# Prontuário do Paciente e a Proteção do Direito à Intimidade

GRAYCE HELLEN BARROS DE GÓES
IGOR FERRO RAMOS
LEONARDO GAMA RODRIGUES

## INTRODUÇÃO

Composto por toda a anamnese do paciente, documentos padronizados, exames e relatos sobre a saúde, o prontuário médico possui informações estritamente ligadas a intimidade de um paciente, razão pela qual o Código de Ética Médica e o Direito manifestam atenção acerca da propriedade desde documento, bem como o seu sigilo.

A Constituição da República Federativa do Brasil de 1988, vigente e conhecida como a Constituição Cidadã, traz em sua natureza um conjunto de normas que são baseadas em princípios, fundamentos e objetivos gerais narrados no início da própria Carta Magna. Apresenta, portanto, direitos e garantias a todo e qualquer cidadão, ou melhor, a toda e qualquer pessoa humana. No rol de direitos e garantias fundamentais assegura a inviolabilidade da intimidade, da vida privada, da honra e da imagem e para hipótese violação assevera a possibilidade de reparação moral e material.

## PRONTUÁRIO MÉDICO E O CÓDIGO DE ÉTICA MÉDICA

O prontuário médico é um documento médico hospitalar onde constam informações relevantes acerca da vida pretérita de tratamentos de um paciente. Com o desígnio de manter o corpo médico informado acerca do paciente, trata-se de um detalhamento completo da anamnese, laudos de exames e toda conduta terapêutica adotada, para que em caso de necessidade, seja continuidade de tratamento ou para defesas ou processos médicos, seja utilizado como meio essencial de prova.

Importante enfocar a lição de França (2014, p.38):

> Entende-se por prontuário médico não apenas o registro da anamnese do paciente, mas todo acervo documental padronizado, organizado e conciso, referente ao registro dos cuidados médicos prestados, assim como aos documentos pertinentes a essa assistência. Consta de exame clínico do paciente: suas fichas de ocorrências e de prescrição terapêutica, os relatórios da enfermagem, da anestesia e da cirurgia, a ficha do registro dos resultados de exames complementares e, até mesmo, cópias de solicitação e de resultado de exames complementares.

Nesse delineamento, temos formado um dossiê que atua de forma fundamental na esfera técnica, ética e jurídica, ou seja, um dossiê que se destina a comunicação multiprofissional, registro de informações e o caráter de dupla proteção, que diz respeito tanto ao médico quanto ao paciente. O correto preenchimento deste documento apresenta-se como forma primordial para garantir segurança para a relação médico/paciente.

No que se refere a abordagem da comunidade médica em suas normativas e resoluções temos o apontamento do Código Internacional de Ética Médica da Associação Médica Mundial que dispõe que o médico deve respeitar os direitos de todos os pacientes, dos colegas e de outros profissionais da saúde e proteger as confidencias dos pacientes, ao tempo em que também deve manter em confidencialidade todo o conhecimento sobre o paciente, mesmo após a sua morte.

Nesse contexto, o Código de Ética Médica (Res (1931/2009) preceitua como vedado ao médico o seguinte:

> Art. 88. Negar, ao paciente, acesso a seu prontuário, deixar de lhe fornecer cópia quando solicitada, bem como deixar de lhe dar explicações necessárias à sua compreensão, salvo quando ocasionarem riscos ao próprio paciente ou a terceiros.
> Art. 89. Liberar cópias do prontuário sob sua guarda, salvo quando autorizado, por escrito, pelo paciente, para atender ordem judicial ou para a sua própria defesa.
> § 1º Quando requisitado judicialmente o prontuário será disponibilizado ao perito médico nomeado pelo juiz.
> § 2º Quando o prontuário for apresentado em sua própria defesa, o médico deverá solicitar que seja observado o sigilo profissional.

Seguindo esta reta apontada pelo Código de Ética Médica é que se obtém a resposta de que o prontuário médico é do paciente naquilo que se refere as informações contidas, ou seja, a propriedade é do pacientee ele que dispõe permanentemente das informações contidas (FRANÇA, 2014). Todavia, é do médico ou da instituição hospitalar o direito de guarda deste dossiê.

## DIREITO CONSTITUCIONAL À INTIMIDADE FRENTE AO PRONTUÁRIO MÉDICO

Conforme Martins (2020), não há direito fundamental assegurado de forma absoluta, permitindo-se afastar direitos que conflitam com interesses coletivos, desde que legitimamente justificado e, em certos casos, após regular processo submetido à jurisdição. Alguns direitos estão resguardados pela função jurisdicional, por se tratarem de núcleo mais íntimo das pessoas e que não podem ser tocados pelo Estado sem que se assegurem as garantias individuais expressamente previstas no texto constitucional, em prol de se evitar arbitrariedades.

Não poderia ser diferente no que se refere ao direito à intimidade, que, apesar de ser constitucionalmente garantido a todos os cidadãos brasileiros, conforme prevê o art. 5º, X da Constituição da República Federativa do Brasil, pode ser relativizado de acordo com o caso concreto, desde que observado o princípio da proporcionalidade e, conforme mencionado, ocasionalmente pode ser objeto de demandas judiciais, preservando os princípios do bom direito.

Neste sentido, somos confrontados com o direito intimidade retro mencionado em relação à necessidade de utilização do prontuário médico de alguns pacientes, com diversas finalidades, dentre as quais pode se destacar a pesquisa científica e, sobretudo, a utilização de informações em demandas judiciais. Sobre o prontuário, KALABAIDE (2010) entende:

> A Resolução nº 1.638/2002, do Conselho Federal de Medicina, define o prontuário médico como o documento único constituído de um conjunto de informações, sinais e imagens registradas, geradas a partir de fatos, acontecimentos e situações sobre a saúde do paciente e a assistência a ele prestada, de caráter legal, **sigiloso** e científico, que possibilita a comunicação entre membros da equipe multiprofissional e a continuidade da assistência prestada ao indivíduo (grifo do autor)

É possível observar, portanto, que em sua própria natureza jurídica, o prontuário médico se reveste de sigilo, notadamente pelo fato de seu conteúdo fazer referência a informações íntimas dos pacientes. Resta, inicialmente, associada à função primordial do prontuário médico, a transmissão de informações tão somente entre a equipe habilitada para o tratamento de cada paciente e, neste sentido, deve ser observado também o sigilo profissional, já que sua quebra configura crime (art. 154 do Código Penal).

Não obstante, já fora mencionado que o direito à intimidade, previsto pela Constituição Federal e delineado em normas infraconstitucionais não é absoluto, podendo ser flexibilizado em alguns casos, observada a real necessidade.

Paralelamente, podemos observar que outros direitos são revestidos de irrenunciabilidade, tal como o direito à vida. Isto não acontece com o direito à intimidade, podendo os indivíduos versarem sobre a exposição de informações atreladas ao seu íntimo e, neste caso, a violação do sigilo não se reveste de ilegalidade, considerando a prévia permissão do detentor do direito.

Além da permissão do paciente, existem outras hipóteses de violação de princípios de maneira legal e, caso tal concessão não seja viável, outras alternativas devem ser viabilizadas. Deste modo, a jurisdição pode ser suscitada como forma de garantia do equilíbrio na suposta violação. Ora, existem casos, inclusive com demandas judiciais em tramitação, em que é indispensável a apresentação de prontuários médicos.

É possível compreender que, a depender do caso específico, outros direitos podem ser cerceados se a intimidade de alguns indivíduos não for especificamente violada, é o caso de crimes de lesão corporal, por exemplo, onde o laudo pericial ou a prontuário médico são indispensáveis para a comprovação da materialidade delitiva. Outro exemplo, destarte, é regido pelo direito previdenciário, onde os prontuários médicos servem para mostrar à jurisdição a real necessidade de intervenção na vida de determinados indivíduos.

Isto posto, temos que o direito à intimidade que reveste o prontuário médico é constitucional e garantido a todos os indivíduos, no entanto pode ser flexibilizado de acordo com o caso concreto, restando cristalino que as duas possibilidades mais viáveis são a autorização do paciente e, secundariamente, a análise judicial da real necessidade da prestação destas informações.

## REFERÊNCIAS BIBLIOGRÁFICAS

BRASIL, **Constituição da República Federativa do Brasil**, de 5 de outubro de 1988. Disponível em: <http://www.planalto.gov.br/ccivil_03/constituicao/constituicao.htm>. Acesso em agosto de 2021.

FRANÇA, Genival Veloso de, 1935– Direito médico/Genival Veloso de França. – 12. ed. rev., atual. e ampl. – Rio de Janeiro: Forense, 2014.

KALABAIDE, Miguel Adolfo. **Prontuário médico e ordem judicial: em defesa da intimidade**. Revista Jus Navigandi, ISSN 1518-4862, Teresina, ano 15, n. 2647, 30 set. 2010. Disponível em: https://jus.com.br/artigos/17516 Acesso em: 16 dez. 2022.

MARTINS, Flávio. **Curso de Direito Constitucional**. São Paulo, Saraiva Jur, 2020.

capítulo 60

# Violência Obstétrica: Uma Análise Sobre o Prisma da Bioética e Direitos Humanos

Grayce Hellen Barros de Góes
Igor Ferro Ramos

## INTRODUÇÃO

Do ponto de vista cultural e até axiológico, em quase todos os períodos da humanidade, a conceituação da mulher apenas como agente multiplicador de outros seres trouxe consigo uma carga extremamente negativa e que reflete, mesmo atualmente sob um aspecto machista de atrelar o corpo feminino ao ato de reprodução, de gestar, de partejar e, desta forma, cumprir suas funções biológicas. O nascimento é historicamente considerado como um evento natural do corpo feminino, razão pela qual o protagonismo do ato de dar à luz é direcionado a figura da mulher. A parturição como momento íntimo e familiar vai perdendo espaço para o avançar da medicina, é o fenômeno chamado de institucionalização do parto que urge com o entusiasmo de redução de mortes e sofrimento exacerbado na hora do nascimento. É com a ocorrência deste fenômeno que o parto passa a ser enxergado como um momento de dor, sofrimento, horror e com viés patológico, razão que leva a medicina a intervir de forma descabida, tornando a mulher como mero sujeito passivo de seu parto.

A atitude médica de assumir o papel principal do parto passa a ser avaliada sobre o prisma de princípios bioéticos, tais como a autonomia do paciente como pessoa humana. Essa violência institucional na atenção obstétrica passa a ser objeto de debates e conferências no plano internacional, tendo em vista o imenso desrespeito aos Direitos das Mulheres.

## CONCEITO E FORMAS DE VIOLÊNCIA OBSTÉTRICA

No cenário de dor, humilhação, grosserias, redução ou perda total de autonomia sobre o seu próprio corpo é que resta configurada a violência obstétrica. Ao se falar em violência obstétrica é tendencioso pensarmos apenas no ato médico que gera um dano a parturiente, todavia esta modalidade de violência de gênero vai para além de danos físicos abarcando, assim, também os danos de natureza psicológica e sexual.

Para a Organização Mundial da Saúde – OMS (1981) temos a violência obstétrica definida como a imposição de uma dor e sofrimento em níveis significativos e que poderiam ser evitáveis. Neste diapasão, temos a lição de Aguiar (2010, p 15).

> [...] Estes maus tratos vividos pelas pacientes encontram-se relacionados a práticas discriminatórias por parte dos profissionais, quanto a gênero, entrelaçados com discriminação de classe social e etnia, subjacentes à permanência de uma ideologia que naturaliza a condição social de reprodutora da mulher como seu destino biológico, e marca uma inferioridade física e moral da mulher que permite que seu corpo e sua sexualidade sejam objetos de controle da sociedade através da prática médica [...].

Assim, em conformidade com autor, a violência obstétrica vai além e é qualquer tipo de agressão, seja ela física, moral ou psicológica direcionada a parturiente. Nesta senda, Tesser (2015) explica que esta violência inclui maus tratos físicos, psicológicos e verbais, assim como procedimentos desnecessários e danosos como episiotomias, imposição de cesarianas, manobras de Kristeller, ocitocina sintética, fórceps, posição horizontal da mulher, restrição a acompanhante, dentre outros.

Intervenções descabidas, arbitrárias, sem consentimento da parturiente, sem necessidade e sem respaldo da medicina ocasionam a violência destruidora de integridade física e psíquica da mulher que está vivendo o momento mais sublime da vida que é trazer ao mundo outra vida.

Diante da imensa violação e agressão a medicina se preocupa e evolui com essa afronta de direitos. Todavia, alguns procedimentos já superados pela medicina, mas que continuam presentes nas instituições hospitalares públicas e privados e que causam danos as parturientes, razão pela qual o tema deve ser sempre de ampla difusão.

Dentre os procedimentos podemos frisar a episiotomia que diz respeito ao corte na região do períneo, que era realizado com a justificativa de facilitar a saída do bebê. Porém tal prática foi eliminada, pois tal corte trazia muito sofrimento para a mulher e consequências irreparáveis, como a exemplo a dor frequente no canal vaginal.

Oportuno e necessário mencionar a imposição parto cesariana. O parto cesariano surge como forma de diminuir o risco de morte mãe e bebê em casos de urgência. Todavia passou a ser considerado rotina nos hospitais, isso em razão do tempo. Ora, acompanhar a evolução de um parto normal é custoso e demorado para um médico quando se pode partir para uma cesariana que dura em média trinta minutos. Impor a gestante a realização de um parto cesariana é mais uma forma de violência, isso porque a cirurgia gera riscos e o parto não deve ser enxergado como uma patologia. O corpo da mulher é preparado para partos normais, devendo haver a intervenção apenas quando bebê ou mãe estãoem risco. Cabe a mulher, bem informada por seu médico, escolher sua via de parto.

Diante disso, percebe-se o quão é importante uma atenção especial ao tema, pois, as mulheres passam por uma luta constante na sociedade

## PRINCÍPIOS BIOÉTICOS

Antes de adentramos nos princípios bioéticos, manifesta-se prudente discorrer sobre o que vem a ser a bioética. Trata-se de uma área da ética destinada ao estudo cientifico da técnica de manter-se sobre os limites morais e éticos sendo norteado por princípios essenciais ao emprego de tecnologias manutenção do corpo. Em outros termos a bioética surge como a área que irá apresentar as definições éticas que orientam pesquisas com seres humanos.

Os princípios norteadores da bioética possuem como objetivo o desenvolvimento de atenção igualitária e humanitária, onde as diferenças são levadas em consideração e são eles: princípio da beneficência, princípio da autonomia e princípio da justiça.

O princípio da beneficência determina que as dificuldades sejam dirigidas com o objetivo de favorecer o ser pesquisado, não podendo ser instrumentalizados, nem vistos apenas como objetos de pesquisa (CARVALHO; PEDROGA, 2019).

No que tange ao princípio da autonomia, este pode ser explicado como o reconhecimento da capacidade da parturiente tomar as decisões que implicarão ao seu próprio corpo. É este princípio na seara da liberdade individual que traz a ideia de que a pessoa, caso em questão a parturiente, sabe o que é melhor para si, devendo para tal ter pleno conhecimento e consciência, razão pela qual, reforçamos que o dever de informação do médico para o paciente jamais poderá ser afastado.

E, por fim, a justiça. Tal princípio diz respeito ao meio e fim pelos quais deve acontecer toda intervenção biomédica, isto é, possibilitar o maior benefício possível com o menor custo.

Quaisquer das práticas de violência obstétrica traduzem violação aos princípios bioéticos, bem como o evitar da violência está pautado na atenção ética, conforme pontua o Ministério da Saúde (2001, p10) na publicação "Parto, aborto e puerpério: assistência humanizada à mulher:

> Para, de fato, mudar a relação profissional de saúde/mulher é necessário uma mudança de atitude que, de foro íntimo, depende de cada um. Entretanto, algumas questões devem ser vistas como compromissos profissionais indispensáveis: estar sintonizado com novas propostas e experiências, com novas técnicas, praticar uma medicina baseada em evidências, com o olhar do observador atento. Reconhecer que a grávida é a condutora do processo e que gravidez não é doença. E, principalmente, adotar a ética como pressuposto básico na prática profissional.

Assim, a bioética por meio de seus princípios expõe que a forma de minimizar a ocorrência dessa violência e tornar o parto menos traumático para parturiente, deve ocorrer a humanização nas relações entre médico-paciente, pois o médico, possuidor do saber cientifico, precisa enxergar a gestante como mulher, mãe e com autonomia para decidir sobre procedimentos em conjunto com o corpo médico. Assim, a autonomia da mulher é preservada e o direito a saúde passa a ser respeitado.

## VIOLÊNCIA OBSTÉTRICA E DIREITOS HUMANOS

A evolução de debates acerca dos direitos das mulheres toma o plano internacional e em 1979 a Organização das Nações Unidas – ONU adota documento oriundo da Convenção intitulada CEDAW sobre eliminação de todas as formas de discriminação contra a mulher. Esta primeira convenção urge com fundamentos para estabelecer igualdade e erradicação de qualquer tipo de discriminação social conta mulheres.

No que tange à violência obstétrica, diante da problemática global de abusos, a OMS publicou, no ano de 2014, a Declaração sobre Prevenção e Eliminação de Abusos, Desrespeito e Maus-tratos durante o Parto em Instituições de Saúde. Veja-se:

> [...] Todas as mulheres têm direito ao mais alto padrão de saúde atingível, incluindo o direito a uma assistência digna e respeitosa durante toda a gravidez e o parto, assim como o direito de estar livre da violência e discriminação. Os abusos, os maus-tratos, a negligência e o desrespeito durante o

parto equivalem a uma violação dos direitos humanos fundamentais das mulheres, como descrevem as normas e princípios de direitos humanos adotados internacionalmente (6-9) Em especial, as mulheres grávidas têm o direito de serem iguais em dignidade, de serem livres para procurar, receber e dar informações, de não sofrerem discriminações e de usufruírem o mais alto padrão de saúde física e mental, incluindo a saúde sexual e reprodutiva [...]

Consoante a Declaração, o direito à saúde é um dos essenciais e indispensáveis aos seres humanos. Assim sendo, os abusos, maus-tratos, negligência e afrontas em quaisquer das fases da gestante, pré parto, parto ou pós parto, configura uma forma de violação à dignidade da pessoa humana, ferindo, assim, a normativa de direitos humanos fundamentais.

## REFERÊNCIAS BIBLIOGRÁFICAS

AGUIAR, Janaina Marques de. **Violência Institucional em Maternidades públicas**: hostilidade ao invés de acolhimento como uma questão de gênero. 2010. Disponível 175305/publico/JanainaMAguiar.pdf&gt. Acesso em: 05 de out. 2021.

CARVALHO, Arthur de Souza; PEDROGA, Augusto Ramos Gomes. **Violência obstétrica:** a ótica sobre os princípios bioéticos e direitos das mulheres. Publicado em Revista Master Editora, 2019. Disponível em: https://www.mastereditora.com.br/periodico/20190306_114936.pdf. Acesso em: 05 de out. 2022.

MINISTÉRIO DA SAÚDE. **Parto, aborto e puerpério: assistência humanizada à mulher.** Brasília: Ministério da Saúde, 2001. Disponível no site: <http://bvsms.saude.gov.br/bvs/publicacoes/cd04_13.pdf> acesso em: 13 de dez. 2022.

OMS. **Prevenção e eliminação de abusos, desrespeito e maus-tratos durante o parto em instituições de saúde.** 2014. Disponível em: https://apps.who.int/iris/bitstream/handle/10665/134588/WHO_RHR_14.23_por.pdf;jsessionid=30D4F78F6E10694676085CAF17595F09?sequence=3. Acesso em: 20 de set. 2022.

TESSER, Charles Dalcanale et al. **Violência obstétrica e prevenção quaternária**: o que é e o que fazer. Revista Brasileira De Medicina De Família E Comunidade, 2015, 10 (35), 1-12. https://doi.org/10.5712/rbmfc10 (35)1013.

VALADÃO, Carolina Lemos; PEGORARO, Renata Fabiana. **Vivências de mulheres sobre o parto.** Portal Scielo, 2020. Disponível em: https://www.scielo.br/j/fractal/a/DSj53Z3MMs7xZNWmvjr47wz/?lang=pt. Acesso em: 05 de out. 2022.

capítulo 61

# Princípios Ético-Jurídicos do Tratamento Médico: A Autonomia e o Respeito à Vontade do Paciente

Gerson Odilon Pereira
Luciano Soares Silvestre
Thainá Maria dos Santos

**Resumo:** Este artigo tem como objetivo explorar as questões éticas e jurídicas excepcionais relacionadas ao tratamento médico, quando há conflitos entre a autonomia do paciente e o respeito à sua vontade, levando em consideração a flexibilização de certas exigências burocráticas.

**Palavras-chave:** Ética. Moral. Atendimento médico. Respeito e autonomia da vontade

## INTRODUÇÃO

O patamar de dignidade humana, atualmente estabelecido em leis nacionais e internacionais, é considerado uma condição intrínseca a todos os indivíduos na maioria dos países ocidentais. No entanto, é importante destacar, especialmente para aqueles que estão iniciando seus estudos em Direito e áreas relacionadas, que a ideia de um princípio de igualdade fundamental a todos os seres humanos foi construída ao longo da história[1].

A ideia de que a dignidade humana é inerente e fundamental evoluiu ao longo do tempo, combinando os princípios do direito natural com as regras legais obrigatórias e vinculantes. Hoje, esse conceito é considerado um direito fundamental e serve como um guia para a proteção jurídica de indivíduos e comunidades em diversas áreas. Esse entendimento foi reforçado pelas experiências documentadas durante conflitos bélicos do século XX[2].

A Resolução nº 466/2012 do Conselho Nacional de Saúde estabelece diretrizes e regulamentações para pesquisas envolvendo seres humanos, dando ênfase à autonomia como um valor básico da bioética. No entanto, segundo a explicação de Maria Helena Diniz[3], é responsabilidade do Conselho Federal de Medicina criar normas para definir a natureza experimental de procedimentos médicos, autorizando ou proibindo sua prática por estes profissionais. Além disso, esse órgão tem a competência de fiscalizar e controlar tais procedimentos e aplicar sanções nos casos de violação das normas estabelecidas por ele[4].

O Código de Ética Médica estabelece que os profissionais devem sempre respeitar o ser humano e trabalhar para o seu benefício, sem nunca usar seus conhecimentos para causar dor física ou emocional, extermínio ou permitir ou encobrir práticas que violem a integridade e dignidade do paciente (Capítulo I, Artigo VI). Além disso, enfatiza que as pesquisas envolvendo seres humanos devem estar sempre sujeitas às normas éticas nacionais e à proteção da vulnerabilidade dos sujeitos da pesquisa (Capítulo I, Artigo XXIV).

## RESPEITO À VONTADE DO PACIENTE E O PRINCÍPIO DA AUTONOMIA: UMA QUESTÃO FUNDAMENTAL NA ASSISTÊNCIA MÉDICA

De acordo com o Código de Ética Médica, o médico deve acatar as escolhas do paciente em relação aos procedimentos diagnósticos e terapêuticos, desde que

---

[1] COMPARATO, Fábio Konder. **A afirmação histórica dos direitos humanos**. 4 ed. São Paulo: Saraiva:2005, 624 p.
[2] SABÈTE, Wadgi. **Pouvoir de révision constitutionnelle et droits fondamentaux**: Étude des fondements épistémologiques, constitutionnels et européens de la limitation matérielle du pouvoir constituant dérivé. Rennes: Press Universitaires de Rennes, 2005, 317 p.
[3] DINIZ, Maria Helena. **O Estado Atual do Biodireito**. 10ª edição. São Paulo: Editora Saraiva, 2017, p. 1112.
[4] BRASIL. Lei 12.842, de 10 de Julho de 2013. Dispõe sobre o exercício da Medicina. Disponível em: http://www.planalto.gov.br/ccivil_03/_Ato2011-2014/2013/Lei/L12842.htm. Acesso em: 2 mar. 2023.

sejam adequados para o caso e cientificamente reconhecidos, no processo de tomada de decisão, desde que respeitadas as previsões legais e a sua própria consciência. Essa diretriz está estabelecida no Artigo XXI do Capítulo I.

O princípio fundamental da autonomia do paciente é baseado na vontade do indivíduo e é considerado essencial para a experiência humana, de acordo com John Locke e Immanuel Kant. A ação humana motivada pela vontade é crucial para a liberdade e auto-regulação, e é um elemento central da responsabilidade. No entanto, a autonomia depende da racionalidade para validar a manifestação da vontade, a capacidade plena de exercê-la e o aprimoramento do consentimento, com base na informação e transparência.

O Código Civil Brasileiro (2002) garante os direitos de personalidade ao afirmar que ninguém pode ser obrigado a se submeter a tratamento médico ou intervenção cirúrgica que possa colocar a sua vida em risco (art. 15). Esse princípio reforça a importância da vontade individual, do domínio que cada pessoa possui sobre o próprio corpo e saúde (autodeterminação), bem como do princípio da não maleficência, que determina que não se deve causar mal ao paciente, mas agir somente no melhor interesse e bem-estar dele, de acordo com o princípio da beneficência. Esses valores éticos foram consolidados pelo Relatório Belmont em 1979[5].

Apesar de haver uma prioridade legal dada ao paciente, existe uma grande polêmica a respeito da vinculação da vontade do paciente e, especialmente, do representante legal quando se recusam a tratamento ou intervenção que possa agravar ou colocar em risco a vida ou causar lesão grave, devido a objeção de consciência.

Não é recente a discussão acerca da legitimidade da dispensa de tratamento por convicção pessoal, mesmo que isso implique na morte de quem recusa o tratamento. Nesse sentido, a Arguição de Descumprimento de Preceito Fundamental (ADPF) 618, ajuizada pela então Procuradora Geral da República, Raquel Dodge, que solicita que seja excluída a interpretação do Código Penal e de outras normas que imponham aos médicos um dever de realizar transfusão de sangue em pacientes maiores e capazes quando houver vontade manifestada pelo paciente em sentido contrário[6].

Dodge explica que a ADPF foi apresentada com o objetivo de justificar que diversos atos normativos, tais como o artigo 146, parágrafo 3º, inciso I, do Códi-

---

[5] LOPES, José Agostinho. Bioética – uma breve história: de Nuremberg (1947) a Belmont (1979). **Revista Médica de Minas Gerais**. Minas Gerais, v. 24.2, p. 262-273, 2014. Disponível em: http://rmmg.org/artigo/detalhes/1608. Acesso em: 14 mar. 2023.

[6] BRASIL. Supremo Tribunal Federal. **ADPF nº 618**. Relator: Ministro Nunes Marques. Brasília, DF: STF, 2020 [citado em 12 maio 2020]. Disponível em: http://portal.stf.jus.br/processos/detalhe.asp?incidente=5769402. Acesso em: 25 fev. 2023

go Penal, assim como dispositivos da Resolução 1.021/1980 do Conselho Federal de Medicina, estão gerando insegurança jurídica. Isso ocorre porque eles estabelecem que os médicos têm o dever de realizar transfusões, mesmo quando há a recusa do paciente ou de seus responsáveis.

De acordo com o ensinamento de Odile Ugarte e Marcus Acioly[7], o médico não deve tentar persuadir o paciente a aceitar um tratamento que este não concorde, em nenhuma circunstância. Da mesma forma, o profissional não deve se aproveitar de situações nas quais o paciente não esteja em condições de decidir, como no caso de indivíduos sob sedação, para convencê-los.

O respeito à autonomia do paciente encontra amparo no Código de Ética Médica brasileiro (capítulo V, Artigo XXXI), segundo o qual é vedado ao médico: "Desrespeitar o direito do paciente ou de seu representante legal de decidir livremente sobre a execução de práticas diagnósticas ou terapêuticas, salvo em caso de iminente risco de morte".

Tendo como exemplo o caso das Testemunhas de Jeová, o médico deve tentar ao máximo preservar os preceitos religiosos de seu paciente, mas na hipótese de ter de fazer uma escolha com risco de morte, a vida se apresenta como bem indisponível. Mas aqui como se fala de urgência, deve-se tentar a todo modo respeitar a vontade do doente.

O equilíbrio entre a autonomia individual e o interesse coletivo na ressignificação da vontade do paciente nada mais é do que um desdobramento da concepção elementar do Estado de Direito com apreço não só aos ideais liberais, mas também de proteção da(s) coletividade(s) e gerações futuras, conciliador de bens jurídicos e de compromissos sociais.

## O TERMO DE CONSENTIMENTO LIVRE E ESCLARECIDO (TCLE)

O termo de consentimento livre e esclarecido (TCLE) é o instrumento formulado pelo próprio pesquisador na área da saúde ou o médico, que deve ser preenchido previamente pelo voluntário ou paciente antes do início de qualquer investigação científica ou tratamento médico específico. Tem de ser aprovado pelo comitê de ética local e no caso de pesquisa com novos fármacos, vacinas e testes diagnósticos, aprovado também pela Comissão Nacional de Ética em Pesquisa (Conep)[8].

---

[7] UGARTE, Odile Nogueira; ACIOLY, Marcus André. O princípio da autonomia no Brasil: discutir é reciso. **Revista do Colégio Brasileiro de Cirurgiões**, v. 41, n. 5, p. 375, 2014. Disponível em: https://www.scielo.br/j/rcbc/a/vtLjkcHyJvtMS8Fzrxv748w/?format=pdf&lang=pt. Acesso em: 14 mar. 2023.

[8] DINIZ, Maria Helena. **O Estado Atual do Biodireito**. 10ª edição. São Paulo: Editora Saraiva, 2017, 1112 p.

Obter o consentimento do paciente é um dever do médico expresso no artigo 46 do CEM, que determina que é vedado ao médico efetuar qualquer procedimento médico sem o esclarecimento e o consentimento prévios do paciente ou de seu responsável legal, salvo em iminente perigo de vida.

Por vezes, o consentimento livre e esclarecido tem sido tratado como um procedimento rotineiro limitado ao preenchimento e à assinatura de um formulário, voltado a possíveis pendências jurídicas haja vista as restrições normativas imputadas à conduta médica, bem como o risco de responsabilidade, seja ela ético-disciplinar, civil ou mesmo penal. A propósito, o Código de Ética Médica ressalta a vinculação do profissional de saúde ao Termo de Consentimento, destacando a relevância das explicações quanto à natureza e as consequências da pesquisa para seus voluntários (Capítulo XII, art. 101).

Eduardo Dantas e Marcos Vinícius Coltri[9] apontam significativa mudança: o Código de Ética anterior denotava a preocupação em obter dos pacientes a concordância formal através do TCLE, já o novo Código veda o início dos trabalhos sem o expresso consentimento do paciente ou de seu representante legal, reforçando o apreço à autonomia do paciente, à boa-fé objetiva que estrutura o consentimento livre e informado quanto riscos que estará exposto no presente ou no futuro em razão do desenvolvimento da pesquisa.

Vale ressaltar apenas como exemplo que existe na doutrina uma outra perspectiva do dever de informar e esclarecer os pacientes sobre todas as opções disponíveis para o tratamento de enfermidades: a teoria da perda de uma chance de cura. Essa teoria se refere à situação em que uma pessoa interessada não é corretamente informada sobre todas as formas de tratamento ou prevenção disponíveis, o que pode resultar na supressão de alternativas viáveis e/ou menos invasivas ou mais aceitáveis para seus padrões, e que excluem a possibilidade de um resultado favorável. Isso pode levar ao potencial cabimento de reparação pela quebra do dever de informar, quando ocorre um dano que poderia ter sido evitado com o acesso adequado à informação.

## CONSIDERAÇÕES FINAIS

A autonomia do paciente é uma diretriz fundamental para a efetivação de um tratamento ético na medicina. Esse princípio se baseia no direito do paciente de tomar decisões informadas e autônomas sobre sua própria saúde, levando em consideração seus valores, crenças e preferências pessoais. Quando o médico

---

[9]DANTAS, Eduardo; COLTRI, Marcos. **Comentários ao Código de Ética Médica**: Resolução CDM nº 1.931 de 17 de setembro de 2009. Rio de Janeiro: GZ Editora, 2010, 432 p.

respeita a autonomia do paciente, ele permite que o paciente participe ativamente do processo de tomada de decisão em relação ao seu tratamento, tornando-se um parceiro ativo na busca pela sua própria saúde.

Além de ser uma ferramenta importante para garantir a autonomia do paciente, o termo de consentimento livre e esclarecido também é uma exigência legal. A obtenção do consentimento informado é uma obrigação ética e legal do médico, e a ausência desse documento pode levar a consequências legais e éticas negativas.

## REFERÊNCIAS

BRASIL. Supremo Tribunal Federal. ADPF nº 618. Relator: Ministro Nunes Marques. Brasília, DF: STF, 2020. Disponível em: http://portal.stf.jus.br/processos/detalhe.asp?incidente=5769402.

BRASIL. Lei 12.842, de 10 de Julho de 2013. Dispõe sobre o exercício da Medicina. Disponível em: http://www.planalto.gov.br/ccivil_03/_Ato2011-2014/2013/Lei/L12842.htm.

COMPARATO, Fábio Konder. A afirmação histórica dos direitos humanos. 4 ed. São Paulo: Saraiva:2005.

DANTAS, Eduardo; COLTRI, Marcos. Comentários ao Código de Ética Médica: Resolução CDM n° 1.931 de 17 de setembro de 2009. Rio de Janeiro: GZ Editora, 2010, 432 p.

DINIZ, Maria Helena. O Estado Atual do Biodireito. 10ª edição. São Paulo: Editora Saraiva, 2017.

LOPES, José Agostinho. Bioética – uma breve história: de Nuremberg (1947) a Belmont (1979). Revista Médica de Minas Gerais. Minas Gerais, v. 24.2, p. 262-273, 2014. Disponível em: http://rmmg.org/artigo/detalhes/1608.

SABÈTE, Wadgi. Pouvoir de révision constitutionnelle et droits fondamentaux: Étude des fondements épistémologiques, constitutionnels et européens de la limitation matérielle du pouvoir constituant dérivé. Rennes: Press Universitaires de Rennes, 2005, 317 p.

UGARTE, Odile Nogueira; ACIOLY, Marcus André. O princípio da autonomia no Brasil: discutir é reciso. Revista do Colégio Brasileiro de Cirurgiões, v. 41, n. 5, p. 375, 2014. Disponível em: https://www.scielo.br/j/rcbc/a/vtLjkcHyJvtMS8Fzrxv748w/?format=pdf&lang=pt.